Urologen im Nationalsozialismus

Deutsche Gesellschaft für Urologie e.V.
Uerdinger Straße 64
40474 Düsseldorf

Umschlag:
Aus dem Reichsmedizinalkalender 1937 (s. S. 160)

Die Deutsche Nationalbibliothek
verzeichnet diese Publikation
in der Deutschen Nationalbibliografie;
detaillierte Daten sind im Internet über
https://portal.d-nb.de/ abrufbar.

Inh. Dr. Nora Pester
Wilhelmstraße 118, 10963 Berlin
info@hentrichhentrich.de
http://www.hentrichhentrich.de

Satz:	Barbara Nicol
Korrektorat:	Sophia Margarete Heinke
Druck:	druckhaus köthen

1. Auflage 2011

Printed in Germany
ISBN 978-3-942271-40-0

Urologen im Nationalsozialismus

Zwischen Anpassung und Vertreibung

Herausgegeben von M. Krischel, F. Moll,
J. Bellmann, A. Scholz, D. Schultheiss,
im Auftrag der
Deutschen Gesellschaft für Urologie

Biografien und Materialien

Bearbeitet von J. Bellmann

HENTRICH & HENTRICH

Inhalt

Vorbemerkungen zu den Kurzbiografien

Die hier vorgelegten Biografien von jüdischen und aus dem Judentum stammenden Urologen verfolgen deren Lebenswege vom Kaiserreich bis über die nationalsozialistische Diktatur hinaus. An ihre Biografien und persönlichen Schicksale, die in den 1930er und 1940er Jahren durch das politische System einschneidende Veränderungen erfahren haben, soll mit dieser Untersuchung erinnert werden.

Nach der Machtergreifung durch die Nationalsozialisten im Januar 1933 kam es innerhalb kürzester Zeit, wie in allen medizinischen Fachrichtungen, zur beruflichen und gesellschaftlichen Ausgrenzung der jüdischen Urologen.

Bereits am 24. März beschlossen die ärztlichen Spitzenverbände, Hartmannbund und Deutscher Ärztevereinsbund, die „Selbstgleichschaltung" mit dem Nationalsozialistischen Deutschen Ärztebund (NSDÄB). Damit begann auch die Verdrängung der jüdischen Kollegen aus den betroffenen Gesellschaften. Nur eine Woche später, am 2. April, vermeldete der „Reichskommissar" des NSDÄB Gerhard Wagner (1888–1939), dass alle jüdischen und marxistischen Ärzte aus den führenden und entscheidungstreffenden Positionen der Spitzenverbände entfernt seien.[1]

Als Jude galt, wer jüdische Eltern oder Großeltern hatte. Dabei gab es Abstufungen von „Volljuden" und „Mischlingen". Durch die Bestimmung im Reichsbürgergesetz, besser bekannt als die Nürnberger Gesetze, vom 15. September 1935 und der 1. Verordnung vom Reichsbürgergesetz vom 14. November 1935, wurden die Einordnungen näher definiert. Darin galt nach §2 Absatz 2 als jüdisch, wer von drei jüdischen Großeltern abstammte. Mit einem oder zwei jüdischen Großeltern galt man als „Mischling". Eine Ausnahme laut §5 war, wer als „Mischling" einen jüdischen Elternteil hatte, einer jüdischen Religionsgemeinschaft angehörte oder als „Mischling" mit einem Juden verheiratet war. In diesen Fällen wurde man als „Volljude" eingestuft.[2]

Einen Tag vor der Meldung von Gerhard Wagner, am 1. April, kam es im gesamten Deutschen Reich zum „allgemeinen Judenboykott". Männer der SA und der SS postierten sich vor jüdischen Praxen, aber auch vor Anwaltskanzleien und vor Geschäften, es wurden antijüdische Parolen und Warnungen auf die Schaufenster und die Praxis- beziehungsweise Kanzleischilder geschrieben. Außerdem warnten sie die Leute davor, diese Geschäfte, Kanzleien und Praxen zu betreten, dort einzukaufen, sich behandeln oder beraten zu lassen. Durch diese Aktion sollten „arische" Patienten und Kunden davon abgehalten werden, weiterhin jüdische Ärzte, Anwälte und Geschäfte aufzusuchen. Für viele betroffene Ärzte war das bereits der erste Schritt, der ihre wirtschaftliche Lage deutlich verschlechterte.[3]

Auf diese ersten öffentlichen Aktionen folgten im Laufe des Aprils weitere Maßnahmen, die die jüdischen Ärzte in ihrer Berufsausübung behinderten oder sie sogar ganz an ihrer Tätigkeitsausübung in Praxis, Forschung und Lehre hinderten. Dazu gehörte u.a. das am 7. April erlasse „Gesetz zur Wiederherstellung des Berufsbeamtentums". Beamte, die als „nichtarisch" oder als politisch nicht zuverlässig galten, wurden mit sofortiger Wirkung in den Ruhestand versetzt. Ausnahmen galten nur, wenn man bereits vor dem 1. August 1914 verbeamtet war oder im Ersten Weltkrieg als Frontkämpfer (Frontkämpferstatus) aktiv war beziehungsweise seinen Vater oder Sohn im Krieg verloren hatte. Gerade der Status als Frontkämpfer wurde oft sehr eng ausgelegt. Nur wer länger als sechs Monate als Sanitätssoldat in einem Front- oder Seuchenlazarett gedient hatte, wurde der Frontkämpferstatus zuerkannt. Als Frontkämpfer gab es keine Mindestdienstzeit um den Status zuerkannt zu bekommen.[4] Das Gesetz, das ursprünglich nur für Beamte ausgelegt war, wurde durch erweiterte Verordnungen vom 24. April, 4. und 6. Mai auch auf nicht verbeamtete Personen ausgedehnt.[5] Für die Ärzte, die an den Universitäten, Gesundheitsämtern, staatlichen und kommunalen Krankenhäusern und anderen öffentlichen Einrichtungen arbeiteten, bedeutete das oft die Entlassung. Viele Ärzte legten Einspruch gegen die Entscheidung ein und bekamen nach der Überprüfung durch die dafür zuständigen Stellen oft den Status des Frontkämpfers nachträglich anerkannt.

Weitere Gesetze und Verordnungen, die die jüdischen Ärzte an ihrer Berufsausübung hinderten, traten bald in Kraft, wie die Verordnung über „die Neuzulassung von nichtarischen und kommunistischen Kassenärzten und die Beendigung der Zulassung von nichtarischen und kommunistischen Kassenärzte“[6]. Die Ersatzkassen folgten dem Beispiel der gesetzlichen Kassen bereits im Juli und die Privatkassen übernahmen für die Behandlung durch jüdische Ärzte nur noch die Kosten für „nicht-arische“ Patienten. Für diese Verordnung galten dieselben Ausnahmeregelungen wie für das „Gesetz zur Wiederherstellung des Berufsbeamtentums“.[7] Die finanziellen Folgen durch den Kassenausschluss waren für viele niedergelassene Ärzte deutlich spürbar. Bereits zu diesem Zeitpunkt gaben einige ihre Praxis auf und versuchten durch eine Emigration wieder eine berufliche Basis zu erlangen, von der sie und ihre Familien leben konnten. Durch die Ausnahmeregelungen, die besonders die älteren Ärzte begünstigte, waren es hauptsächlich die nach 1918 approbierten Ärzte, die sich zu diesem frühen Zeitpunkt für die Emigration entschieden.

Ein weiterer Schritt zur Ausgrenzung und Verdrängung war das Gesetz über die Ehrenämter vom 19. Mai 1933. Jüdische Ärzte mussten ihre ehrenamtlichen Positionen als Gutachter, Berater oder Vertrauensarzt sowie ihre Plätze in Ausschüssen und Gremien aufgeben. Die Entwicklung in der Urologie in den 30er Jahren verlief parallel dazu ab. Die alte Deutsche Gesellschaft für Urologie (DGfU), die 1906 gegründet worden war, ‚ruhte‘ bereits ab 1933 und unter dem Vorsitz von Otto Ringleb (1875–1946) wurde die Gesellschaft Reichsdeutscher Urologen (GRU) gegründet. Mit dem Ruhen der alten Gesellschaft wurden auch die jüdischen Mitglieder von der Teilnahme an der neuen Gesellschaft ausgeschlossen, so zum Beispiel Leopold Casper (1859–1959) und Alexander von Lichtenberg (1880–1949) aber auch die bisher zum geschäftsführenden Vorstand der DGfU gehörenden Urologen Arthur Lewin (1866–1939) und Alfred Rothschild (1866–1942).[8]

Die letzte Verordnung, die den noch verbliebenen jüdischen Ärzten zum 30. September 1938 ihre Bestallung endgültig entzog, war die Vierte Verordnung vom Reichsbürgergesetz vom 25. Juli 1938.[9] Danach durften nur noch wenige jüdische Mediziner unter der diskriminierenden Bezeichnung „Krankenbehandler“ und unter strengen Behandlungsauflagen weiterpraktizieren. Diese Verordnung entzog den jüdischen Ärzten nicht nur die Approbation, sondern sie ermöglichte es den Vermietern auch, die Praxisräume zu kündigen.[10]

Mit dieser wichtigen Verordnung waren die jüdischen Mediziner aus der deutschen Ärztegemeinschaft komplett verdrängt. Die noch verbliebenden „Krankenbehandler“ waren durch die Entprofessionalisierung und die auferlegten Beschränkungen von ihrer bisherigen akademisch-medizinischen Laufbahn ausgeschlossen.

Die Fachentwicklung der Urologie bis 1933

Die Urologie hat sich relativ spät als eigenständiges Fach innerhalb der Medizin etabliert. Erst seit 1924 konnte die Facharztbezeichnung Urologe, in der Regel in Verbindung mit der des Chirurgen, erworben werden. Das sich noch entwickelnde Fach kennzeichnete sich dadurch, dass es oftmals unklare Grenzen gab, wer Urologe war oder wer die Urologie zu seinem Fach nur zusätzlich betrieb. Daher wird eine genaue Aussage über die tatsächliche Gesamtzahl von Urologen in den 1930er und 1940er Jahren in Deutschland erschwert. Durch diese späte Fachetablierung verschwimmen die Grenzen zu den vier Quellgebieten der Urologie. Vor 1924 findet man oft die Formulierung „Facharzt für Harnkrankheiten" oder „Facharzt für Harnleiden" in der Kombination mit einem der Quellgebiete Chirurgie, Dermato-Venerologie, Gynäkologie und Innere Medizin.

Daher wurde versucht durch vier Kriterien einen Rahmen zu finden, um eine Basis für die statistischen Untersuchungen zu erhalten. Die Kriterien haben unterschiedliche Gewichtungen und gelten nicht als Ausschlusskriterien, falls die Kriterien zweiter bis vierter Ordnungen nicht zutreffen.

Das Kriterium erster Ordnung ist die Selbstauskunft der Mediziner in den Fragebögen zu den Reichsmedizinalkalendern (RMK). Es ist zugleich auch das Hauptkriterium, das den Kreis der biografisch weiteruntersuchten Ärzte festlegte.

Das Kriterium zweiter Ordnung wurde die Mitgliedschaft in den unterschiedlichen Vorstandsgremien von urologischen Fachgesellschaften, die urologische Lehrtätigkeit und Forschungsarbeit sowie die Heraus- beziehungsweise Mitherausgeberschaft von urologischen Fachzeitschriften gewählt. Außerdem zählen auch die Leitung einer urologischen Abteilung oder Klinik und die herausgehobene akademische Stellung mit einem eindeutig urologischen Bezug zur zweiten Ordnung.
Zum Kriterium dritter Ordnung gelten die „einfachen" Mitgliedschaften in den urologischen Fachgesellschaften, die urologische Ausrichtung in der praktischen Niederlassung und die wissenschaftliche Arbeit zu urologischen Themen, wie z. B. Veröffentlichung von Artikeln, Beiträgen und der Teilnahme an Tagungen mit urologischem Bezug. Dieses Kriterium trifft auf den größten Teil der Mediziner zu, die den zu untersuchenden Personenkreis bilden.
Als Letztes ist noch das Kriterium vierter Ordnung zu nennen, das zugleich auch das schwächste ist. Dazu zählte eine Schwerpunktsetzung in medizinischen Praktika und Famulaturen sowie bei der Themenwahl von Dissertationen.

Die Quellenbasis zur Bestimmung des zu untersuchenden Personenkreises bilden die Reichsmedizinalkalender von 1933, 1935 und 1937, sowie die einzelnen Nachträge der drei Jahrgänge.[11]

Der Reichsmedizinalkalender wurde von dem praktischen Arzt Dr. Paul Börner (1829–1885)[12] begründet. Dr. Börner war auch der Begründer der renommierten Deutschen Medizinischen Wochenschrift. Der Reichsmedizinalkalender erschien ab 1880 jährlich, später nur noch alle drei Jahre. Die letzte Ausgabe war der RMK von 1937. Die für das Jahr 1940 avisierte Ausgabe wurde durch den Kriegsausbruch 1939 verschoben und nach dem Zweiten Weltkrieg wurde der RMK ganz eingestellt. In dem Verzeichnis waren alle approbierten Ärzte des

Deutschen Reiches und die deutschen Heilanstalten verzeichnet. Die Ärzte gaben über ihre fachliche Ausrichtung und ihre Anschrift eine Selbstauskunft, die durch einen Fragebogen abgefragt wurde. Ab 1933 gehörte zur Selbstauskunft auch die Angabe, ob man „arisch" war oder nicht. 1937 wurden die „nicht-arischen" Ärzte durch einen Doppelpunkt vor ihren Namen gekennzeichnet.[13]

Alle drei Jahrgänge wurden ausgewertet und jeder Arzt, der mit dem Piktogramm für Urologie gekennzeichnet war, wurde in einer Liste verzeichnet. Diese bildet auch die Basis für die Kurzbiografien in diesem Registerband. Das Piktogramm war ein Zystoskop und wurde oft in Verbindung mit anderen Piktogrammen, meistens für Chirurgie und Dermatologie, als Facharztangabe hinter dem Namen geführt. Durch die Kennzeichnung der jüdischen Ärzte mit einem Doppelpunkt im Kalender von 1937 konnte die Gruppe der zu untersuchenden Urologen eingegrenzt werden. Außerdem konnten durch den Abgleich mit den verzeichneten Urologen in den RMKs von 1933 und 1937 weitere jüdische Ärzte identifiziert werden. Dazu wurden zusätzliche Primärquellen aus Archiven, wie Polizeimeldebögen, Einwohnerkarteien, Adressbücher oder Quästurakten und Sekundärquellen wie regionale[14] und fächerspezifische[15] Studien herangezogen. Ein wesentliches Forschungsproblem war der kriegsbedingte Aktenverlust. So sind z. B. in Potsdam, Chemnitz und Dresden gar keine oder nur sehr fragmentarische Überlieferungen des Aktenbestandes vorhanden, die es oft nicht möglich machen, die einzelnen Urologen genauer nachzuverfolgen. Eine genaue Übersicht über die Archive und Literatur findet sich in der Bibliografieliste zu den Kurzbiografien. Besonders hilfreich bei der Recherche der Schicksale der verfolgten und ermordeten Juden waren die Internetseiten von Yad Vashem und des Gedenkbuches vom Koblenzer Bundesarchiv.

Für die folgende statistische Auswertung wurden nur die Urologen berücksichtigt, die sich in den RMKs von 1933, 1935 und 1937 in der Selbstauskunft als Facharzt für Urologie bezeichnet haben und mit dem entsprechenden Piktogramm im RMK kenntlich gemacht wurden. Daher sind einige Urologen bei den hier vorgestellten Kurzbiografien nicht aufgeführt. Denn Paul Rosenstein (1875–1964) oder auch die Berliner Urologen Walter Fränkel (1889–1967), Paul Strassmann (1866–1938) und Max Zondek (1868–1933) gaben in den RMKs nicht die Facharztbezeichnung für Urologie an. Alle vier waren aber Mitglieder der DGfU. Eine Auswertung der Teilnehmerliste für den DGfU Kongress von 1929 ergab, dass von 571 Teilnehmern nur 50 (8,6 %) der Mediziner anwesend waren, die sich in den RMKs von 1933, 1935 und 1937 als Facharzt für Urologie bezeichneten und zu der Gruppe der jüdischen Urologen gehörten, die untersucht wurden.

Für die drei Jahrgänge ergab sich eine Gesamtanzahl von 866 Ärzten, die als Urologen beziehungsweise überwiegend urologisch tätig waren. Davon konnten bisher 241 Urologen als jüdisch oder aus dem Judentum stammend identifiziert werden. Das ist ein Anteil von 27,8 %. Bei den Dermatologen liegt der Anteil von jüdischen Ärzten bei ca. 25 % und bei den Pädiatern bei ca. 50 %.[16] Bei einer Gruppe von 47 Urologen konnte bisher noch nicht eindeutig geklärt werden, welcher Konfession sie angehörten beziehungsweise ob sie durch ihre Abstammung als „nicht-arisch" galten. Bei den jüdischen Urologen wurden anhand der Kombination mit den anderen Fachgebieten die noch fließend ineinander übergehenden Grenzen zwischen den vier Quellgebieten und der Urologie deutlich. Besonders häufig war die Kombination mit der Dermato-Venerologie und der Chirurgie.

Zwischen Emigration und Bleiben – die Wege der jüdischen Urologen

Die dargestellten Lebensläufe der Urologen verfolgen als Sammelbiografien in erster Linie den Zweck, ihr Schicksal während des Nationalsozialismus und danach zu verfolgen. Daher wurde auch auf die Teilnahme am Ersten Weltkrieg ein besonderer Blick geworfen, unter Berücksichtigung der Verwendung im Felde beziehungsweise im militärischen Sanitätswesen. Denn dieser Einsatz konnte später aufgrund des „Gesetzes zur Wiederherstellung des Berufsbeamtentums" ausschlaggebend sein, ob man weiterhin zu den Kassen zugelassen war, entlassen wurde aus seiner beruflichen Stellung oder sogar ganz seine Approbation verlor.

Außerdem wurde versucht, die einzelnen Ausbildungswege nachzuvollziehen, wobei besonders der Ausbildungsort oder der wissenschaftliche Lehrer berücksichtigt wurde.

Bei der Gruppe der 241 jüdischen Urologen konnte von 209 Personen das Schicksal während des Nationalsozialismus geklärt werden, was zurzeit eine Aufklärungsrate von 87 % ausmacht. Oftmals konnte durch den Aktenverlust bisher noch nicht geklärt werden wohin die Urologen emigrierten oder ob sie überhaupt emigrierten. Denn von einigen konnte bisher nur die Abmeldung in Erfahrung gebracht werden beziehungsweise sie wurden gar nicht mehr in den Listen der RMKs verzeichnet.

129 Urologen gelang es, zu emigrieren. Die Hauptemigrationsziele waren die USA, Palästina und Großbritannien. Nur zwei Ärzte kehrten nach 1945 wieder nach Deutschland zurück: Heinz Schmeidler (1896 – ?) aus Ägypten und Edmund Loeb (1887–1963) aus Frankreich. Ein Emigrant, der Magdeburger Otto Schlein (1895–1944), siedelte mit seiner Familie bereits 1936 in die Niederlande über. Nach dem Einmarsch der Deutschen Wehrmacht 1940 waren die jüdischen Emigranten dort auch nicht mehr sicher. Dr. Schlein wurde 1942 mitsamt seiner Familie verhaftet und in verschiedene Konzentrationslager deportiert, bevor sie alle drei 1944 in Auschwitz ermordet wurden. Bei den emigrierten Urologen waren es zumeist die jüngeren Ärzte, die den Neuanfang im Ausland wagten. Einerseits lag das an den Bestimmungen durch das „Gesetz zur Wiederherstellung des Berufsbeamtentums", dass die nach 1918 approbierten Ärzte oft bereits 1933 ihre Zulassung verloren. Aber auch die Bestimmungen über die Wiederzulassung zur ärztlichen Tätigkeit in den Emigrationsländern waren besonders für ältere Urologen ein Hindernisgrund auszuwandern. In den meisten Immigrationsländern mussten die medizinischen Examen neu abgelegt werden, hinzu kamen Beschränkungen in der Zulassung von ausländischen Ärzten. Die Emigration verlief oft über eine Zwischenstation, bis sich die Urologen wieder dauerhaft niederließen. Besonders häufig waren Großbritannien oder Südamerika Zwischenstation, um von dort weiter in die USA zu gehen. Außerdem kam es vor, dass man in den Immigrationsländern aufgrund seiner deutschen Herkunft bei oder bald nach dem Kriegsausbruch 1939 interniert wurde. So erging es zum Beispiel Wilhelm Croner (1887–1969), der im April 1939 nach Paris/Frankreich emigrierte. Nach Kriegsausbruch wurde er bis zum Sommer 1940 in verschiedenen Lagern interniert. 1942 floh er vor der Gestapo in die Schweiz und emigrierte später nach Israel.

Bei den Urologen, die nicht emigrierten, sahen die Wege während dieser Zeit unterschiedlich aus; entweder wurden sie deportiert, begingen Suizid, verstarben oder waren durch ihren Status als „Mischling" oder durch „Mischehe" vor einer Deportation geschützt. Aber bei allen bedeutete das in Deutschland Bleiben den Rückzug in die innere Emigration. Das Leben, das sie bisher geführt hatten, war vorbei.

Insgesamt 36 Urologen wurden in Konzentrationslager deportiert. 40 Urologen verstarben zwischen 1933 und 1945, bei 10 von diesen ist ein Suizid bekannt. Wie zum Beispiel bei dem Berliner Urologen Eugen Joseph (1879–1933). Nach dem Entzug seiner Lehrbefugnis aufgrund des „Gesetzes zur Wiederherstellung des Berufsbeamtentums" begang er bereits am 24.12.1933 Suizid. Zusammen mit seiner Frau und seinem Sohn, einem Amtsgerichtsrat a. D., entschied sich auch Oskar Salomon (1863–1941) für den Suizid.

Fünf Urologen, die während der herrschenden Diktatur in Deutschland blieben, überlebten durch ihren Status als „Mischlinge" beziehungsweise durch ihre Ehe mit einem nicht verfolgten Ehepartner, wie beispielsweise der Berliner Urologe Julius Baum (1875–1964). Nach dem Entzug seiner Approbation 1938, die nun alle verbliebenen jüdischen und aus dem Judentum stammenden Ärzte traf, war er bis 1941 als „Krankenbehandler" tätig. Nach 1945 war er wieder als Facharzt für Haut- und Geschlechtskrankheiten in Berlin zugelassen.

24 Urologen waren nach dem Entzug ihrer Approbation 1938 noch als „Krankenbehandler" tätig, dazu gehörte auch Dora Gerson (1884–1941), eine Ärztin, die ursprünglich in Dresden niedergelassen war, aber 1937 als Hauswirtschaftslehrerin an eine jüdische Gartenbauschule ging. Sie erhängte sich an ihrem 57. Geburtstag.

So unterschiedlich die Lebenswege, Schicksale und die individuellen Entscheidungen dieser jüdischen Urologen auch waren, eines hatte sie gemeinsam: Ihr bisheriges Leben, sowohl beruflich als auch privat fand mit Beginn des Nationalsozialismus 1933 ein abruptes Ende. Sie standen vor der Entscheidung ihr altes Leben hinter sich zu lassen und an einem anderen Ort neu anzufangen oder in Deutschland ausharren und darauf zu hoffen, dass sich die politische Lage wieder änderte. Manch einer hoffte vergeblich darauf, dass er aufgrund seines ‚Deutschseins' und der Betonung, dass er sich schon lange vom Judentum abgekehrt hatte, vor der Verfolgung sicher zu sein.

Die jüdischen Urologen wurden aus der Gesellschaft und ihrem Beruf verdrängt. Für viele blieb die Emigration als einziger Ausweg, doch die Biografien zeigen nur allzu oft, dass der Neuanfang schwierig war. Doch wer in Deutschland blieb, verlor meistens in den KZs und Ghettos sein Leben. Bei einigen ist nicht einmal ein genaues Todesdatum bekannt, da diese Urologen als in den Lagern verschollen gelten. Sie gingen unter in einem Heer der Namenlosen und waren, ihrer Persönlichkeit, ihres Titels, ihres Ichs beraubt, nur noch eine Nummer. Durch die Kurzbiografien soll an die verfolgten, vertriebenen und ermordeten Urologen erinnert werden. Ihre Lebenswege und Einzelschicksale spiegeln die tief einschneidenden Veränderungen dieser Zeit wieder.

Anmerkungen

1 Bericht über die Sitzung des Geschäftsausschusses des Deutschen Ärztevereinsbundes am 2. April, DÄB 62 (1933), S. 141–143.

2 http://www.dhm.de/lemo/html/nazi/antisemitismus/nuernberg/index.html (8.8.2011)

3 Kümmel, W F (1993[2]), Die „Ausschaltung" – Wie die Nationalsozialisten die jüdischen und politisch missliebigen Ärzte aus dem Beruf verdrängten, in Bleker, Johanna; Jachertz, Norbert (Hrsg.) Medizin im „Dritten Reich", Deutscher Ärzteverlag, Köln, S. 70–77. S. 72f.

4 Vgl. dazu: Hahn, J; Schwoch, R (2009); Anpassung und Ausschaltung, Die Berliner Kassenärztliche Vereinigung im Nationalsozialismus, Hentrich & Hentrich, Berlin, S. 69f.

5 Vgl. Villiez, A von (2009), Mit aller Kraft verdrängt. Entrechtung und Verfolgung „nicht arischer" Ärzte in Hamburg 1933–1945, Döllinger und Galitz Verlag, Hamburg, S. 74.

6 Ärztliche Mitteilungen 18 (1933), S. 395f.

7 Villiez (2009), S. 74f; Hahn, Schwoch (2009), S. 64.

8 Krischel, M; Moll, F; Fangerau, H (2010) Forschungsperspektiven der Urologie in Deutschland, 1933–1945, Urologe 49, S. 1188–1193.

9 Reichsgesetzblatt I, (1938), S. 969.

10 Näheres zu den jüdischen Krankenbehandlern siehe bei: Hahn, Schwoch (2009), S. 172 ff. Kapitel 8 – „Krankenbehandler" in Berlin.

11 Reichsmedizinalkalender für Deutschland, Teil II Ärztliches Handbuch und Ärzteverzeichnis, begr. von P. Börner, Leipzig 1933; Reichsmedizinalkalender für Deutschland, Teil II, Nachtrag 1, September 1933, Leipzig 1933; Reichsmedizinalkalender für Deutschland, Teil II, Nachtrag II, Dezember 1933, Leipzig 1933; Reichsmedizinalkalender für Deutschland, Teil II, Nachtrag III, Juni 1934, Leipzig 1934; Reichsmedizinalkalender für Deutschland, Teil II Ärztliches Handbuch und Ärzteverzeichnis, begr. von P. Börner, Leipzig 1935; Reichsmedizinalkalender für Deutschland, Teil II, Nachtrag I, November 1935, Leipzig 1935; Reichsmedizinalkalender für Deutschland, Teil II; Nachtrag II, Juni 1936, Leipzig 1936; Reichsmedizinalkalender für Deutschland Teil II, Verzeichnis der deutschen Ärzte und Heilanstalten, Leipzig 1937; Reichsmedizinalkalender für Deutschland, Teil II, Nachtrag I, Verzeichnis der deutschen Ärzte und Heilanstalten, Leipzig 1937.

12 Zu Paul Börner siehe: Staehr, Christian (1999) Dr. Paul Börner- Gründer der Deutschen Medizinischen Wochenschrift in Deutsche Medizinische Wochenschrift 124, S. 1119–1120.

13 Siehe dazu: Reichsmedizinalkalender 1937, S. VI.

14 Z.B. Villiez (2009); Schwoch, Rebecca (Hrsg.) (2009), Berliner jüdische Kassenärzte und ihr Schicksal im Nationalsozialismus, Ein Gedenkbuch, Hentrich & Hentrich, Berlin; Rueß, S (2009), Stuttgarter jüdische Ärzte während des Nationalsozialismus, Königshaus & Neumann, Würzburg.

15 Eppinger, S (2001), Das Schicksal der jüdischen Dermatologen Deutschlands in der Zeit des Nationalsozialismus, Mabuse, Frankfurt/ Main.

16 Eppinger (2001); Seidler, E (2000), Kinderärzte, 1933–1945, entrechtet – geflohen – ermordet, Bouvier Verlag, Bonn.

Bibliografie zu den Kurzbiografien

Primärquellen

Bundesarchiv Koblenz, Abteilung Potsdam 15.09 RSA.
Bundesarchiv Koblenz, Kartei schulpflichtiger Kinder.
Central-Verein-Zeitung, Allgemeine Zeitung des Judentums, Berlin.
Deutscher Dermatologenkalender, hrsg. von Riecke, E., Leipzig 1929.
Jüdisches Gemeindeblatt für Frankfurt, Frankfurt.
Landesarchiv Berlin, Akten des Oberfinanzpräsidenten.
Reichsmedizinalkalender für Deutschland, Teil II Ärztliches Handbuch und Ärzteverzeichnis, begr. von P. Börner, Leipzig 1933.
Reichsmedizinalkalender für Deutschland, Teil II, Nachtrag 1, September 1933, Leipzig 1933.
Reichsmedizinalkalender für Deutschland, Teil II, Nachtrag II, Dezember 1933, Leipzig 1933.
Reichsmedizinalkalender für Deutschland, Teil II, Nachtrag III, Juni 1934, Leipzig 1934.
Reichsmedizinalkalender für Deutschland, Teil II Ärztliches Handbuch und Ärzteverzeichnis, begr. von P. Börner, Leipzig 1935.
Reichsmedizinalkalender für Deutschland, Teil II, Nachtrag I, November 1935, Leipzig 1935.
Reichsmedizinalkalender für Deutschland, Teil II; Nachtrag II, Juni 1936, Leipzig 1936.
Reichsmedizinalkalender für Deutschland Teil II, Verzeichnis der deutschen Ärzte und Heilanstalten, Leipzig 1937.
Reichsmedizinalkalender für Deutschland, Teil II, Nachtrag I, Verzeichnis der deutschen Ärzte und Heilanstalten, Leipzig 1937.
Staatsarchiv Hamburg, Medizinalkollegium: StAHH 352-3 I B 38 Bd. 1 (Schulärzte) / StAHH 352-10 Gesundheitsverwaltung Personalakten Nr. 97 (Fürst Moritz) / ebd. Nr. 272 (Lührse Friedrich)
StAHH Amt für Wiedergutmachung 351-11 AfW 4222 (Wertheim, Siegmund)
13560 (Lührse, Friedrich) /
21544 (Wohlauer, Erich) /
896 (Fürst, Moritz) /
39335 (Haas, Wilhelm) /
29904 (Einzig, Otto)
Stadtarchiv Breslau (genauere Angaben nicht vom Archiv ausgewiesen).
Stadtarchiv Chemnitz StadtA Chemnitz Polizeimeldewesen I MV 690b (Müller, Ernst).
Stadtarchiv Dresden 2.3.24. Krankenpflege- und Stiftsamt G 16 (Gerson Dora) / O 10 (Oppenheimer Erwin).
Stadtarchiv München, Polizeimeldebögen: StadtMü PMB L 71 (Levi Max) /
M 42 (Marcus Albert) /
G 548 (Kupfer Martin) /
G 337 (Cohen Willi) /
G 217 (Gilde Samuel) /
B 188 (Beer Heinrich) /
G 204 (Goetzel, Emil) /
W 107 (Weil Walter) /
L 127 (Löwenberg, Paul) /
W 166 (Wertheimer, Georg) /
G 460 (Kretzmer, Eugen) /
G 557 (Gutmann, Ernst) /
G 187 (Gerson, Dora) /
H 85 (Haas, Manfred).
Stadtarchiv München, Meldekarten: StadtMü EWK 65 W 468 (Weil, Walter).
Virchows Archiv, Vol. 205, August 1911, Nr. 2.

Sekundärliteratur

Ambros, P.; Kühn, R. (2002), Juden in medizinischen Berufen, in Juden in Chemnitz, Die Geschichte der Gemeinde und ihrer Mitglieder, mit einer Dokumentation des jüdischen Friedhofs, Hrsg. v. Nitsche, Jürgen; Röcher, Ruth, Sandstein, Dresden, S. 105–115.
Bareuther, H., u. a. (Hrsg.) (1998), Medizin und Antisemitismus, Historische Aspekte des Antisemitismus in der Ärzteschaft, LIT, Münster (Sigmund-Freud-Institut, Materialien 17).
Biografisches Gedenkbuch der Münchner Juden 1933–1945 (2003), Hrsg. Stadtarchiv München, 2 Bände, EOS-Verlag, München.
Biografisches Handbuch der deutschsprachigen Emigration nach 1933 (1999), 3 Bände, De Gruyter Saur, München.
Buch der Erinnerungen, Juden in Dresden, deportiert, ermordet, verschollen, 1933–1945, (2006) Hrsg. Gesellschaft für Christlich-Jüdische Zusammenarbeit Dresden e. V., Arbeitskreis Gedenkbuch, Thelem Universitätsverlag, Dresden.
Damaskis, L. (2009), Zerrissene Biografien, Jüdische Ärzte zwischen nationalsozialistischer Verfolgung, Emigration und Wiedergutmachung, allitra Verlag, München.
Diamant, A. (1973), Chronik der Juden in Dresden, Von den ersten Juden bis zur Blüte der Gemeinde und deren Ausrottung, Agora, Darmstadt.
Drexler, S., u. a. (1990), Ärztliches Schicksal 1933–1945 in Frankfurt am Main und Offenbach, Eine Denkschrift, Vas-Verlag für Akademische Schriften, Frankfurt am Main.
Drexler-Gormann, B. (2009), Jüdische Ärzte in Frankfurt am Main 1933–45, Isolation, Vertreibung, Ermordung, Mabuse Verlag, Frankfurt am Main.

Verlorene Welt – der Untergang jüdischer Praxen in Frankfurt am Main 1933–1945, in Medizin und Antisemitismus, LIT, S. 117–145.
Eppinger, S. (2001), Das Schicksal der jüdischen Dermatologen Deutschlands in der Zeit des Nationalsozialismus, Mabuse Verlag, Frankfurt am Main.
Fischer, A. (2007), Erzwungener Freitod, Spuren und Zeugnisse in den Freitod getriebener Juden der Jahre 1938–1945 in Berlin, Textpunkt Verlag, Berlin.
Gedenkbuch Berlins der jüdischen Opfer des Nationalsozialismus (1995), hrsg. vom Zentralinstitut für sozialwissenschaftliche Forschung der Freien Universität Berlin, Edition Hentrich, Berlin.
Gedenkbuch, Hamburger jüdische Opfer des Nationalsozialismus (1995), hrsg. vom Staatsarchiv, Edition Hentrich, Hamburg.
Gedenkbuch, Opfer der Verfolgung der Juden unter der nationalsozialistischen Gewaltherrschaft in Deutschland 1933–1945 (2006) hrsg. vom Bundesarchiv Koblenz, 2. wesentlich erweiterte Auflage, Bundesarchiv, Koblenz.
Goldenbogen, N., u. a. (Hrsg.) (1994), Medizin und Judentum, Vorträge auf der Gedächtnisveranstaltung in Dresden aus Anlass des Novemberpogroms 1938, Mabuse Verlag, Dresden.
Handbuch der deutschsprachigen Emigration, 1933–1945 (2008) hrsg. von Krohn, Claus-Dieter u. a. in Zusammenarbeit mit der Gesellschaft für Exilforschung, Wissenschaftliche Buchgesellschaft, Darmstadt.
Hebenstreit, U. (1997), Die Verfolgung jüdischer Ärzte in Leipzig in den Jahren der nationalsozialistischen Diktatur – Schicksale der Vertriebenen, Leipzig (Dissertation).
Heidel, P., Scholz, A. (Hrsg.) (2000), Sozialpolitik und Judentum, Mabuse Verlag, Dresden.
Hilberg, R. (2001), Die Quellen des Holocaust, Entschlüsseln und Interpretieren, Fischer (S), Chicago.
Jäckel, H.; Simon, H. (Hrsg.) (2007), Berliner Juden 1941, Namen und Schicksale, Das letzte amtliche Fernsprechbuch der Reichspostdirektion Berlin, Hentrich & Hentrich, Teetz (Schriftenreihe des Centrum Judaicum, Bd. 4.).
Jäckle, R. (1988), Schicksale jüdischer und „staatsfeindlicher" Ärztinnen und Ärzte nach 1933 in München, Liste Demokrater Ärztinnen und Ärzte, München.
Jäckle, R., (1988) die Ärzte und die Politik, 1930 bis heute, Beck'sche Reihe, München.
Lorz, A. (2005), Die Erinnerung soll zum Guten gereichen, Aus dem Leben und zu den Leistungen Leipziger jüdischer Ärzte, Eine Spurensuche, Passage Verlag, Leipzig.
Moll, F. (1995), die Inauguration der retrograden Pyelografie durch F. Voelcker und A. v. Lichtenberg unter historischer Betrachtung ihrer weiteren Fortentwicklung als urologische Untersuchungstechnik, in Aktuelle Urologie 26, S. 70–74.
Peter, J. (2008), Zur Geschichte der ersten Urologinnen in Deutschland, Hannover (Dissertation).
Schubert, J. (2003), Die Geschichte der Urologie in Dresden, Dresden (Dissertation).
Schüler-Springorum, St. (1996), Die jüdische Minderheit in Königsberg/Preußen, 1871–1945, Vandenhoeck + Ruprecht Gm., Göttingen.
Schultheiss, D.; Rathert, P.; Jonas, U. (Hrsg.) (1999), Streiflichter auf der Geschichte der Urologie, Springer, Berlin.
Schultze-Seemann, F. (1974), „Joseph, Eugen", in Neue Deutsche Biografie 10, S. 625 [Onlinefassung]; URL: http://www.deutsche-biographie.de/sfz37872.html.
Silló-Seidl, G. (1991), Pioniere der modernen Medizin, jüdische Ärzte deutscher Sprache, Fölbach, Dietmar, Koblenz.
Villiez, A. von (2009), Mit aller Kraft verdrängt. Entrechtung und Verfolgung „nicht arischer" Ärzte in Hamburg 1933 bis 1945, Dölling und Galitz Verlag, Hamburg.
Voswinckel, P. (2005), „Rosenstein, Paul", in Neue Deutsche Biografie 22, S. 73–74 [Onlinefassung]; URL: http://www.deutsche-biographie.de/pnd116625120.html.
Wenske, S. J. (2008), Die Herausbildung urologischer Kliniken in Berlin – Ein Beitrag zur Berliner Medizingeschichte, Dissertation (online) an der Klinik für Urologie der Medizinischen Fakultät Charité – Universitätsmedizin Berlin.

Internetquellen

www.bundesarchiv.de/gedenkbuch/ (1.3.2011)
www.compactmemory.de (29.1.2010)
www.hirschfeld.in-berlin.de/institut/de/personen/pers_04.html (29.1.2010)
www.jewishgen.org/yizkor/Nuremberg/nur004.html (11.1.2010)
www.juedische-pflegegeschichte.de/ (27.10.2010)
www.yadvashem.org/wps/portal/!ut/p/_s.7_0_A/7_0_9H (10.1.2010)
www.urologichistory.museum/content/collections/uropeople/lichtenberg (10.2.2010)
www.ns-gedenkstaetten.de/nrw/de/wuppertal/thema_6/pdf/weinberg.pdf (8.4.2010)
www.sammlungen.hu-berlin.de/dokumente/14781/ (27.6.2010)
web.fu-berlin.de/aeik/index.html (28.9.2010)
www.jacob-pins.de/index.php?article_id=49&clang=0 (18.1.2011)
www.deutsche-biographie.de/sfz108207.html (18.1.2011)

Abkürzungsverzeichnis

a.D.	außer Dienst
AMA	American Medical Association
a.o.	außer ordentlicher
AOK	Allgemeine Ortskrankenkasse
CJA	Christlich-Jüdische Arbeitsgemeinschaft
DÄB	Deutsches Ärzteblatt
DGBG	Deutsche Gesellschaft zur Bekämpfung der Geschlechtskrankheiten
DGfU	Deutsche Gesellschaft für Urologie
d.R.	der Reserve
DRK	Deutsches Rotes Kreuz
GRU	Gesellschaft Reichsdeutscher Urologen
KPD	Kommunistische Partei Deutschland
k.u.k.	kaiserlich und königlich
KZ	Konzentrationslager
NSDÄB	Nationalsozialistischer Deutscher Ärztebund
RMK	Reichsmedizinalkalender
SA	Sturmabteilung
SPD	Sozialdemokratische Partei Deutschland
SS	Schutzstaffel
TH	Technische Hochschule
z.B.	zum Beispiel

Kurzbiografien der jüdischen und aus dem Judentum stammenden Urologen

Abelsohn, Hans, Dr. med.
geb. 30.5.1895 in Bernburg/Anhalt
gest. 28.7.1967 in Palos Verdes/USA
Approbation: 1919
Fach: Urologie/Haut- und Geschlechtskrankheiten
Familienstand: Verheiratet, 2 Kinder
Studium: Halle, Freiburg im Breisgau
Adresse:
1933, 1935, 1937: Leipzig, Frankfurter Straße 6
1931–1938: Leipzig, Gohliser Straße 15 (privat)
Tätigkeiten:
1919–1921 Assistenzarzt in Magdeburg

Dr. Hans Abelsohn war seit 1921 in Leipzig als Dermatologe niedergelassen und seit 1929 Mitglied der Medizinischen Gesellschaft zu Leipzig. Durch seinen Dienst im Ersten Weltkrieg als Offizier konnte er seine Praxis nach 1933 weiterführen. Daneben war er auch politisch und sozial engagiert, so war er z. B. seit 1922/23 Mitglied der Leipziger Loge. Er engagierte sich aber auch besonders im jüdischen Bereich, so war Mitglied oder Vorstandsmitglied der Jüdischen Gesellschaft der Freude, des Vereins der jüdischen Studentenhilfe und der Zionistischen Vereinigung für Deutschland, wo er sogar Präsidiumsmitglied des Bezirks war. 1935–1936 war er der Gemeindevertreter der Jüdischen Gemeinde in Leipzig und der Erste Vorsitzende des Jüdischen Kulturbundes, den er 1934 mitbegründet hatte. Nach dem Entzug seiner Approbation Ende 1938 floh er nach Prag, wo er im Amerikanischen Konsulat ein Visum für die USA erhielt. Die Ausreise erfolgte über Rotterdam. Seine Familie folgte ihm im März desselben Jahres. Dr. Abelsohn ließ sich mit einer eigenen Praxis in Chicago nieder.

Aber, Max, Dr. med.
geb. 29.12.1895 in Oppeln/Schlesien
gest. 24.8.1974 in Hyannis Port/Massachusetts
Approbation: 3.3.1921
Fach: Urologie/Haut- und Geschlechtskrankheiten
Familienstand: Verheiratet, 2 Kinder
Studium: Freiburg im Breisgau, Berlin
Adresse:
1933, 1935, 1937: Berlin-Charlottenburg, Kantstraße 10
Mai 1937: Berlin-Charlottenburg, Kurfürstendamm 184
Tätigkeiten:
Volontär-Assistent an der Breslauer Universitätsklinik
Volontär-Assistent am Berliner Rudolf-Virchow-Krankenhaus, Abteilung Hautkrankheiten
Assistenzarzt in Berlin-Charlottenburg
Dissertation: „Über Karzinome auf röntgenbestrahlter Haut“, Breslau 1923

Dr. Aber war 1915 Kriegsfreiwilliger im Ersten Weltkrieg; erst an der Front, später als Sanitätssoldat. Aufgrund dessen fiel er unter den Frontkämpfererlass und durfte bis zum Entzug seiner Approbation am 13.9.1939 praktizieren. Wenige Tage zuvor, am 1.9.1939, verließ er mit seiner Familie Deutschland in Richtung USA. Er siedelte sich in Yarmouth Port an und erhielt 1940 die amerikanische Lizenz. Er wurde Mitglied der AMA.

Alexander, Artur, Dr. med.
geb. 21.6.1873 in Berlin
gest. ?
Approbation: 1897
Fach: Urologie/Haut- und Geschlechtskrankheiten
Adresse:
1933, 1935: Berlin, Lietzenburger Straße 16
Tätigkeiten:
Bis 1933 Chefarzt am Berliner Krankenhaus Charlottenburg

Dr. Arthur Alexander emigrierte am 12.8.1935 nach England.

Amster, Siegfried, Dr. med.
geb. 17.6.1894 in Hannover
gest. ?
Approbation: 1920
Fach: Urologie/Haut- und Geschlechtskrankheiten
Adresse:
1933, 1935, 1937: Kassel, Untere Königsstraße 65
Tätigkeiten:
1924–1926 Ausbildung an der Universitätshautklinik Breslau bei Jadasohn
1926–1927 an der Universitätshautklinik Göttingen

Dr. Amster emigrierte am 19.6.1939 nach Großbritannien.

Arnheim, Alfred Leopold, Dr. med.
geb. 26.11.1870 in Berlin
gest. 29.12.1942 in Theresienstadt
Approbation: 26.6.1894
Fach: Urologie/Haut- und Geschlechtskrankheiten
Familienstand: Ledig
Adresse:
1933, 1935, 1937: Berlin, Brunnenstraße 194
Tätigkeiten:
1894–1896 Ausbildung an der Berliner Poliklinik für Harnkrankheiten
1896–1899 Ausbildung am Obdach Berlin in der Dermatologischen Abteilung
Dissertation: „Zur Casuistik der Zwerchfellhernien", Gießen 1896

Dr. Arnheim ließ sich am 3.8.1903 in Berlin als Facharzt für Haut- und Geschlechtskrankheiten nieder. Er praktizierte dort bis zum Entzug seiner Approbation am 9.12.1938. Am 3.10.1942 wurde er nach Theresienstadt deportiert, wo er knapp 3 Monate später verstarb.

Ascher, Ernst, Dr. med.
geb. 12.1.1876 in Jastrow/Westpreußen
gest. 15.5.1944 in Auschwitz
Approbation: 1899
Fach: Urologie/Haut- und Geschlechtskrankheiten
Adresse:
1933, 1935, 1937: Krefeld-Uerdingen, Westwall 63

Dr. Ascher wurde am 25.7.1942 nach Theresienstadt deportiert und von dort am 15.5.1944 mit Transport Nr. Dz nach Auschwitz verlegt, wo er als verschollen gilt.

Badrian, Max, Dr. med.
geb. 19.6.1873 in Glogau
gest. 18.7.1943 in Berlin (Suizid)
Approbation: März 1898 in Leipzig
Fach: Urologie/Haut- und Geschlechtskrankheiten
Studium: Berlin, Breslau
Adresse:
1933, 1935: Berlin, Schönhauser Allee 156
1937: Berlin-Lichterfelde, Lange Straße 5/6
1942: Berlin-Lichterfelde, Grabenstraße 12
Dissertation: „Casuistik der Friedreich'schen Krankheit", Leipzig 1898

Der Spezialarzt für Urologie und Haut- und Geschlechtskrankheiten ließ sich im August 1903 nieder. Nach dem Entzug seiner Kassenzulassung am 9.4.1936 und dem Verlust seiner Approbation 1938 begeht er am 18.7.1942 – wahrscheinlich mit Blick auf die drohende Deportation – Selbstmord. Er wurde auf dem jüdischen Friedhof Berlin Weißensee beigesetzt.

Bär, Ernst, Dr. med.
geb. 7.6.1895 in Eppingen
gest. 13.10.1937 in Stuttgart (Suizid)
Approbation: 1923
Fach: Urologie/Haut- und Geschlechtskrankheiten
Adresse:
1933: Stuttgart-Cannstadt, Königsstraße 43
1935, 1937: Stuttgart, Bahnhofstraße 14

Balog, Ladislaus, Dr. med.
geb. 17.11.1887 in Dombovas/Ungarn
gest. ?
Approbation: 31.7.1922
Adresse:
1933, 1935, 1937 (bis November): Berlin, Rankestraße 33

Dr. Ladislaus Balog ließ sich im Juni 1925 als Facharzt für Urologie nieder. Ihm wurde bereits 1933 die Kassenzulassung entzogen, wogegen er Einspruch erhob. Seinem Einspruch wurde stattgegeben und als Frontkämpfer, durfte er weiter praktizieren. Im selben Jahr warf man ihm „kommunistische Betätigung" vor, doch auch diesmal behielt er seine Kassenzulassung. Sie wurde Dr. Balog 1937 endgültig entzogen; privat hat er danach noch weiter behandelt. Sein Schicksal nach 1937 ist bisher unbekannt.

Bardach, Kurt, Dr. med.
geb. 3.9.1887 in Kreuznach
gest. ?
Approbation: 1912
Fach: Urologie/Haut- und Geschlechtskrankheiten
Adresse:
1933, 1935: Düsseldorf, Duisburger Straße 134
Tätigkeiten:
1910–1914 Ausbildung an der Universitätshautklinik Heidelberg

Dr. Bardach emigriert am 12.4.1937 nach New York/USA.

Baum, Julius, Dr. med.
geb. 30.11.1875 in Nordheim/Bayern
gest. 7.11.1964 in Berlin-Schöneberg
Approbation: 1899
Fach: Urologie/Haut- und Geschlechtskrankheiten
Familienstand: Verheiratet in Mischehe, 1 Kind
Studium: Würzburg
Adresse:
1933, 1935, 1937: Berlin, Potsdamer Straße 123a
1937: Berlin, Potsdamer Straße 41
Tätigkeiten:
1900–1901 Ausbildung in Berlin bei M. Joseph, dem Spezialisten für Haut- und Geschlechtskrankheiten
1901–1903 Ausbildung an der Breslauer Universitätshautklinik bei A. Neisser
1938–1941 Krankenbehandler
Ab 1946 wieder Facharzt für Haut- und Geschlechtskrankheiten

Dissertation: „Beiträge zur Kenntnis der Muskelspindeln", Würzburg 1899

Dr. Julius Baum ließ sich nach seiner Ausbildung mit dermatologisch-venerologischem Schwerpunkt im Dezember 1903 in Berlin nieder. Durch seine Ehe mit einer „Arierin" war er vor einer Deportation weitestgehend geschützt und praktizierte nach dem Entzug seiner Kassenzulassung am 9.12.1938 bis 1941 als Krankenbehandler weiter. Ab 1946 war er wieder als Facharzt für Haut- und Geschlechtskrankheiten zugelassen und praktizierte ab 1951 auch wieder.

Baumann, Franz Julius A., Dr. med.
geb. 18.6.1896 in Stettin
gest. 9.12.1977 in Chicago/USA
Approbation: 1922
Fach: Urologie/Haut- und Geschlechtskrankheiten
Studium: Berlin, Greifswald, Königsberg, Freiburg im Breisgau
Adresse:
1933: Berlin-Schöneberg, Hauptstraße 83
1935, 1937: Berlin-Friedenau, Rheinstraße 18
Dissertation: „Beziehungen zwischen Myom, Corpuscarcinom und Sarcom unter Berücksichtigung der Strahlenbehandlung", Freiburg im Breisgau 1923

Dr. Franz Baumann war zu Beginn des Ersten Weltkrieges freiwilliger Krankenpfleger beim DRK und ab dem 15.6.1916 Sanitätsunteroffizier. Sein geleisteter Dienst wurde nicht als Frontdienst anerkannt und somit wurde ihm bereits am 1.7.1933 die Kassenzulassung entzogen. Ende Juni 1938 emigrierte er in die USA nach Chicago. Im darauf folgenden Jahr erhielt er die amerikanische Lizenz und wurde Mitglied bei der AMA.

Beer, Heinrich, Dr. med.
geb. 27.10.1859 in Sankt Ingbert
gest. 14.6.1938 in München
Approbation: 1883
Fach: Urologie/Haut- und Geschlechtskrankheiten
Familienstand: Verheiratet, 1 Kind
Adresse:
1933: München, Lindenschmitstraße 15
1935, 1937: München, Herzog-Heinrich-Straße 10

Bender, Ernst, San.-Rat Dr. med.
geb. 2.10.1867 in Osthofen/Hessen
gest. 1939 in Wiesbaden
Approbation: 1891
Fach: Urologie/Haut- und Geschlechtskrankheiten
Adresse:
1933: Wiesbaden, Taunusstraße 12
1935, 1937: Wiesbaden, Juliusstraße 3
Tätigkeiten:
1891–1893 Ausbildung an der Universitätsklinik Breslau bei A. Neisser

Sanitätsrat Ernst Bender war seit 1913 niedergelassen, als er 1933 seine Praxis nicht mehr führen durfte.

Bender, Max, San.-Rat Dr. med.
geb. 24.6.1861 in Böhl
gest. 27.9.1942 in Theresienstadt
Approbation: 1885
Fach: Urologie/Haut- und Geschlechtskrankheiten
Adresse:
1933, 1935, 1937: Düsseldorf, Kreuzstraße 56
27.9.1938 nach Wiesbaden, Leberweg 15 gezogen
Tätigkeiten:
1885–1888 Ausbildung in Bonn

Sanitätsrat Dr. Max Bender wurde am 1.9.1942 nach Theresienstadt deportiert und verstarb dort noch im selben Monat.

Berg, Georg, Dr. med.
geb. 6.2.1862 in Ratibor/Schlesien
gest. 12.12.1936 in Frankfurt/Main
Approbation: 1888
Fach: Urologie/Haut- und Geschlechtskrankheiten
Studium: Breslau
Adresse:
1933: Frankfurt am Main, Kaiserstraße 60
1935, 1937: Frankfurt am Main, Mainzer Landstraße 19

Dr. Berg hatte seit 1890 eine Praxis in Mühlhausen im Elsass, ging aber kurze Zeit später nach Paris zu Prof. Guyon. Später ließ er sich in Frankfurt nieder und war dort bis zu seinem Tod 1936 ansässig.

Bernkopf, Martin, Dr. med.
geb. 23.10.1877 in Fürth
gest. ?
Approbation: 1900
Fach: Urologie/Haut- und Geschlechtskrankheiten
Adresse:
1933, 1935, 1937: Nürnberg, Karolinenstraße 17
Tätigkeiten:
1900–1902 Ausbildung in Berlin an der Chirurgisch-gynäkologischen Privatklinik Dr. Boll
1902–1905 Assistent an der Universitätshautklinik in Freiburg im Breisgau

Dr. Martin Bernkopf emigrierte am 21.3.1939 nach Palästina und arbeitete dort unter der Lizenz Nr. 3346 in Jerusalem/Tel Arza.

Bernhard, Siegfried Saul, Dr. med.
geb. 7.8.1887 in Berlin
gest. ?
Approbation: 1913
Fach: Urologie/Haut- und Geschlechtskrankheiten
Familienstand: Verheiratet in Mischehe
Studium: Straßburg, Berlin
Adresse:
1933: Berlin-Lichtenberg, Deutschmeisterstraße 13
1935, 1937: Berlin, Warschauer Straße 17
1939, 1941: Berlin, Deutschmeisterstraße 2
Dissertation: „Osmotischer Druck und Eiweißgehalt des Blutes alimentär intoxizierter Säuglinge“, Leipzig 1913

Dr. Bernhard ließ sich am 17.10.1920 nieder und konnte, geschützt durch seine Mischehe, bis zum Entzug seiner Kassenzulassung am 9.12.1938 praktizieren. 1939 wird er als Krankenbehandler geführt. Zusammen mit seiner Ehefrau emigrierte er am 26.3. 1941 in die USA, nach New Jersey, wo er erst 1948 die amerikanische Lizenz erhält.

Bernstein, Moritz, Dr. med.
geb. 17.1.1869 in Walldorf bei Meiningen
gest. 18.5.1934
Approbation: 1896
Fach: Urologie/Haut- und Geschlechtskrankheiten
Adresse:
1933: Kassel, Kölnische Straße 2
Tätigkeiten:
1896–1897 Ausbildung in Wien bei Kaposi, Neumann und Finger

Bessunger, August, Dr. med.
geb. 8.11.1887 in Darmstadt
gest. nach Deportation am 8.11.1943 in Auschwitz verschollen
Approbation: August 1912
Studium: Heidelberg, Bern, Berlin, Bonn
Fach: Urologie
Adresse:
1933, 1935: Berlin, Kronprinzenufer 21
1937: Schlieffenufer 12, später Oranienstraße 131
1943: Berlin-Mitte, Große Hamburger Str. 26 (Sammellager)
Tätigkeiten:
vor 1919 in Bonn an einer Klinik für Geschlechtskrankheiten tätig

Ende 1919–1921 am Berliner Institut Hirschfeld tätig
Dissertation: „Untersuchungen über Dermatomykosen an der Bonner Hautklinik“, Köln 1915

Dr. August Bessunger ließ sich nach seiner Tätigkeit im Institut Hirschfeld mit einer eigenen Praxis nieder und erhielt am 19.9.1924 seinen Facharzt für Urologie. Bis 1937 konnte er seine Praxis weiterführen. Am 5.6.1943 wurde er in Polizeihaft genommen, musste 6 Tage später, am 11.6.1943, seine „Vermögenserklärung“ abgeben und verblieb bis zur Deportation in Haft. Am 8.11.1943 wurde er nach Auschwitz deportiert und gilt dort als verschollen.

Biberstein, Friedrich, Dr. med.
geb. 23.3.1879 in Siemianowitz/Kreis Kattowitz
gest. ?
Approbation: 1902
Fach: Urologie/Haut- und Geschlechtskrankheiten
Adresse:
1933, 1935, 1937: Gleiwitz, Kreidelstraße 23
Tätigkeiten:
1902–1904 Ausbildung in Berlin bei Joseph und Lewin

Dr. Bieberstein besaß eine Privatklinik. Sein weiteres Schicksal ist bisher unbekannt.

Bielski, Hans, Dr. med.
geb. 20.7.1889 in Marmontier/Elsass
gest. ?
Approbation: 1919
Fach: Urologie/Haut- und Geschlechtskrankheiten
Adresse:
1933, 1935, 1937: Essen, Theaterplatz 2

Dr. Bielski war nach der Reichspogromnacht vom 10.11. bis zum 6.12.1938 im KZ Dachau inhaftiert. Nach seiner Entlassung emigrierte er im darauffolgenden Jahr in die USA und hatte ab 1942 wieder eine eigene Praxis.

Bitschai, Jacob, Dr. med.
geb. 1894 in Odessa
gest. 1958 in Ägypten
Approbation: 1920
Fach: Urologie
Studium: Berlin
Adresse:
1933: Berlin, Winsstraße 14

Nach seiner Emigration 1934 war Dr. Bitschai als Leiter der Urologischen Abteilung des Jüdischen Krankenhauses Al Moassat in Alexandria tätig.

Bloch, Arthur, Dr. med.
geb. 2.7.1880
gest. ?
Approbation: ?
Fach: Urologie/Chirurgie
Adresse:
1933, 1935, 1937: Frankfurt am Main, Lindenstraße 39
Tätigkeiten:
Ausbildung bei Prof. Israel in Berlin

Dr. Bloch wirbt in einer Anzeige im Dezember 1935 damit, dass er Erkrankungen der Harnorgane behandeln würde. Im Oktober 1937 übernimmt er dann die Urologische Abteilung des Krankenhauses der Israelischen Gemeinde. Sein weiteres Schicksal ist bisher unbekannt.

Bloch, Werner, Dr. med.
geb. 22.9.1898 in Köln
gest. 8.12.1968 in East Orange/USA
Approbation: August 1923
Fach: Urologie/Haut- und Geschlechtskrankheiten
Studium: Bonn, Hamburg, München, Köln
Adresse:
1933, 1935, 1937: Berlin, Bleibtreustraße 34/35
Dissertation: „Über Mikrosporie-Epidemien in Köln und Umgebung“, Köln 1923

Nach seinem Notabitur 1917 absolvierte Dr. Werner Bloch seinen Militärdienst und begann parallel dazu sein Medizinstudium. Ab dem 1.7.1930 war er als Facharzt für Haut- und Geschlechtskrankheiten in Berlin zugelassen, wo er bis zum Entzug seiner Kassenzulassung am 6.10.1933 tätig war. Bereits 1936 erhielt er seine amerikanische Lizenz, ging aber erst 1942 über die Zwischenstation Shanghai in die USA. Dort praktizierte er am Veterans Administration Hospital.

Boas, Kurt, Dr. med.
geb. 13.2.1890 in Berlin
gest. ?
Approbation: 1918
Fach: Urologie/Haut- und Geschlechtskrankheiten
Adresse:
1933, 1935: Crimmitschau
1937: Berlin, Passauer Straße 11
Tätigkeiten:
1922–1925 Ausbildung in Kiel und Nürnberg, in der Dermatologischen Abteilung des Städtischen Krankenhauses bei Nathan

Dr. Boas wurde 1935 wegen „rassenschänderischer Beziehungen“ inhaftiert. Nach seiner Entlassung aus dem KZ Sachsenhausen emigrierte er nach Großbritannien.

Bodlaender, Hans, Dr. med.
geb. 13.9.1880 in Brieg/Schlesien
gest. Verschollen in Majdanek
Approbation: 15.5.1907
Fach: Urologie/Haut- und Geschlechtskrankheiten
Studium: München, Berlin
Adresse:
1933, 1935, 1937: Berlin-Charlottenburg, Tauentzienstraße 4
Tätigkeiten:
1908 Assistenzarzt in der Berliner Heilstätte der Landesversicherungsanstalt
Dissertation: „Beitrag zur Arthritis deformans juvenilis“, Berlin 1909

Dr. Bodlaender wurde 1937 ohne eigene Praxis und ohne Facharztangabe gelistet. Am 13.6.1942 wurde er mit dem Transport Nr. 15 zuerst ins Vernichtungslager Sobibor und dann weiter nach Majdanek deportiert. Sein Todeszeitpunkt dort ist nicht bekannt.

Bonin, Hans, Dr. med.
geb. 27.5.1887 in Berlin
gest. 11.5.1959 in Chicago/USA
Approbation: 15.8.1912
Fach: Urologie
Familienstand: Verheiratet, 2 Kinder
Studium: Freiburg im Breisgau, München, Berlin
Adresse:
1933: Berlin-Friedenau, Hähnelstraße 19
1935, 1937: Berlin-Friedenau, Kaiserallee 68
Tätigkeiten: Assistenzarzt im Berliner Krankenhaus der Jüdischen Gemeinde
Dissertation: „Über Veränderungen der Magenschleimhaut bei perniziöser Anämie“, Berlin 1912

Dr. Hans Bonin, der seinen Facharzt für Harnwegserkrankungen im September 1919 erhielt, emigrierte am 26.10.1938 nach Chicago. Wie die meisten anderen Emigranten, wählte er den Weg über die Niederlande. Von Rotterdam aus verließ er Europa. Ende desselben Jahres wurde ihm endgültig die Kassenzulassung entzogen. In den USA erhielt er 1939 seine Lizenz und wurde Mitglied der AMA.

Boß, William, Dr. med.
geb. 1.10.1890 in Strehlen
gest. ?
Approbation: 1914
Fach: Urologie/Chirurgie
Familienstand: Verheiratet
Studium: 1909–1914 in Breslau
Adresse:
1933: Breslau, Zimmerstraße 4a
Tätigkeiten:
1914 Arzt im Kgl. Festungslazarett Breslau in der Abteilung Israelitisches Krankenhaus
1914–1922 Ausbildung im Israelitischen Krankenhaus Breslaus in der Chirurgischen Abteilung bei Gottstein
Dissertation: „6 Jahre Gallenchirurgie. Aufgrund des Materials der Breslauer Königs. Chirurgischen sowie der Privatklinik von Herrn geh. Medizinalrat Prof. Dr. Küttner“, Breslau 1915

Dr. Boß war seit 1922 niedergelassener Facharzt für Chirurgie und Nieren- und Blasenleiden. Bereits 1933 emigrierte er nach Palästina, da er durch seine jüdische Abstammung nicht habilitieren durfte. Die Annahme seiner Habilschrift „Blasenfremdkörper, Ergebnisse der Chirurgie und Orthopädie“ wurde verweigert. In Palästina arbeitete er weiter als Urologe.

Brückmann, Erwin, Dr. med.
geb. 2.5.1884 in Berlin
gest. ?
Approbation: September 1909
Fach: Urologie/Haut- und Geschlechtskrankheiten
Familienstand: Verheiratet, 2 Kinder
Studium: Heidelberg, Berlin
Adresse:
1933, 1935, 1937: Berlin-Wilmersdorf, Konstanzer Straße 53
1937: Berlin-Wilmersdorf, Alexanderstraße 55
2.4.1938: Berlin-Wilmersdorf, Alexanderstraße 57
Berlin-Charlottenburg, Sybelstraße 40
Dissertation: „Über Tracheoplathia osteoplastica – Multiple Osteome in der Schleimhaut der Trachea“, Freiburg im Breisgau 1910

Dr. Brückmann, dem Anfang Dezember 1938 die Kassenzulassung entzogen wurde, meldete sich zum 9.5.1939 bei den deutschen Behörden ab. Es gibt aber bisher keine Hinweise auf sein Reise- bzw. Emigrationsziel, da nur „auf Reisen“ vermerkt wurde. Sein weiteres Schicksal ist bisher unbekannt.

Buschke, Abraham, Prof. Dr. med.
geb. 27.9.1868 in Nakel/Posen
gest. 25.2.1943 in Theresienstadt
Approbation: 1891
Fach: Urologie/Haut- und Geschlechtskrankheiten
Familienstand: Verheiratet, 3 Kinder
Studium: Berlin, Breslau, Greifswald
Adresse:
1933, 1935, 1937: Berlin, Lützowstraße 60a
1938: Berlin, Motzstraße 72
1942: Berlin-Mitte, Große Hamburger Straße 26 (Sammellager)
Tätigkeiten:
1891 Ausbildung bei R. Koch und R. Virchow
1891–1894 Assistent in Greifswald an der Chirurgischen Universitätsklinik bei Helferich
1894–1895 Assistent an der Stuttgarter Charlotte-Heilanstalt
1895–1897 Ausbildung in Breslau an der Universitätshautklinik bei A. Neisser
1897–1904 Ausbildung in Berlin an der Dermatologischen Universitätshautklinik bei E. Lesser
1904–1906 leitender Arzt der Dermatologischen Abteilung des Berliner Urban-Krankenhauses
1906–1934 leitender Arzt der neugegründeten Dermatologischen Abteilung des Rudolf-Virchow-Krankenhauses
1914–1918 Leiter der Dermatologischen Abteilung des Lazaretts Berlin-Plötzensee
1938–1942 Leiter der Station für Haut- und Geschlechtskrankheiten im Jüdischen Krankenhaus
Dissertation: „Zur Casuistik der Herderkrankungen des Hirnschenkels“, Berlin 1891
Habilitation: 1900 in Berlin

Prof. Dr. Abraham Buschke wurde am 4.11.1942 mit dem Transport Nr. I/75 nach Theresienstadt deportiert, wo er bereits im Februar des folgenden Jahres an einer Enteritis verstarb.

Cahn, Alfred, Dr. med.
geb. ?
gest. ?
Approbation: 1903
Fach: Urologie/Chirurgie
Adresse:
1933: Berlin-Neukölln, Kaiser-Friedrich-Straße 68/69
1935: Berlin-Wilmersdorf, Konstanzer Straße 14

Dr. Cahn wird im RMK 1935 nicht mehr verzeichnet. Sein weiteres Schicksal ist bisher unbekannt.

Callomon, Fritz, Prof. Dr. med.
geb. 22.5.1876 in Breslau
gest. 15.9.1964 in San Rafael/USA
Approbation: 7.7.1899
Fach: Urologie/Haut- und Geschlechtskrankheiten
Familienstand: Verheiratet, 1 Kind
Konfession: Tritt am 21.2.1941 aus der jüdischen Kultusvereinigung aus
Studium: Breslau
Adresse:
1933, 1935, 1937: Dessau, Antoinettenstraße 34
1938: Umzug nach Berlin
1940: Berlin, Heilbronner Straße 13
Tätigkeiten:
1899–1903 Ausbildung in Breslau am Allerheiligen Hospital in der Dermatologischen Abteilung
1902–1910 verschiedene Studienreisen nach Skandinavien
1903–1918 als Dermatologe in Bromberg niedergelassen
Dissertation: „Untersuchungen über das Verhalten der Fäcesgährung bei Säuglingen", Breslau 1899

Prof. Fritz Callomon war seit 1920 niedergelassener Dermatologe in Dessau. Neben seiner Praxis war er auch Mitherausgeber der dermatologischen Wochenschrift und veröffentlichte auch andere medizinische Schriften, wie z. B. „Die nicht venerischen Genitalerkrankungen" (1924) und zusammen mit J. Jadasohn „Ulcus Molle und andere Krankheiten der Urogenitalorgane" (1927). 1938 zieht er nach Berlin um; wahrscheinlich nach dem Entzug seiner Kassenzulassung im September. Bis zu seiner Emigration im März 1940 ist er noch als Krankenbehandler für Hautkrankheiten zugelassen. Nach seiner Emigration in die USA lässt er sich in Philadelphia nieder und tritt ein Jahr später aus der jüdischen Kultusvereinigung aus. Er stirbt am 15.9.1964 an den Folgen einer cerebralen Thrombose.

Casper, Leopold, Geh. San.-Rat Prof. Dr. med.
geb. 31.5.1859 in Berlin
gest. 16.3.1959 in New York/USA
Approbation: 1884

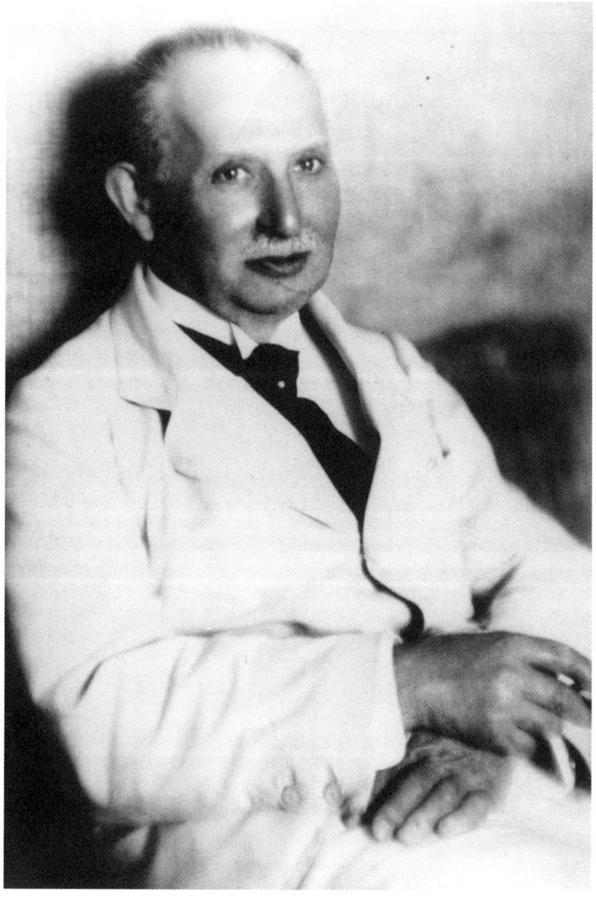

Leopold Casper, privat, Repro Krischel. Mit freundlicher Genehmigung.

Fach: Urologie
Familienstand: Verheiratet, 3 Kinder
Konfession: Jüdisch
Studium: ab 1879 in Berlin
Adresse:
1933, 1935: Berlin, Matthäikirchstraße 5
1937: Berlin, Matthäikirchplatz 4
Tätigkeiten:
Ausbildung in London bei Sir H. Thompson, in Wien bei L. von Dittel und in Paris
Ab 1908 am Berliner Franziskus-Krankenhaus in der Urologischen Abteilung, erst als Belegarzt später als leitender Arzt
1923–1933 Professor für Urologie an der Humboldt-Universität
Dissertation: „Über die Inversion der Gebärmutter", Berlin 1883 bei L. Landau
Habilitation: „Pathophysiologie der Prostatahyperplasie", Berlin 1892

Prof. Casper war eine der Größen der deutschen Urologie. Durch seinen Einsatz gab es große Entwicklungssprünge, gerade auch in medizinisch-technischer Hinsicht. Aber er setzte sich auch immer wieder für die Eigenständigkeit des Faches es und war 1906 eines der Gründungsmitglieder der DGfU, die fachpolitische Arbeit war ihm ein wichtiges Anliegen. Darüber hinaus war er publizistisch tätig. Er war Mitbegründer der „Zeitschrift für Urologie" und veröffentlichte etliche international rezipierte und mehrfach aufgelegte Lehrbücher zur Urologie und zur Cystoskopie. Doch mit dem Beginn der NS-Diktatur wurde er seiner Ämter, Herausgeberschaften und beruflichen Grundlagen beraubt. Ihm blieb nur die Emigration 1941 in die USA, wo er bis zu seinem Tode in New York lebte. (Für Näheres siehe Bd. 1)

Cassel, Josef, Dr. med.
geb. 26.1.1886 in Frankfurt am Main
gest. 7.2.1949 in New York/USA
Approbation: 1911
Fach: Urologie/Haut- und Geschlechtskrankheiten
Familienstand: Verheiratet, 2 Kinder
Studium: München, Berlin, Freiburg im Breisgau
Adresse:
1933, 1935: Berlin, Friedrichstraße 192/193
Berlin-Wilmersdorf, Aßmannshauser Straße 23 (privat)
1937: Berlin, Friedrichstraße 192
Dissertation: „Morbili sine exanthemase", Freiburg im Breisgau 1911

Dr. Cassel emigrierte im Dezember 1938 nach Großbritannien. Im selben Monat wurde ihm auch seine Kassenzulassung entzogen. Im April 1940 siedelte er in die USA nach New York um, wo er bis zu seinem Tode blieb.

Chajes, Benno, Prof. Dr. med.
geb. 14.11.1880 in Danzig
gest. 3.10.1938 in Ascona/Schweiz
Approbation: 1903
Fach: Urologie/Haut- und Geschlechtskrankheiten/Gewerbe- und Sozialhygiene
Studium: Freiburg im Breisgau, Berlin
Adresse:
1933: Berlin-Zehlendorf, Spandauer Straße 91
Tätigkeiten:
1903–1904 Ausbildung in Berlin an der Charité bei Senato
1904–1907 Dermatologische Ausbildung in Berlin bei Blaschko und in Paris am St. Louis Hospital
1908 Urologische Ausbildung in Berlin bei Goldschmidt
1919–1932 Dozent an der TH für Gewerbe- und Sozialhygiene
1932 a.o. Professor für Sozialhygiene an der Universität als Nachfolger von A. Grotjans
Dissertation: 1903 in Freiburg im Breisgau

Prof. Chajes war bereits seit dem Ersten Weltkrieg politisch aktiv, erst war er von 1915 bis 1920 Stadtverordneter in Berlin-Schöneberg und von 1928 bis 1933 als Abgeordneter des Preußischen Landtags für die SPD. Aber sein politisches Engagement fand 1933 ein abruptes Ende, wie auch seine berufliche Laufbahn, denn durch das „Gesetz zur Wiederherstellung des Berufsbeamtentums" verlor er seinen bisherigen Beamtenstatus. Bereits im Februar 1933 entschied er sich zu emigrieren, über die Schweiz kam er im März nach Ankara und im April nach Palästina - dem Ziel seiner Reise. Seine offizielle Einreise wird den deutschen Behörden mit dem 1.9.1933 gemeldet. In Palästina war er u. a. Mitgründer der privaten Krankenversicherung Schiloach und des privaten Krankenhauses Assutah. Bei einer Urlaubsreise in die Schweiz verstarb er.

Cohen, Willy, Dr. med.
geb. 3.8.1880 in Bodenfelde/Hannover
gest. ?
Approbation: 1904
Fach: Urologie/Haut- und Geschlechtskrankheiten
Studium: ab dem 27.10.1899 in München
Adresse:
1933: München, Zweigstraße 1
1935: München, Bayerstraße 13

Dr. Cohen emigrierte 1937 in die Niederlande.

Cohn, Bruno, Dr. med.
geb. 15.10.1894 in Berlin
gest. ?
Approbation: 1920
Fach: Urologie
Familienstand: Verheiratet, 2 Kinder
Studium: Berlin, München
Adresse:
1933: Berlin-Charlottenburg, Knesebeckstraße 27
Tätigkeiten:
1926 übernimmt er die Praxis seines Vaters Prof. Jacob Cohn

Dr. Bruno Cohn emigriert 1933 nach Palästina und lässt sich in Tel Aviv mit einer Praxis für Urologie nieder (Lizenz Nr. 1505). Außerdem war er sozial und kulturell engagiert, so arbeitete er u.a. in der Klinik der Armen Leute in Sheinkin Straße und unterstützte das Philharmonische Orchester. Ab 1979 lebte er in Herzlia Pituach, einem exklusiven Vorort von Tel Aviv.

Cohn, Hendryk, Dr. med. et phil.
geb. 21.11.1888 in Padianice bei Lodz
gest. 17.10.1942
Approbation: Juli 1920
Fach: Urologie/Haut- und Geschlechtskrankheiten
Familienstand: Verheiratet in Mischehe
Studium: München, Straßburg, Berlin
Adresse:
1933: Berlin, Joachimsthaler Straße 35
1935, 1937: Berlin, Kurfürstendamm 28
Dissertation: „Über Derivate des alpha-Pyridophtalids (alpha-Oxymethylnicotionsäurelacktons)" zum Dr. phil., Berlin 1913

Dr. Hendryk Cohn, der bereits am 1.7.1933 seine Kassenzulassung verlor, emigrierte 1938 nach Belgien. In Belgien war er später aufgrund seiner Mischehe vom Tragen des Judensterns befreit.

Cohn, James, Dr. med.
geb. 12.6.1886 in Berlin
gest. 11.2.1940 in New York/USA (Suizid)
Approbation: 1911
Fach: Urologie/Haut- und Geschlechtskrankheiten
Familienstand: Verheiratet, 2 Kinder
Studium: Berlin, Gießen
Adresse:
1933: Berlin, Lessingstraße 41
1935, 1937: Berlin, Invalidenstraße 1
Dissertation: „Über Bence-Jonessche Albuminurie", Berlin 1910

Dr. James Cohn war im Ersten Weltkrieg Sanitätsarzt und konnte durch seine Einstufung als Frontkämpfer bis zum endgültigen Entzug der Zulassung seine Kassenpraxis weiterführen. Ende 1937 oder erste Hälfte 1938 emigrierte er mit seiner Familie in die USA. 1940 entschied er sich für den Selbstmord.

Cohn, Karl, Dr. med.
geb. 19.4.1878 in Östringen/Baden
gest. ?
Approbation: 1902
Fach: Urologie/Haut- und Geschlechtskrankheiten
Adresse:
1933, 1935: Düsseldorf, Blumenstraße 19
Tätigkeiten:
1905–1907 Ausbildung in Frankfurt am Main bei Herxheimer

Dr. Karl Cohn emigrierte am 30.9.1935 nach Jerusalem/Palästina.

Cohn, Martin, San. Rat, Dr. med.
geb. 3.7.1858 in Magdeburg
gest. 23.3.1942 in Dresden (Suizid)
Approbation: 1883
Fach: Urologie/Haut- und Geschlechtskrankheiten
Studium: Berlin
Adresse:
1933, 1935, 1937: Dresden, Prager Straße 26

Sanitätsrat Dr. Cohn, der Gründer der sächsischen Volkssingakademie, nahm sich am 23.3.1942 das Leben, indem er sich mit Veronal vergiftete.

Cohn, Theodor, Prof. Dr. med.
geb. 9.4.1867 in Krisanowitz/Schlesien
gest. 31.12.1934 in Königsberg
Approbation: 1891
Fach: Urologie/Haut- und Geschlechtskrankheiten
Studium: Breslau, Königsberg
Adresse:
1933: Königsberg, Bergplatz 18
Tätigkeiten:
Ab 1891 Spitalsdienst an der Universitätsklinik Königsberg
Ab 1913 a.o. Professor
Dissertation: 1891 in Königsberg
Habilitation: 1905 für Nieren und Blasenleiden

Prof. Dr. Cohn wurde 1933 durch das „Gesetz zur Wiederherstellung des Berufsbeamtentums" von der Königsberger Universität entlassen; auch die Mitherausgeberschaft der Zeitschrift für urologische Chirurgie musste er aufgeben. Obwohl er Generaloberarzt der Reserve a.D. und aktiver Kriegsteilnehmer war, wurde ihm der Frontkämpferstatus nicht anerkannt, da er sich aktiv im Reichsbanner engagiert hatte, der sozialdemokratisch geprägt war. Außerdem war er ein führendes Mitglied im Reichsbund jüdischer Frontkämpfer und im Kartell Convent, einer jüdischen Vereinigung von jüdischen Studenten aus der Zeit des Ersten Weltkrieges. Bereits ein Jahr später, Ende 1934, verstarb er.

Colman, Herbert, Dr. med.
geb. 26.12.1889 in Sale/Großbritannien
gest. ?
Approbation: 1914
Fach: Urologie
Adresse:
1933: Berlin-Grunewald, Charlottenbrunner Straße 6
1935: Berlin-Wilmersdorf
Tätigkeiten:
1914–1916 Dienst in der Chirurgisch-urologischen Militärstation Braunschweig
1918–1920 Assistent in Berlin in der Dermatologischen Abteilung des Rudolf-Virchow-Krankenhauses bei Wechselmann
1920–1921 Ausbildung in Berlin bei M. Joseph

Der gebürtige Engländer Dr. Colman emigrierte im Oktober 1936 nach London mit einer Zwischenstation in Florenz/Italien. Sein weiteres Schicksal ist bisher unbekannt.

Croner, Willy, Dr. med.
geb. 16.9.1887 in Flatow
gest. 5.3.1969 in Israel
Approbation: 1914
Fach: Urologie/Haut- und Geschlechtskrankheiten
Familienstand: Verheiratet, 1 Kind
Studium: Berlin, Heidelberg
Adresse:
1933, 1935, 1937: Berlin, Uhlandstraße 167/168
Dissertation: „Über das gleichzeitige Vorkommen von Carcinom und Tuberkolose des Uterus", Berlin 1913

Dr. Croner war seit 1.10.1920 als Facharzt für Dermatologie und Harnwegserkrankungen. Nach Ausbruch des Krieges im September 1939 wurde er bis Sommer 1940 in den französischen Internierungslagern Maison Lafitte, Athis/Orne und Bassane/Gironde untergebracht, nachdem er im April 1939 nach Paris emigriert war. Nach seiner Entlassung aus den Lagern hielt er sich bis 1942 in den Basses Pyrénées im unbesetzten Teil Frankreichs auf. Von dort floh er vor der Gestapo in die Schweiz, dort blieb er bis 1945 und emigrierte dann nach Palästina.

Dannheisser, Fritz, Dr. med.
geb. ?
gest. ?
Approbation: 1925
Fach: Urologie
Adresse:
1933: Nürnberg, Karolinenstraße 25
Tätigkeiten:
1931 Assistenzarzt in der Urologischen Abteilung des Jüdischen Krankenhauses in Berlin

Dr. Fritz Dannheisser meldet sich Anfang 1934 in Ausland ab. Sein weiteres Schicksal ist bisher unbekannt.

Danziger, Felix Salo, Dr. med.
geb. 12.8.1880 in Leipzig
gest. 24.8.1953 in New Westminster/Kanada
Approbation: 1906
Fach: Urologie/Haut- und Geschlechtskrankheiten
Familienstand: Verheiratet, 2 Kinder
Konfession: nicht praktizierender Jude
Studium: 1900–1902 in Leipzig und 1902–1905 in Freiburg im Breisgau
Adresse:
1933, 1935, 1937: Leipzig, Tauchaer Straße 2
1918–1933: Windmühlenweg 1 (privat)
Tätigkeiten:
April bis August 1905 Praktikant der Universitätsklinik Leipzig
Von September 1905 bis 1907 Ausbildung in Frankfurt am Main, erst als Praktikant, später als Assistenzarzt bei Herxheimer
1912 Schiffsarzt bei der norddeutschen Lloyd-Gesellschaft
Dissertation: „Aus der Hautkrankenstation des Städtischen Krankenhauses zu Frankfurt am Main (Oberarzt Dr. K. Herxheimer): Über Spirochätenbefunde bei hereditärer Syphilis", Leipzig April 1906

Dr. Danziger war während des Ersten Weltkrieges Truppenarzt in Frankreich und erhielt das Eiserne Kreuz I. Klasse. Neben seiner ärztlichen Tätigkeit war er bis 1934 Freimaurermitglied. Sein Ausschluss erfolgte aufgrund seiner jüdischen Abstammung. Außerdem war er Mitglied des Jüdischen Kulturbundes zu Leipzig. Er selbst glaubte durch sein Deutschtum vor persönlicher Verfolgung sicher zu sein und war sehr assimiliert. Doch im November 1938 musste er anderes erfahren. Nach der Reichspogromnacht wurde er inhaftiert und wurde nur durch die Vermittlung des Lagerarztes in Buchenwald wieder freigelassen, da er schwer erkrankt war. Nach seinem Approbationsentzug 1938 war er als Krankenbehandler gemeldet. Im Sommer 1939 emigrierte er mit seiner Frau nach Großbritannien und folgte 1952 seinen beiden Kindern nach Kanada.

Doctor, Ernst, Dr. med.
geb. 6.10.1872 in Meiningen/Thüringen
gest. 26.3.1937 in Frankfurt am Main
Approbation: 1896
Fach: Urologie/Haut- und Geschlechtskrankheiten
Studium: Leipzig, Freiburg im Breisgau, Berlin, München
Adresse:
1933, 1935, 1937: Frankfurt am Main, Zeil 85/87
Tätigkeiten:
1896–1898 Ausbildung in Frankfurt am Main bei Herxheimer
1898 Ausbildung in Wien
1.10.1898 Niederlassung in Frankfurt am Main

Dosquet, Wilhelm, San.-Rat Prof. Dr. med.
geb. ?
gest. ?
Approbation: 1886
Fach: Urologie/Haut- und Geschlechtskrankheiten
Adresse:
1933, 1935, 1937: Berlin-Niederschönhausen, Mittelstraße 6/7
Tätigkeiten:
bis 1937 Leiter des Krankenhauses Nordend in Berlin

Einzig, Joseph Otto, Dr. med.
geb. 24.6.1898 in Frankfurt am Main
gest. 23.11.1947 in Linden/USA
Approbation: 1923
Fach: Urologie
Familienstand: Verheiratet, 1 Kind
Studium: Frankfurt am Main, Göttingen
Adresse:
1933: Hamburg, Armgartstraße 4
1935: Hamburg, Colonaden 5
Tätigkeiten:
Facharztausbildung in Breslau

Dr. Joseph Einzig ließ sich 1928 in Hamburg nieder, bereits 1935 emigrierte er mit seiner Familie nach Palästina. Von dort ging es im November 1937 nach Brasilien und von dort 1938 weiter in die USA. 1941 erhielten sie die amerikanische Staatsbürgerschaft und benannten sich in Evans um. Bevor er 1942 wieder eine eigene Praxis führte, arbeitete er im Jones Memorial Hospital in Belmont/New York und 2 Jahre in Linden/New Jersey. Am 23.11.1947 verstarb Dr. Evans an den Folgen einer Leukämie.

Elpern, Max, Dr. med.
geb. 18.11.1883 in Königsberg
gest. 17.7.1969 in New York/USA
Approbation: 1913 in Königsberg
Fach: Urologie/Haut- und Geschlechtskrankheiten
Familienstand: Ledig
Studium: Königsberg
Adresse:
1933, 1935: Berlin, Große Frankfurter Straße 37
Dissertation: „Über Darmlähmungen nach Bauchkontusionen durch stumpfe Gewalt“, Königsberg 1910

Dr. Max Elpern emigrierte am 15.9.1936 nach New York in die USA und konnte bereits 1937 nach dem Erhalt seiner Lizenz wieder praktizieren.

Ephraim, Hermann, Dr. med.
geb. ?
gest. ?
Approbation: 1924
Fach: Urologie/Haut- und Geschlechtskrankheiten
Adresse:
1933: Berlin-Charlottenburg, Windscheidstraße 5
1935: Berlin-Charlottenburg, Mommsenstraße 20

Dr. Ephraim wurde 1937 nicht mehr verzeichnet, wahrscheinlich war er 1935 oder 1936 nach Palästina emigriert.

Fabian-Grumach, Lene
geb. 17.4.1894 in Tilsit
gest. ?
Approbation: 1922
Fach: Urologie/Haut- und Geschlechtskrankheiten
Familienstand: Verheiratet
Studium: ab 1916 in München, Heidelberg, Göttingen, Königsberg
Adresse:
1933: Königsberg, Paradeplatz 12
1935, 1937: Königsberg, Tragheimer Kirchenstraße 69
Tätigkeiten:
Ab 1922 Ausbildung in der Inneren Abteilung der Städtischen Krankenanstalt in Königsberg bei Prof. Samter
1925 als Assistentin an der Universitätshautklinik erwähnt

Lene Fabian-Grumach bestand 1914 ihr Lehrerexamen und entschloss sich dann 1916 Medizin zu studieren. Ihre eigene Praxis in Königsberg gab sie wahrscheinlich Anfang 1937 auf und emigrierte in die USA. Dort erhielt sie 1944 ihre Zulassung als Dermatologin. In den USA lassen sich bis 1963 unterschiedliche Schreibweisen ihres Namens nachverfolgen.

Fath, Ludwig, Dr. med.
geb. 1.9.1893 in Frankfurt am Main
gest. ?
Approbation: 1919
Fach: Urologie/Haut- und Geschlechtskrankheiten
Studium: Würzburg, Frankfurt am Main
Adresse:
1933, 1935: Frankfurt am Main, Goethestraße 14
Vor Mai 1935: Frankfurt am Main, Schillerstraße 3
Tätigkeiten:
Assistent an der Dermatologischen Poliklinik Berlin und am Rudolf-Virchow-Krankenhaus in Berlin
1921–1923 in Berlin niedergelassen

Dr. Fath war seit 1924 in Frankfurt niedergelassen, seit einem gemeldeten Umzug 1935 wurde er nicht mehr im RMK verzeichnet. Sein weiteres Schicksal ist bisher unbekannt.

Feilchenfeld, Ernst, Dr. med.
geb. 25.3.1895 in Berlin
gest. ?
Approbation: 1922
Fach: Urologie/Haut- und Geschlechtskrankheiten
Adresse:
1933: Berlin-Tempelhof, Berliner Straße 24
Tätigkeiten:
1933 als Leiter des Ambulatoriums der Dermatologischen Abteilung des Rudolf-Virchows-Krankenhauses

Dr. Feilchenfeld emigrierte Anfang 1934 nach Palästina.

Fränkel, Ernst, Dr. med.
geb. 21.8.1872 in Rybnick/Breslau
gest. 16.6.1943 in Theresienstadt
Approbation: 1898
Fach: Urologie/Haut- und Geschlechtskrankheiten
Familienstand: Verheiratet, 1 Kind
Adresse:
1933: Hamburg, Lübecker Straße 101
1935, 1937: Hamburg, Lübecker Straße 147
1941: Hamburg, Judenhaus Frickestraße 24

Dr. Ernst Fränkel ließ sich 1919 in der Hansestadt nieder. Am 16.7.1942 wurde er zusammen mit seiner Frau mit Transport Nr. VI/ 1 nach Theresienstadt deportiert, dort verstarb er fast ein Jahr später.

Frank, Hermann, Dr. med.
geb. 26.10.1881 in Würzburg
gest. nach 29.11.1941 in Jungfernhof/Riga vermisst
Approbation: 1908
Fach: Urologie/Chirurgie
Adresse:
1933: Nürnberg, Hefnerplatz 3
1935, 1937: Nürnberg, Königstraße 26

Dr. Hermann Frank arbeitete im Sommer in Bad Brückenau. Am 29.11.1941 wurde er ins KZ Jungfernhof/Riga deportiert und gilt dort als verschollen.

Frank, Wilhelm Gustav, Dr. med.
geb. 30.8.1885 in Mainz
gest. ?
Approbation: 1910
Fach: Urologie/Haut- und Geschlechtskrankheiten
Studium: Freiburg im Breisgau, München, Heidelberg, Berlin
Adresse:
1933, 1937: Frankfurt am Main, Am Roßmarkt 6
1935: Frankfurt am Main, Friedrichstraße 42
Tätigkeiten:
1910–1912 Schiffsarzt
1914 Ausbildung in Paris
1914–1918 Stabsarzt

Dr. Frank ließ sich nach dem Ersten Weltkrieg, in dem er als Sanitätsoffizier gedient hatte, 1919 in Frankfurt nieder. Am 3.4.1938 meldete er sich polizeilich ab und emigrierte in die USA. Dort praktizierte und lebte er in Lewitton/Pennsylvania.

Friedländer, Wilhelm, Dr. med.
geb. ?
gest. vor November 1935
Approbation: 1900
Fach: Urologie/Haut- und Geschlechtskrankheiten/Röntgendiagnostik und -therapie
Adresse:
1933: Berlin-Schöneberg, Kolonnenstraße 2
1935: Berlin-Schöneberg, Hauptstraße 30
Tätigkeiten:
Privatklinik

Fürst, Curt, Dr. med.
geb. 21.4.1893 in Königsberg
gest. in Auschwitz
Approbation: 1916
Fach: Urologie/Haut- und Geschlechtskrankheiten
Adresse:
1933, 1935, 1937: Königsberg, Kneiphöfsche Langgasse 41
1943: Berlin

Dr. Fürst wurde am 4.3.1943 deportiert und gilt in Auschwitz als verschollen.

Fürst, Moritz, Dr. med.
geb. 14.2.1865 in Hamburg
gest. 28.10.1942 in Mariannhill/Pinetown District/Südafrika
Approbation: Juli 1890
Fach: Urologie/Haut- und Geschlechtskrankheiten
Familienstand: Verheiratet, 2 Kinder
Studium: Marburg, Kiel, München, Jena
Adresse:
1933: Hamburg, Sierichstraße 52
1935, 1937: Hamburg, Adolf-Hitler-Platz 19 (Rathausmarkt)
Ende 1937: Hamburg, Sierichstraße 52
1942: Durban/Südafrika
Tätigkeiten:
1889–1890 Ausbildung an der Universitätsklinik Jena bei Dr. Vieradt

1.1.1894–31.9.1896 Ausbildung am Hamburger AK St. Georg in der Dermatologischen Abteilung unter Dr. Engel-Reimers (Speziell Venerologie)
Seit 1904 stellvertretender Untersuchungsarzt der Polizeibehörde
Seit 1. Juni 1905 Assistenzarzt im Medizinalkolleg
Seit 1.10.1907 als Schularzt zugelassen (6 Jahre Amtszeit, 1. Wiederwahl belegt am 30. September 1913)
Dissertation: „Zur Physiologie der glatten Muskeln", Jena 1889

Dr. Moritz Fürst, der von 1891 bis 1894 seinen Militärdienst absolvierte und später noch weiter als Reserve-Sanitätsoffizier diente, war seit dem 29.8.1890 in Hamburg als Facharzt für Haut- und Harnleiden niedergelassen. 1900 legte er seine Physikatsprüfung ab und arbeitete für das Hamburger Medizinalkolleg, u. a. als Schularzt. Am 1.1.1938 wurde ihm die Kassenzulassung entzogen und am 30.9. des Jahres erlosch seine Bestallung. Im Mai 1939 wanderte er mit seiner Familie über Holland nach Südafrika aus. Dort war er bedingt durch sein Alter bis zu seinem Tod, an den Folgen einer Prostata-Operation, finanziell von seinen Kindern abhängig.

Galewsky, Eugen Emanuel, Prof. Dr. med.
geb. 6.2.1864 in Breslau
gest. 15.2.1935 auf dem Weg nach Locarno/Italien
Approbation: 1887
Fach: Urologie/Haut- und Geschlechtskrankheiten
Studium: Breslau, Freiburg im Breisgau
Adresse:
1933: Dresden, Christianstraße 21
Tätigkeiten:
1887–1888 Ausbildung am Hygieneinstitut Freiburg im Breisgau bei Schottelius
1888–1891 Ausbildung an der Universitätshautklinik Breslau bei A. Neisser
Studienaufenthalte in Paris und Wien
Ab 1898 Leiter der Hautabteilung der Kinderpoliklinik Johannstadt sowie Konsiliartätigkeit in mehreren Dresdner Kliniken
1903 Gründung der „Deutschen Gesellschaft zur Bekämpfung der Geschlechtskrankheiten“ mit Neisser und Blaschko
1920 Vorsitzender des neu gegründeten Landesverbandes Sachsen der DGBG
1927 als Regierungskommissar beteiligt an der Ausarbeitung des Gesetzes zur Bekämpfung der Geschlechtskrankheiten
Dissertation: 1887 in Freiburg im Breisgau

Prof. Eugen Galewsky, der in Dresden mit einer Privatklinik niedergelassen war, war besonders in der Bekämpfung von Geschlechtskrankheiten engagiert, so war er z. B. auf der Internationalen Hygieneausstellung 1911 in Dresden in der Sondergruppe „Geschlechtskrankheiten“ beteiligt. 1912 wird er Titularprofessor. Während des Ersten Weltkrieges wurde er Sanitätsoffizier der Reserve und fachärztlicher Beirat des XII. Armeekorps. Er wurde dafür mit mehreren Orden ausgezeichnet, wie dem Eisernen Kreuz II. Klasse, der Preußischen Rot Kreuz Medaille II. Klasse und der Österreichischen Rot Kreuz Medaille I. Klasse. 1933 machte sich der Mitbesitzer der Privatklinik, Dr. Karl Linser sich selbstständig; vielleicht als Folge der politischen Veränderungen. Prof. Galewsky verstarb an einem Herzschlag auf dem Weg zum jährlichen Urlaub in Italien.

Gallinek, Alfred, Dr. med.
geb. ?
gest. ?
Approbation: 1927
Fach: Urologie/Psychiatrie
Adresse:
1933: Halle, Forsterstraße 29/31
Tätigkeiten:
Assistenzarzt an der Universitätsnervenklinik in Halle

Dr. Gallinek emigrierte bereits Anfang 1934 nach Amsterdam in die Niederlande.

Gellmann, Jakob, Dr.med
geb. ?
gest. ?
Approbation: 1928
Fach: Urologie
Adresse:
1933: Berlin-Nikolassee, Sudetenstraße 54

Dr. Jakob Gellmann emigrierte Anfang 1934 nach Palästina.

Gerson, Dora, Dr. med.
geb. 24.9.1884 Aschersleben
gest. 24.9.1941 in Hannover (Suizid)
Approbation: 1912
Fach: Urologie/Haut- und Geschlechtskrankheiten
Familienstand: Ledig
Konfession: Evangelisch
Studium: 1906–1908 in München, 1908–1911 in Leipzig
Adresse:
1933, 1935: Dresden, Johannesstraße 23
1937: Hannover-Linden
Tätigkeiten:
bis 4.1913 als Praktikantin am Städtischen Krankenhaus in Brandenburg/Havel
15.4.1913–30.5.1914 an der Tuberkuloseklinik des Augusta Hospitals in Köln, daneben betrieb sie wissenschaftliche serologische Forschungsarbeit

seit 15.6.1914 am Dresdner Städtischen Säuglingsheim unter Prof. Dr. Rietschel
1.10.1914 bis 31.1.1916 als Hilfsarzt im Dresdner Friedrichstädter Krankenhaus auf der äußeren Abteilung (Dermatologisch-urologische Abteilung) bei Werther
Februar 1916 Dienstantritt in der Hamburger Behörde für Jugendfürsorge (mit sofortiger Kündigung wegen missverständlicher Stellenausschreibung)
20.4.1916–1.5.1920 wieder am Dresdner Friedrichstädter Krankenhauses, zuletzt als Oberärztin
Dissertation: „Über Uterusmyome als Indikation zu operativen Eingriffen während Schwangerschaft und Geburt.", Leipzig 15.12.1911 bei Geheimrat Zweifel

Dr. Dora Gerson war eine der wenigen Frauen in der Urologie. Ihre berufliche Entwicklung wurde durch den Ersten Weltkrieg und die Einziehung ihrer männlichen Kollegen gefördert. Seit 1926 war sie in Dresden mit einer eigenen Praxis niedergelassen und war bis 1933 Mitglied im Bund Deutscher Ärztinnen. Als ihr am 1.4.1934 die Kassenzulassung entzogen wurde, arbeitete sie noch bis 1935 auf Privatpraxis weiter. 1937 zog Dora Gerson nach Hannover um, wo sie als Hauswirtschaftsleiterin an der jüdischen Gartenbauschule arbeitete. Am 6.8.1940 wurde sie als Krankenbehandlerin zugelassen, doch erhängte sie sich im Jahr darauf, wahrscheinlich wegen der drohenden Deportation.

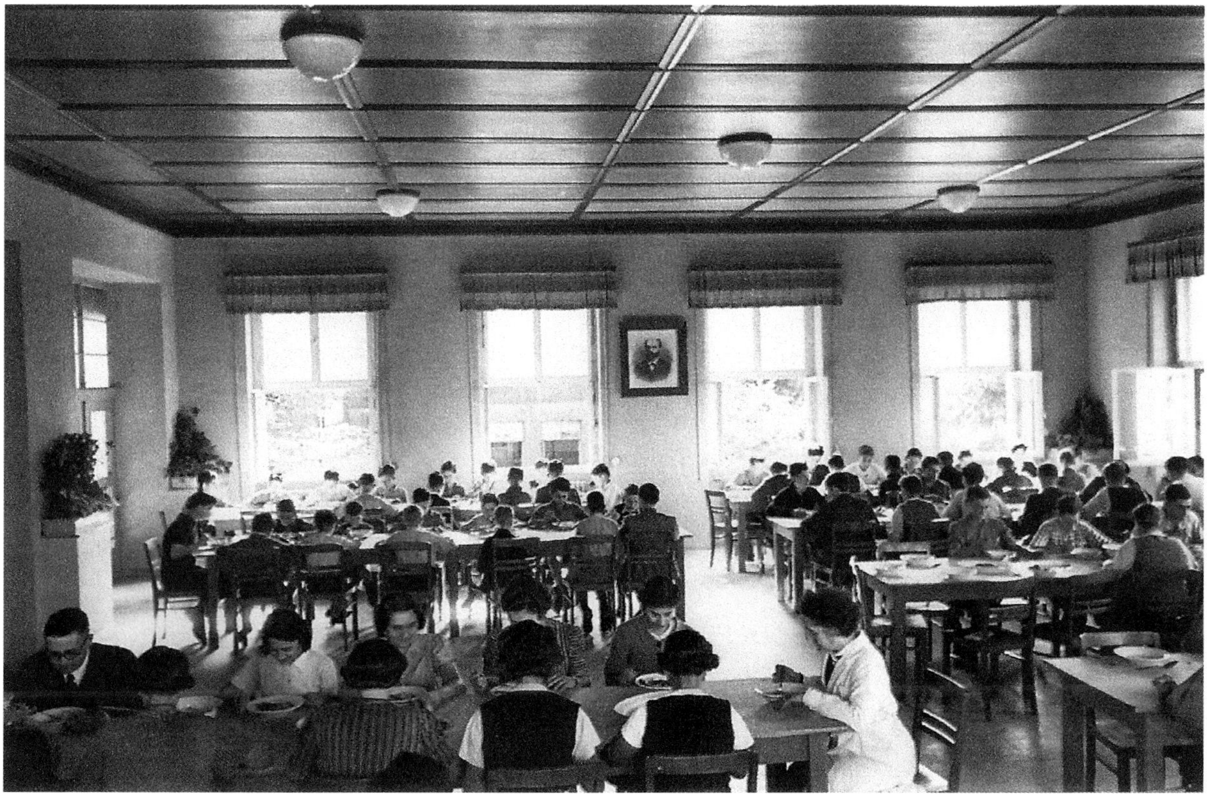

Dora Gerson (vorne in der weißen Kittelschürze), jüdische Gartenfachschule Hannover, Private Sammlung Prof. Scholz. Mit freundlicher Genehmigung.

Gilde, Samuel Abraham, Dr. med.
geb. 8.1.1874 in Kowno
gest. 30.6.1944 in Theresienstadt
Approbation: 1898
Fach: Urologie/Haut- und Geschlechtskrankheiten
Familienstand: Verheiratet
Studium: Danzig, München
Adresse:
1933, 1935, 1937: München, Bayerstraße 25
Seit 3.10.38 München, Bruderstraße 12/0
Seit 3.12.38 München, Kunigundenstraße 33/II
Seit 1.1.39 München, Lindwurmstraße 24/III
Seit 1.8.39 München, Maximilianstraße 9/II
Tätigkeiten:
1898–1902 Ausbildung in München

Dr. Gilde wurde nach der Reichspogromnacht 1938 verhaftet, da bei einer Hausdurchsuchung am 11.11. bei ihm staatsfeindliche und kommunistische Bücher, Schriften und Flugschriften gefunden worden seien. Seit dem Sommer 1939 bemühte er sich um die Ausreiseerlaubnis in die USA, aber ohne Erfolg. Ab 1942 musste er in der Flachsröste Lohnhof Zwangsarbeit leisten, davor war er seit dem 14.10.1941 am Lager Berg am Laim tätig gewesen. Am 15.7.1942 erfolgte die Deportation ins Ghetto Theresienstadt, wo er verstarb.

Glaser, Otto, Dr. med.
geb. 26.8.1894 in Antonienhütte
gest. 6.1.1966 in Gelsenkirchen
Approbation: 1921
Fach: Urologie/Haut- und Geschlechtskrankheiten
Familienstand: Verheiratet in Mischehe, 1 Kind
Adresse:
1933, 1935: Gelsenkirchen, Heinrichstraße 9
1937: Gelsenkirchen, Scharnhorststraße 11
1963: Gelsenkirchen, Heidelberger Straße 11

Goetzel, Elias Emil, Dr. med.
geb. 16.10.1864 in Siegburg
gest. zwischen 1932 und 1934
Approbation: 1896
Fach: Urologie/Haut- und Geschlechtskrankheiten
Familienstand: Verheiratet, 1 Kind
Konfession: am 1.3.1906 aus der Jüdischen Gemeinde München ausgetreten
Studium: seit 19.10.1883 in München
Adresse:
1933: Neuhauser Straße 33

Goldenberg, Theodor, Dr. med.
geb. 22.8.1880 in Gießen/Hessen
gest. ?
Approbation: 1903
Fach: Urologie/Haut- und Geschlechtskrankheiten/Chirurgie
Adresse:
1933: Nürnberg, Laufer Torgraben 6

Dr. Theodor Goldenberg, der seit dem 22.9.1909 in Nürnberg lebte, emigrierte am 14.7.1934 in die USA.

Goldmann, Hans Hirschel Tobias
geb. 13.7.1895
gest. ?
Approbation: 1923
Fach: Chirurgie/Urologie/Sportmedizin
Familienstand: Verheiratet, mehrere Kinder
Konfession: Jüdisch, bezeichnet sich selbst als nicht religiös
Studium: 1915–1922 in Leipzig und München
Adresse:
1933, 1935: Leipzig, Kurprinzenstraße 9 (1931-38)
1929–1934: Leipzig, Hofmeisterstraße 1 (privat)
1935–1938: Leipzig: Gohliser Straße 1
Tätigkeiten:
Februar 1923 – August 1924 Volontärassistent am Pathologischen Institut der Uni Leipzig
1926–1931 Ausbildungsassistent an der Chirurgischen Universitätsklinik Leipzig und in der

Urologischen Abteilung des St. Hedwig-Krankenhauses in Berlin
Dissertation: „Über einen Fall von kombiniertem Brustmuskel- und Rippendefekt", 1923

Dr. Hans Goldmann ließ 1931 in Leipzig mit einer Praxis nieder und wurde Mitglied der Medizinischen Gesellschaft zu Leipzig. Außerdem war er Mitglied bzw. Vorstandsmitglied u. a. im Zentralverein deutscher Staatsbürger jüdischen Glaubens und im Felix-Goldmann-Gedächtnisbund. Er war Vorsitzender des Alt-Herrenverbandes der Saxo-Bavaria im Kartellconvent Jüdischer Verbindungen und Mitglied im Reichsbund jüdischer Frontsoldaten sowie im jüdischen Sportverein Schild, wo er das Silberne Reichssportabzeichen ablegte. Außerdem war er aktiver Kriegsteilnehmer mit mehreren Auszeichnungen, u. a. des Österreichischen und Ungarischen Kriegsgedenkkreuzes.
Seit 1936 galt Dr. Goldmann als marxistisch aktiv, darum wurde ihm der Reisepass entzogen und er konnte nicht am Urologenkongress in Wien teilnehmen. Sein Antrag auf einen neuen Reisepass im Mai 1938, um einer Studieneinladung an die chirurgisch-urologische Klinik Budapest folgen zu können, wurde abgelehnt. Am 22.11.1938 stellte er das Auswanderungsgesuch nach Frankreich und wanderte im selben Jahr über Paris nach Honduras aus, von dort weiter in die USA und als endgültiges Ziel nach Naharija in Palästina.

Großmann, Walter, Dr. med.
geb. 1.1.1896 in Berlin
gest. 18.12.1960 in Hartford/Connecticut
Approbation: 20.2.1921 in Berlin
Fach: Urologie
Familienstand: Verheiratet, 1 Kind
Studium: Berlin, München
Adresse:
1933, 1935, 1937: Berlin, Gartenstraße 1
Dissertation: „Endokrine und psychische Mechanismen in der Aetiologie der Sexualinversion", Berlin 1921

Dr. Walter Großmann machte 1924 seinen Facharzt für Allgemeinmedizin, Chirurgie und Urologie. Im RMK gab er aber nur den Facharzt für Urologie an. Der genaue Zeitpunkt seiner Emigration ist nicht bekannt, allerdings muss es nach Anfang 1937. Seine Kassenzulassung wurde im erst im Dezember 1938 entzogen. In den USA, seinem Emigrationsziel, war er als Arzt am Mount Sinai Hospital und am St. Francis Hospital in New York tätig.

Grünberg (Grüneberg), Julius, Dr. med.
geb. 22.7.1896 in Lünen
gest. 19.11.1983 in North Hollywood/ USA
Approbation: März 1921 in Freiburg im Breisgau
Fach: Urologie/Haut- und Geschlechtskrankheiten
Familienstand: Geschieden, 1 Kind
Adresse:
1933: Berlin-Neukölln, Innstraße 5
1935, 1937: Berlin-Neukölln, Berliner Straße 82

Dr. Julius Grüneberg war aktiver Teilnehmer des Ersten Weltkrieges gewesen, doch 1933 wollte man ihn trotz des Frontkämpfererlasses die Kassenzulassung entziehen. Seine eingelegte Beschwerde war erfolgreich und erst im Dezember 1938, als alle noch verbliebenen Kassenzulassungen von nicht arischen Ärzten aufgehoben wurden, verlor er sie endgültig. 1939 wurde Dr. Grünberg als Krankenbehandler zugelassen. 1940 konnte er in die USA emigrieren, wo er als niedergelassener Urologe in Chicago nach dem Erhalt seiner amerikanischen Lizenz 1941 weiter praktizierte.

Gutmann, Ernst, Dr. med.
geb. 23.9.1887 in Augsburg
gest. ?
Approbation: 1914
Fach: Urologie/Haut- und Geschlechtskrankheiten
Studium: 1908–1914 in München
Adresse:
1933: Chemnitz, Theaterplatz 3
1935, 1937: Chemnitz, Am Plan 6
Tätigkeiten:
1913 an der Dermatologischen Poliklinik in München
1919 Ausbildung in Berlin bei Ledermann, Lewin und Joseph

Dr. Ernst Gutmann ließ sich 1932 in Chemnitz nieder und praktizierte dort bis zum Entzug seiner Approbation im September 1938. Vermutlich emigrierte er zwischen 1939 und 1941. Sein weiteres Schicksal ist bisher unbekannt.

Haas, Moses Manfred, Dr. med.
geb. 3.1.1885 in Mühlhausen/Oberfranken
gest. 1944 in Auschwitz
Approbation: 1914
Fach: Urologie/Haut- und Geschlechtskrankheiten
Familienstand: Verheiratet, 1 Kind bekannt
Konfession: 1930 Austritt aus der Jüdischen Gemeinde Leipzig
Studium: 1903–1914 Würzburg
Adresse:
1933, 1935, 1937: Leipzig, Demmeringstraße 35
1926–1940: Leipzig, Kronprinzenstraße 17 (privat)
Bis 1942: Leipzig, Judenhaus Nordstraße 11/II
Tätigkeiten:
1918–1921 als Stabsarzt d.R. im Garnisonslazarett in München
1921–1925 in einer Städtischen Klinik in München tätig
Dissertation: „Über eine praktisch wichtige Varietät am menschlichen Becken", 1928

Bevor Dr. Haas sich im Februar 1926 in Leipzig niederließ, hatte er bereits ein Jahr eine eigene Praxis in München gehabt. Durch seinen Truppendienst und die Auszeichnungen mit dem Eisernen Kreuz I. & II. Klasse, sowie dem Bayrischen Militärverdienstorden, konnte er seine Praxis bis 1938 führen. Danach war bis 1942 als Krankenbehandler zugelassen. Am 12.11.1938 wurde er in der Folge der Reichspogromnacht verhaftet. Am 19.9.1942 wurden er und seine Frau ins KZ Theresienstadt deportiert und am 9.10.1944 weiter nach Auschwitz.

Haas, Wilhelm, Dr. med.
geb. 13.10.1878 in Hamburg
gest. 3.9.1944 in San Francisco/USA
Approbation: 1901
Fach: Urologie/Haut- und Geschlechtskrankheiten
Familienstand: zum 2. Mal verheiratet, 1 Kind
Adresse:
1933: Hamburg-Winterhude, Magdalenenstraße 59
1935: Hamburg, Neuer Wall 69
1937: Hamburg, Neuer Wall 26/28

Dr. Haas war seit 1906 in Hamburg niedergelassen, von 1919 bis 1933 in einer dermatologischen Gemeinschaftspraxis zusammen mit Delbanco und Zimmern. Nach der Reichspogromnacht wurde er kurzzeitig verhaftet. Im März des darauffolgenden Jahres emigrierte er in die USA. Dort war er Krankenhaushilfe für Dermatologie und erhielt die amerikanische Lizenz. Als er kurz darauf erblindete, nahm er sich das Leben.

Hammerschlag, Louis, San. Rat, Dr. med.
geb. 24.6.1870 in Scherfede
gest. 8.3.1944 in Theresienstadt
Approbation: 1893
Fach: Urologie/Haut- und Geschlechtskrankheiten
Familienstand: Ledig
Adresse:
1933, 1935, 1937: Essen, Hindenburgstraße 88
Tätigkeiten:
1893-1895 Ausbildung in Wien

Sanitätsrat Dr. Hammerschlag wurde am 21.7.1942 in Ghetto Theresienstadt deportiert und verstarb dort knapp 2 Jahre später.

Harry, Felix, Dr. med.
geb. 5.1.1896 in Gnesen
gest. 1952 in Mount Vernon/USA
Approbation: 1919
Fach: Urologie/Haut- und Geschlechtskrankheiten
Familienstand: Verheiratet
Adresse:
1933, 1935: Wiesbaden, Rathausstraße 10
1937: Wiesbaden, Adolfsallee 18
Tätigkeiten:
1919–1921 Ausbildung in Hamburg u. a. bei P.G. Unna
1922–1923 Ausbildung in Berlin bei Buschke

Dr. Felix Harry war seit 1923 in Wiesbaden niedergelassen und musste 1937 seine, gemeinsam mit seiner Frau geführte, Praxis aufgeben. Zwei Jahre später, 1939, emigrierten sie in die USA, wo er nach dem Erhalt der Lizenz 1941 wieder in einer eigenen Praxis arbeitete.

Heimann, Erich, Dr. med.
geb. 12.2.1893 in Jastrow/Westpreußen
gest. 3.3.1963 in Forrest Hills/New York/USA
Approbation: 1919
Fach: Urologie/Haut- und Geschlechtskrankheiten
Familienstand: Ledig
Adresse:
1933: Berlin, Joachimthaler Straße 13
1935, 1937: Berlin, Joachimsthaler Straße 17
Dissertation: „Fortschritte der Malaria im Kriege", Berlin 1920

Nach seinem Abitur trat er im April 1914 seinen einjährigen Militärdienst an; durch den Ausbruch den Ersten Weltkrieges war er aktiver Teilnehmer und erhielt die Anerkennung als Frontkämpfer, wodurch er seine Kassenzulassung nach 1933 behielt. Im November 1938 wurde er in Folge der Reichspogromnacht verhaftet und bis zum Dezember im KZ Sachsenhausen interniert. Nach seiner Entlassung bemühte er sich um eine schnelle Ausreise und emigrierte Ende Januar 1939 nach New York/USA. Dort erhiehlt er 1941 seine amerikanische Lizenz und ließ in Forrest Hills als Arzt nieder.

Heldt, Walther, Dr. med.
geb. 14.3.1896 in Berlin
gest. 15.10.1982 in Buffalo/USA
Approbation: 1921
Fach: Urologie/Haut- und Geschlechtskrankheiten
Adresse:
1933, 1935, 1937: Berlin-Charlottenburg, Mommsenstraße 33
Dissertation: „Über Tumoren der Flexura sigmoidea", Berlin 1921

1933 wurde Dr. Walther Heldt trotz seiner Einsprüche die Kassenzulassung entzogen; sein Lazarettdienst während des Ersten Weltkrieges wurde nicht als Frontkämpferdienst anerkannt. Über seine Tätigkeit nach dem Entzug der Kassenzulassung und der Meldung in China ist bisher nichts Genaues bekannt. Im Jahr 1944 wird er als in der Kungping Road, dem deutschen Viertel in Shanghai ansässig gemeldet. Seine Emigration könnte nach 1936 stattgefunden haben. Später siedelte er in die USA über, wo er in Buffalo lebte.

Hellmann, Johanna, Dr. med.
geb. 14. 6.1890 in Nürnberg
gest. 30.8.1981 in Lindigö/Schweden
Approbation: 11.2.1915
Fach: Urologie/Chirurgie/Röntgendiagnostik
Familienstand: Ledig
Studium: Berlin, ab 1911 Kiel
Adresse:
1933, 1935, 1937: Berlin-Wilmersdorf, Kaiserallee 30
Tätigkeiten:
Famulantin in Kiel an der Chirurgischen Klinik bei W. Anschütz
1929–1932 in Berlin an der Charité bei F. Sauerbruch
Daneben seit 1929 eine Privatpraxis bis 1938
Seit 1932 in Berliner Privatklinik von Dr. E. Solms und später Prof. A. Dührssen tätig
1932–1938 Chefärztin im Wöchnerinnenheim der Heilsarmee
1944 Assistenzärztin in der Chirurgischen Klinik des Lazaretts Eskilstuna/Schweden

1951–1977 Privatärztin in Lindigö
Seit 1952 Vertrauensärztin der Dt. Botschaft in Schweden
Dissertation: 1919

Dr. Johanna Hellmann war die dritte Frau, die Mitglied der Chirurgischen Gesellschaft und die erste Frau die an einem Kongress der DGfU teilnahm (1928). Ihr berufliches Fortkommen erfuhr durch den Ersten Weltkrieg einen enormen Schub, denn durch den Ärztemangel infolge der militärischen Verwendung, wurde den weiblichen Ärzten der fachliche Einstieg und die Weiterentwicklung erleichtert.
Dr. Hellmann konnte sich in der Männerdomäne durchsetzen, was auch in ihrem beruflichen Werdegang deutlich wird. Doch 1933 erfuhr ihre Laufbahn einen empfindlichen Rückschlag durch den Entzug der Kassenzulassung. 1939 geht sie mit einem Besuchervisum nach Dänemark zu ihrer Schwester und von dort weiter nach Schweden. Dort ist sie später wieder als Chirurgin tätig.

Herxheimer, Hans, Dr. med.
geb. 29.8.1880 in Frankfurt/Main
gest. 18.7.1944 in Theresienstadt
Approbation: 1910
Fach: Urologie/Haut- und Geschlechtskrankheiten
Familienstand: Geschieden
Konfession: Konvertit, Evangelisch-lutherisch
Studium: Straßburg
Adresse:
1933: Frankfurt am Main, Buchrainstraße 29
1935, 1937: Frankfurt am Main, Eschersheimer Landstraße 132
Tätigkeiten:
1912–1914 Ausbildung an der Universitätshautklinik Breslau bei A. Neisser
1914 Ausbildung in Paris und Wien

Dr. Herxheimer, der aus der berühmten Dermatologenfamilie Herxheimer stammte, ließ sich 1913 mit einer eigenen Praxis in Frankfurt nieder. Seit 1920 war er mit einer Nichtjüdin verheiratet, von der er sich allerdings später scheiden ließ. Er selbst konvertierte zum Christentum. Nach seinem Approbationsentzug war er noch als Krankenbehandler zugelassen. Am 8.1.1944 wurde er ins Ghetto Theresienstadt deportiert, wo er am 18.7. des Jahres verstarb.

Herz, Max, Dr.med.
geb. 7.6.1893
gest. ?
Approbation: 1920
Fach: Urologie/Haut- und Geschlechtskrankheiten
Adresse:
1933: Berlin, Schönhauser Allee 73

Dr. Herz entschloss sich bereits 1933 Deutschland zu verlassen und am 15.12. des Jahres emigrierte er nach Palästina.

Heymann, Georg, Dr. med.
geb. 9.3.1881 in Christburg
gest. 22.11.1946 in New York/USA
Approbation: 18.8.1905
Fach: Urologie/Haut- und Geschlechtskrankheiten
Adresse:
Innerer Mühlendamm 4a
1935, 1937: Berlin-Wilmersdorf, Bayrische Straße 34
Tätigkeiten:
1906 Ausbildung an der Königsberger Universitätsklinik bei Scholtz
1906–1909 in Dresden an der Hautabteilung des Friedrichstädter Krankenhauses bei Werther
Ab 1909 dort Oberarzt
Dissertation: „Neue Distomen aus Cheloniern", Königsberg 1905

Über Dr. Heymanns Lebenssituation während der NS-Zeit ist wenig bekannt, weder der genaue Zeitpunkt seines Entzugs der Kassenzulassung noch der ungefähre Zeitpunkt seiner Emigration.

Hirsch, Max, Dr. med.
geb. 11.4.1894 in Schweinfurt
gest. ?
Approbation: 20.4.1922 in Würzburg
Fach: Urologie/Haut- und Geschlechtskrankheiten
Studium: Würzburg
Adresse:
1933, 1935, 1937: Schweinfurt
Tätigkeiten:
vermutlich 1922–1926 Ausbildung in München und Wien
Dissertation: 28.10.1921 in Würzburg

Dr. Max Hirsch emigrierte 7.9.1938 nach New York/USA

Hirschlaff, Feodor, Dr. med.
geb. 14.1.1891 in Berlin
gest. ?
Approbation: 7.9.1914
Fach: Urologie/Haut- und Geschlechtskrankheiten
Studium: Freiburg im Breisgau, Berlin
Adresse:
1933: Berlin-Steglitz, Albrechtstraße 30
1935, 1937: Berlin-Charlottenburg, Joachimsthaler Straße 1
Bis 1938: Berlin, Bamberger Straße 55
Dissertation: „Schußverletzungen des Rückenmarks", Freiburg im Breisgau 1915

Bereits 1933 verlor Dr. Hirschlaff seine Kassenzulassung in Deutschland. Er emigrierte am 15.6.1938 nach Montevideo/Uruguay.

Holländer, Alfred, Dr. med.
geb. 20.5.1899 in Oberhausen
gest. 15.7.1986 in Garmisch-Partenkirchen
Approbation: 1922
Fach: Urologie
Studium: Bonn, Münster
Adresse:
1933, 1935, 1937: Bielefeld, Lützowstraße 10
Tätigkeiten:
1921–1922 Ausbildung an der Bonner Hautklinik bei Hoffmann
1922–1923 Ausbildung an der Hautklinik Elberfeld
1923–1924 Privatassistent von Meirowsky in Köln
1924–1927 Ausbildung in Hamburg bei Unna, der die Serologische Abteilung leitete
1939–1940 Assistent Dermatologist am Beth Israel Hospital in Boston/USA
Seit 1944 am University Hospital und der School of Medicine in Boston/USA
Seit 1950 am Wesson Hospital in Springfield/USA
Consultant Dermatologist u. a. am Veterans Administration Hospital, Western Massachusetts Hospital und am Westover Air Force Base Hospital
1965–1967 Clinical Professor of Dermatology an der Boston University School of Medicine

Dr. Alfred Holländer ließ sich 1927 in Bielefeld nieder. 1938 emigrierte er nach Springfield/Massachusetts und legte dort ein Jahr später das medizinische Staatsexamen ab. Er konnte seine medizinische Laufbahn in den USA erfolgreich weiter führen und wurde später zum Ehrenmitglied der Deutschen Dermatologischen Gesellschaft. Bei einer Reise zu einer ihrer Fortbildungswochen verstarb er.

Homberger, Otto, Dr. med.
geb. 1.10.1894 in Gießen
gest. ?
Approbation: 1920
Fach: Urologie/Haut- und Geschlechtskrankheiten
Adresse:
1933, 1937: Kassel, Königsplatz 55
1935: Kassel-Wilhelmshöhe, Heideweg 8

Sein weiteres Schicksal ist bisher unbekannt.

Honigbaum, Max, Dr. med.
geb. 14.1.1894 in Münsterberg/Schlesien
gest. ?
Approbation: 1923
Fach: Urologie/Haut- und Geschlechtskrankheiten
Adresse:
1933, 1935: Köln, Kalker Hauptstraße 151
Tätigkeiten:
1920–1925 am Allerheiligenhospital Breslau in der Hautabteilung bei Kuznitzky

Dr. Honigbaum ließ sich am 28.11.1936 auf eigenen Wunsch aus dem Arztregister streichen. In dieser Zeit emigrierte er. Sein Emigrationsziel ist bisher unbekannt.

Israel, Wilhelm James Adolph (William James), Dr. med.
geb. 4.12.1881 in Berlin
gest. 1959
Approbation: 1906 oder 1908
Fach: Urologie/Chirurgie
Familienstand: Ledig
Studium: Freiburg im Breisgau, München, Straßburg, München
Adresse:
1933: Berlin, Lützowufer 1
1935: Berlin, Budapester Straße 33
Tätigkeiten:
1919–1933 Privatdozent an der Berliner Universität
Dissertation: „Über die diagnostische Bedeutung der Bakteriologischen Knochenmarksuntersuchung der Leiche", Berlin 1908

Als Dr. Israel, Sohn des bekannten Berliner Arztes James Israel, 1933 Beschwerde gegen den Entzug der Kassenzulassung einlegte, wurde ihm zwar der Frontkämpferstatus anerkannt aber der Entzug war trotzdem gültig. Durch seinen Aufenthalt in London ab Dezember 1933 und dem Vorwurf von kommunistischer Betätigung behielt er die Zulassung zu den Kassen nicht. 1939, ein Jahr nachdem er sich endgültig in Großbritannien ansiedelte, wurde er als Spezialist zugelassen und erhielt 1947 die britische Staatsbürgerschaft.

Italiener, Harry, Dr. med.
geb. ?
gest. ?
Approbation: 1925
Fach: Urologie
Adresse:
1933, 1935, 1937: Berlin-Schöneberg, Meraner Straße 8

Isaak, Leo, Dr. med.
geb. 29.1.1879 in Pfungstadt
gest. ?
Approbation: 1900
Fach: Urologie/Haut- und Geschlechtskrankheiten
Familienstand: Verheiratet, 3 Kinder
Studium: Berlin, Würzburg, Straßburg
Adresse:
1933: Darmstadt, Rheinstraße 43
1935: Darmstadt, Kasinostraße 10

Dr. Leo Isaak meldete sich Ende 1935 auf Reisen ab; wahrscheinlich nach Palästina. 1955 lebte er in Tel Aviv/Israel.

Jacobsohn, Friedrich Wilhelm, Dr. med.
geb. 27.9.1894 in Stettin
gest. ?
Approbation: 1919
Fach: Urologie/Haut- und Geschlechtskrankheiten
Adresse:
1933: Berlin, Bleibtreustraße 33
1933/34: Berlin-Schöneberg, Meranerstraße 4
Tätigkeiten:
Fürsorgearzt am Berliner Rudolf-Virchow-Krankenhaus

Dr. Jacobsohn meldete sich laut RMK bereits Anfang 1934 nach London ab. Die Berliner Akten des Oberfinanzpräsidenten aber vermerken seine Emigration erst im März 1937.

Jacobsohn, Georg, Dr. med.
geb.: 5.9.1891 in Straßburg/Westpreußen
gest.: 23.7.1980 in Israel
Approbation: 1.9.1920
Fach: Urologie/Haut- und Geschlechtskrankheiten
Familienstand: Ledig
Adresse:
1933, 1935, 1937: Berlin, Köpenicker Straße 36/38
Ab 1937: Berlin-Wilmersdorf, Hindenburgstraße 66
Dissertation: „Zur Kasuistik der Schienbeinfrakturen am oberen Abschnitt“, Berlin 1921

Dr. Georg Jacobsohn ging im Februar, zwei Monate nach dem Entzug der Kassenzulassung (Dezember 1938), nach Palästina.

Jacobsohn, Julius, Dr. med.
geb. ?
gest. Anfang 1934 in Berlin
Approbation: 1914
Fach: Urologie/Haut- und Geschlechtskrankheiten
Adresse:
1933: Berlin, Rankestraße 3

Jacoby, Max, Dr. med.
geb. 29.3.1888 in Nauen
gest. Dezember 1971 in New York/USA
Approbation: 1912
Fach: Urologie
Familienstand: Geschieden
Studium: Berlin, München
Adresse:
1933, 1935, 1937: Berlin, Friedrichstraße 133
Tätigkeiten:
Assistenzarzt am St.-Hedwigs-Krankenhaus in Berlin
Dissertation: „Dekompressionstrepanation und Duralplastik“, Berlin 1912 bei A. Bier

Auf einer Emigrantenliste des CJA wurde er bereits im Juli 1933 als nach Südamerika emigriert verzeichnet. Wann genau er in die USA ging, ist nicht bekannt, aber 1939 erhielt er seine amerikanische Lizenz und wurde Mitglied der AMA und der Rudolf-Virchow Medical Society. Er praktizierte weiter als Urologe am Mount Sinai Hospital in New York.

Jarecki, Max
geb. ?
gest. ?
Approbation: 1914
Fach: Urologie/Haut- und Geschlechtskrankheiten/Sportarzt
Adresse: 1933, 1935, 1937: Stettin, Breite Straße 13

Sein weiteres Schicksal ist bisher unbekannt.

Jaruslawsky, Willy, Dr. med.
geb. ?
gest. ?
Approbation: 1926
Fach: Urologie
Adresse:
1933: Königsberg, Steindamm 160
1935, 1937: Königsberg, Vorstädter Langgasse 82

Sein weiteres Schicksal ist bisher unbekannt.

Jessner, Kurt, Dr. med.
geb. 1886 in Stolpmünde/Pommern
gest. ?
Approbation: 1910
Fach: Urologie/Haut- und Geschlechtskrankheiten
Adresse:
1933, 1935, 1937: Königsberg, Steindamm 11/12
Tätigkeiten:
1910–1914 Ausbildung an der Universitätshautklinik Breslau bei A. Neisser

Das weitere Schicksal von Dr. Jessner ist bisher unbekannt.

Joachim, Hermann, Dr. med.
geb. 4.4.1894 in Berlin
gest. ?
Approbation: 1919
Fach: Urologie/Haut- und Geschlechtskrankheiten
Adresse:
1933: Berlin, Prinzenstraße 97
1935: Berlin, Prinzenstraße 98

Dr. Joachim emigrierte am 1.9.1935 nach Palästina.

Joseph, Alfred, Dr. med.
geb. 3.11.1899 in Krefeld
gest. ?
Approbation: 1923
Fach: Urologie/Haut- und Geschlechtskrankheiten
Adresse:
1933: Berlin, Augsburger Straße 31
1935: Berlin-Wilmersdorf, Landauer Straße 11
1937: Berlin, Pariser Straße 1
1938: Berlin-Halensee, Joachim-Friedrich-Straße 43

Am 15.8.1930 machte Dr. Joseph seinen Facharzt für Urologie und Haut- und Geschlechtskrankheiten. Bedingt durch sein Approbationsdatum nach 1918 verlor er bereits 1933 seine Kassenzulassung. Am 13.2.1938 emigrierte er in die USA.

Joseph, Eugen, Prof. Dr. med
geb. 24.6.1879 in Bad Landeck/Schlesien
gest. 24.12.1933 in Berlin (Suizid)
Approbation: 1902
Fach: Urologie/Chirurgie
Familienstand: Verheiratet
Studium: seit 1897 in Greifswald, Berlin, Breslau, Heidelberg
Adresse:
1933: Berlin, Kaiserallee 208
Tätigkeiten:
Chirurgische Ausbildung in Heidelberg bei Czerny, urologische Ausbildung bei Voelcker
Assistent unter Professor A. Bier in Berlin
1913–1933 Leiter der Abteilung für Urologie der Chirurgischen Klinik
Dissertation: „Die Morphologie des Blutes bei den akuten und chronischen Osteomeyelitis“, Heidelberg 1902 bei Czerny

Schon sehr frühzeitig spezialisierte er sich auf das Uro-chirurgische Fach und wurde 1910 habilitiert. 1913 wurde er außerordentlicher Professor. Sein Engagement für das Fach und seine Entwicklung spiegelte sich auch in der Mitherausgeberschaft der Zeitschrift für Urologie wieder, wo er seit 1927 tätig war. Außerdem veröffentlichte er Hand- und Lehrbücher u. a. zur Cystoskopie und zur Uroröntgendiagnostik. 1933, mit dem Beginn des Nationalsozialismus, wurde er aus Amt und Würden gedrängt. Seine Reaktion darauf war der schnelle Weg in den Suizid.

Kahn, Ferdinand, San.-Rat Dr. med.
geb. 12.3.1866 in Germersheim/Pfalz
gest. 20.9.1942 in Theresienstadt
Approbation: 1891
Fach: Urologie/Haut- und Geschlechtskrankheiten
Studium: Würzburg, München, Berlin
Adresse:
1933, 1935, 1937: Frankfurt am Main, Hansaallee 7
Tätigkeiten:
1892–1893 Ausbildung in Berlin bei Joseph

1893 ließ sich Dr. Kahn in Frankfurt nieder. Am 1.9.1942 wurde er mit Transport Nr. XII/ 2 nach Theresienstadt deportiert, wo er verstarb.

Kaiser, Siegmund, Dr. med.
geb. 8.10.1877 in Leipzig
gest.: ?
Approbation: 1903
Fach: Urologie/Haut- und Geschlechtskrankheiten/Sportarzt
Studium: 1899–1902 in Leipzig
Adresse:
1933, 1935, 1937: Leipzig, Markt 9
1918–1936: Ebd. (privat)
1937–1938: Leipzig, Kaiserin-Augusta-Straße 36
1939: Leipzig, Heerloßsohnstraße 13

Dr. Kaiser war seit 1912 mit einer Privatpraxis niedergelassen und war u. a. Mitglied im Zentralverein deutscher Staatsbürger jüdischen Glaubens und im Jüdischen Kulturbund zu Leipzig. Im April 1939 emigrierte er nach London/Großbritannien.

Kantorowicz, Alphons, Dr.med.
geb. ?
gest. zwischen September und Dezember 1933
Approbation: 1898
Fach: Urologie/Haut- und Geschlechtskrankheiten
Adresse:
1933: Berlin-Pankow, Lindenpromenade 8

Karo, Wilhelm, Dr. med.
geb. 2.9.1873 in Soldin
gest. 20.6.1963 in London/Großbritannien
Approbation: Mai 1897
Fach: Urologie
Familienstand: Verheiratet, 2 Kinder
Adresse:
1933: Berlin-Charlottenburg, Grolmanstraße 4/5
1935, 1937: Berlin-Charlottenburg, Berliner Straße 168
Dissertation: „Über Blutungen aus Oesophagusvaricen“, Würzburg 1896

Dr. Karo ließ sich 1924 zum Homöopathen ausbilden und war ständiger ärztlicher Mitarbeiter der Zeitschrift „Die Metallsalz-Therapie.“ Als ihm im Dezember 1938 die Kassenzulassung entzogen wurde, war er bereits seit einem Monat mit seiner Familie in Großbritannien, wohin er am 8.11. emigrierte.

Karpeles, Sigmund, Dr. med.
geb. 10.10.1876 in Bayreuth
gest. 16.5.1944 in Auschwitz
Approbation: 1902
Fach: Urologie/Haut- und Geschlechtskrankheiten
Adresse:
1933, 1935, 1937: Stuttgart, Königstraße 4

Dr. Karpeles wurde am 22.8.1942 ins Ghetto Theresienstadt deportiert und am 16.5.1944 weiter nach Auschwitz mit Transport Nr. Ea, wo er ermordet wurde.

Katz, Theodor Delwin, Dr. med.
geb. 3.8.1887 in Korbach/Waldeck
gest. 18.10.1933 in Dachau
Approbation: 1911/12
Fach: Urologie/Haut- und Geschlechtskrankheiten
Familienstand: Verheiratet, 1 Kind
Adresse:
1933: Nürnberg, Ludwigstraße 1
Tätigkeiten:
1911 Ausbildung an der Universitätshautklinik Bonn bei E. Hoffmann
1912–1914 Ausbildung in der Dermatologischen Abteilung des Krankenhauses Nürnberg

Dr. Theodor Katz wurde am 1.4.1933 im KZ Dachau interniert. Bei einem Streit zwischen den Internierten geriet Dr. Katz zwischen die Fronten und verstarb an den Folgen.

Katzenstein, Sally (Salli), Dr. med.
geb. 12.5.1879 in Rotenburg an der Fulda
gest. 18.8.1942 in Riga/Lettland
Approbation: 1905
Fach: Urologie/Haut- und Geschlechtskrankheiten
Adresse:
1933, 1935, 1937: Berlin, Chausseestraße 65
31.5.1941: Berlin Charlottenburg, Sybelstraße 35 (bei Charlotte Cohn)

Dr. Sally Katzenstein musste am 8.7.1942 seine „Vermögenserklärung" machen und wurde dann am 15.8.1942 mit dem Transport Nr. 18 von Berlin nach Riga deportiert. Bereits am 18.8.1942 war er tot.

Kaufmann (ab 1937 Kauffmann) Albert, San.-Rat Dr. med. et phil.
geb. ?
gest.?
Approbation: 1895
Fach: Urologie
Adresse:
1933, 1935, 1937: Bad Wildungen

Das weitere Schicksal von Dr. Kaufmann ist bisher unbekannt.

Kaufmann, Raphael, Dr. med.
geb. 1.10.1871 in Merzig an der Saar
gest. 11.8.1943 in Theresienstadt
Approbation: 1897
Fach: Urologie/Haut- und Geschlechtskrankheiten
Studium: Heidelberg, München, Berlin
Adresse:
1933, 1935, 1937: Frankfurt am Main, Zeil 124
Tätigkeiten:
1897 am Hygieneinstitut Heidelberg
1897–1899 Ausbildung in Berlin u. a. bei Joseph und Blaschko
1899 Ausbildung in Paris

Dr. Kaufmann ließ sich am 1.10.1899 in Frankfurt nieder. Am 15.9.1942 wurde er mit dem Transport Nr. XII/ 3 ins Ghetto Theresienstadt deportiert, wo er ein knappes Jahr später starb.

Knopf, Hans, Dr. med.
geb. 20.2.1882 in Breslau
gest. ?
Approbation: 31.3.1906
Fach: Urologie/Haut- und Geschlechtskrankheiten
Familienstand: Verheiratet in Mischehe
Studium: Freiburg im Breisgau
Adresse:
1933, 1935: Berlin, Fasanenstraße 42
1937–1941: Berlin, Joachimsthaler Straße 12
Tätigkeiten:
1925–1933 Ambulatoriumsarzt

Dr. Knopf war durch seine Mischehe zwar vor der Deportation geschützt, aber er wurde nach 1938 als notdienstverpflichteter Krankenbehandler nach Konin/Wartheland geschickt. Er war dort im Gemeinschaftslager des Arbeitslagers Nr. 23 tätig. Sein weiteres Schicksal ist bisher unbekannt.

Koblenzer, Arthur, Dr. med.
geb. 11.11.1874 in Merseburg
gest. 1943 in Auschwitz
Approbation: 1903
Fach: Urologie/Haut- und Geschlechtskrankheiten
Familienstand: Verheiratet
Adresse:
1933, 1935, 1937: Mannheim, Alphornstraße 6

Dr. Koblenzer wurde zusammen mit seiner Frau am 22.10.1940 ins KZ Gurs deportiert und am 10.8.1943 mit Transport Nr. 17 über das Lager Drancy nach Auschwitz verlegt und dort ermordet.

Koehler, Max, Dr. med.
geb. 11.8.1900
gest. ?
Approbation: 1924
Fach: Urologie/Chirurgie
Familienstand: Verheiratet
Adresse:
1933, 1935, 1937: Breslau, Kaiser-Wilhelm-Straße 29

Dr. Max Koehler wurde für eine kurze Zeit im KZ inhaftiert, bevor er Anfang 1939 nach Bolivien emigrierte.

Kretzmer, Eugen, Dr. med.
geb. 15.6.1883 in Mönchengladbach
gest. ?
Approbation: 1908
Fach: Urologie/Haut- und Geschlechtskrankheiten/Röntgendiagnostik und -therapie
Familienstand: Verheiratet, Kinder
Studium: 1906–1908 in München
Adresse:
1933, 1935, 1937: Mönchengladbach, Schillerstraße 53
Tätigkeiten:
1910–1912 dermatologische Ausbildung in Dortmund bei Fabry
nach 1918 Praxisübernahme in Mönchengladbach
Dissertation: 1908

Dr. Kretzmer wurde nach der Reichspogromnacht vom 10.–17.11.1938 inhaftiert. Im März 1939 emigrierte er über Großbritannien in die USA.

Kron, Herbert, Dr. med.
geb. ?
gest. ?
Approbation: 1922
Fach: Urologie/Chirurgie
Adresse:
1935: Berlin, Turmstraße 38

Vor Juni 1936 wanderte Dr. Herbert Kron nach Siam aus.

Kron, Martin, Dr. med
geb. 21.3.1900
gest. ?
Approbation: 1924
Fach: Urologie/Haut- und Geschlechtskrankheiten
Adresse:
1933: Stuttgart, Kanzleistraße 1
Tätigkeiten:
1924–1928 Ausbildung an der Dermatologischen Klinik und Poliklinik Berlin

Dr. Kron emigrierte zwischen 1933 und 1935 nach Ramot Hashavim in Palästina.

Kupfer, Martin, Dr. med.
geb. 18.2.1887 in Friedberg
gest. ?
Approbation: 1914
Fach: Urologie/Haut- und Geschlechtskrankheiten
Studium: München
Adresse:
1933, 1935: München, Thierschstraße 31
Tätigkeiten:
1920–1921 Volontärarzt an der dermatologischen Poliklinik München
Dissertation: 13.4.1921 in München

Dr. Kupfer war seit dem 3.2.1920 niedergelassen. Am 11.11.1921 wurde ihm sein Facharzt für Haut-, Harn- und Geschlechtskrankheiten mitgeteilt. 1936 wurde er zu 18 Monaten Haft wegen „Rassenschande“ verurteilt, ab April 1937 sitzt er zuerst in Stadelheim ein und danach in Nürnberg. Nach seiner Entlassung am 9.6.1938 emigrierte er am 12.6. nach Palästina.

Kuznitzky, Martin, San.-Rat Dr. med.
geb. ?
gest.?
Approbation: 1892
Fach: Urologie/Haut- und Geschlechtskrankheiten
Adresse:
1933, 1935, 1937: Köln, Mohrenstraße 26

Sein weiteres Schicksal ist bisher unbekannt.

Ledermann, Karl Gerhard, Dr. med.
geb. 3.11.1898 in Oberglogau
gest.?
Approbation: 1924
Fach: Urologie/Haut- und Geschlechtskrankheiten
Adresse:
1933, 1935, 1937: Neiße
Tätigkeiten:
1923–1927 Ausbildung an der Universitätshautklinik Breslau bei Jadasohn

Dr. Karl Ledermann emigrierte 1939 nach Israel.

Ledermann, Reinhold, San.-Rat Dr. med.
geb. 1.3.1865 in Waldenburg/Schlesien
gest. 2.4.1943 in Berlin
Approbation: 1888
Fach: Urologie/Haut- und Geschlechtskrankheiten/Röntgendiagnostik und -therapie
Familienstand: Verheiratet
Studium: Berlin, Freiburg im Breisgau
Adresse:
1933: Berlin, Maaßenstraße 36
1935, 1937: Berlin, Rankestraße 21
bis 1943: Berlin-Wilmersdorf, Prager Platz 6
Tätigkeiten:
1904–1935 besaß und leitete er eine Privat- und Poliklinik für Hautkrankheiten in Berlin
Dissertation: „Die subcutane Quecksilberbehandlung der Syphilis", Berlin 1887

Nach dem Entzug der Kassenzulassung war Dr. Reinhold Ledermann noch als Krankenbehandler für Hautkrankheiten tätig.

Lehmann, Ernst, Dr. med.
geb. ?
gest.?
Approbation: 1924
Fach: Urologie/Chirurgie
Adresse:
1933: Berlin, Prenzlauer Allee 181
1935: Berlin, Viktoria-Luise-Platz 5

Dr. Ernst Lehmann wird im RMK 1937 nicht mehr gelistet. Sein weiteres Schicksal ist bisher unbekannt.

Levi, Julius, Dr. med.
geb. 1.3.1897 in Offenburg
gest. 10.12.1937 in Berlin
Approbation: 8.1.1914
Fach: Urologie/Haut- und Geschlechtskrankheiten
Adresse:
1933: Berlin, Wilmersdorfer Straße 83
1935: Berlin, Tauentzienstraße 8
1937: Berlin-Charlottenburg, Reichstraße 102

Levi, Max, Dr. med.
geb. 22.2.1895 in München
gest. ?
Approbation: 1922
Fach: Urologie
Studium: München
Adresse:
1933: München, Karlstraße 26
1935, 1937: München, Herzog-Heinrich-Straße 9

Dr. Levi emigrierte am 7.9.1938 in die USA.

Levi, Siegfried, Dr. med.
geb. 2.3.1877 in Berlin
gest. 21.4.1944 in Theresienstadt
Approbation: 1904
Fach: Urologie/Chirurgie
Familienstand: Verheiratet, 2 Kinder
Adresse:
1933, 1935: Beuthen
1937: Berlin, Hohenzollernstraße 12 a
1941: Berlin-Charlottenburg, Schlüterstraße 54
Dissertation: „Über die Entstehung der congenitalen Hüftgelenksluxation. Eine kritische Studie", Frankfurt am Main 1923

Dr. Siegfried Levi war im Ersten Weltkrieg unter Prof. J. Israel im Lazarettzug „Viktoria Luise" tätig, später wurde er Israels Schwiegersohn. 1923 ließ er sich mit einer Privatklinik in Beuthen nieder, bis er 1937 mit seiner Frau Charlotte nach Berlin umsiedelte. Nach dem Entzug seiner Kassenzulassung wurde er ab 1941 Krankenbehandler für Urologie. Am 16.12.1942 wurde er zusammen mit seiner Frau mit dem Transport Nr. I/81 nach Theresienstadt deportiert, wo er 14 Monate später verstarb. Seine Frau wurde nach Ausschwitz weiterdeportiert und verstarb dort.

Levita, Otto, Dr. med.
geb. 4.4.1895 in Kreuznach
gest. nach 1954
Approbation: 1920
Fach: Urologie/Haut- und Geschlechtskrankheiten
Familienstand: Verheiratet
Adresse:
1933: Saarbrücken, Victoriastraße 16

Dr. Levita emigrierte am 31.1.1935 nach Straßburg/Frankreich, wo er auch den Krieg überlebte.

Lewin, Arthur, San.-Rat Dr. med.
geb. 17.5.1866 in Berlin
gest. 11.3.1939
Approbation: 1889
Fach: Urologie/Röntgen
Familienstand: Verheiratet, 3 Kinder
Studium: Berlin, Heidelberg
Adresse:
1933, 1935, 1937: Berlin, Tauentzienstraße 13
Tätigkeiten:
besondere Fachspezialisierung auf die Pathologie der Spermatozystitis gon., die Entzündungen der Harnorgane und auf Harngeschwülste bei Arbeitern in Anilinfabriken
Dissertation: „Zur Casuistik des Morbus Basedowii", Berlin 1888

Sanitätsrat Dr. Lewin war von 1929 bis 1933 Schriftführer der DGfU und 1924/25 Vorsitzender der Berliner Urologischen Gesellschaft. Bereits vor dem Entzug seiner Kassenzulassung im Dezember 1938 war er emigrierte. Er ging im September des Jahres nach Palästina, wo er ein halbes Jahr später bereits verstarb.

Lewin, Julius, Dr. med.
geb. 27.5.1894 in Nackel/Posen
gest. nach September 1944 in Auschwitz
Approbation: 1920
Fach: Urologie/Haut- und Geschlechtskrankheiten
Familienstand: Verheiratet
Adresse:
1933: Berlin, Reichskanzlerplatz 2
1935, 1937: Berlin, Tellstraße 1
Dissertation: „Ein Beitrag zur Frage des Spätictorus nach Salvarsanbehandlung", Breslau 1920

Dr. Lewin ließ sich 1924 als Facharzt für Dermatologie und Urologie nieder, nach dem Entzug seiner Kassenzulassung im Dezember 1938 wurde er Krankenbehandler. Am 17.3.1943 wurde er mit Transport Nr. I/90 nach Theresienstadt und von dort am 29.9.1944 mit Transport Nr. EL-655 weiter nach Auschwitz deportiert. Dort gilt er als verschollen.

Lewinsky, Hermann (Herman James), Dr. med.
geb.: 8.9.1896 in Hildesheim
gest.: 1.8.1947 in Kew Gardens/New York/USA
Approbation: 1.7.1921 in Freiburg im Breisgau
Fach: Urologie/Haut- und Geschlechtskrankheiten
Familienstand: Ledig
Adresse:
1933, 1935, 1937: Berlin-Neukölln, Bergstraße 48

Vier Tage nach seiner Emigration am 9.9.1938 erhielt Dr. Lewinsky am 13.9.1938 den Bescheid, dass ihm seine Kassenzulassung entzogen wurde. Der seit 1926 niedergelassene Facharzt für Urologie und Dermatologie emigrierte nach New York und praktizierte später in Richmond Hill/New York. Dr. Lewinsky wurde Mitglied der AMA.

Lewy, Erich Alexander, Dr. med.
geb. 18.4.1887 in Berlin
gest. 27.8.1938 in Berlin
Approbation: 31.12.1913
Fach: Urologie/Haut- und Geschlechtskrankheiten
Studium: Berlin
Adresse:
1933, 1935, 1937: Berlin-Charlottenburg, Kaiserdamm 20
Dissertation: „Über die in neuerer Zeit bei Operationen an den Harnorganen zur Anwendung gebrachten lokalen Anästhesierungsmethoden und ihren praktischen Wert", Berlin 1914

Dr. Erich Lewy wurde einen Monat nach seinem Tod am 13.9.1938 die Kassenzulassung entzogen.

Lichtenberg, Alexander von, Prof. Dr. med.
geb. 20.1.1880 in Budapest/Ungarn
gest. 12.4.1949 in Mexiko-Stadt/Mexiko
Approbation: 1910
Habilitation: 1910
Fach: Urologie/Chirurgie
Familienstand: Verheiratet, 3 Kinder
Konfession: Römisch-Katholisch
Studium: Budapest/Ungarn
Adresse:
1933: Berlin, Marburger Straße 3
1935: Berlin-Charlottenburg, Ahornallee 46
Tätigkeiten:
1902 Assistent am Anatomischen Institut
1903–1908 zusammen mit F. Voelcker in Heidelberg bei V. Czerny: Arbeit zur retrograden Pyelografie
1908–1914 in Straßburg bei O. Madelung
1914–1918 k.u.k. Militärarzt in Pecs und Kassa
1920–1922 in der Berliner Privatklinik R. Jahrs
Ab 1922 am Berliner St. Hedwigs Krankenhaus, wo er später die größte Urologische Abteilung der Welt aufbaute

Prof. Lichtenberg war ein wichtiger Vertreter des noch jungen Faches der Urologie, so war er in der Berliner und in der Deutschen Urologischen Gesellschaft engagiert, war u.a. 1928 Vorsitzender der DGfU. Außerdem war er seit 1916 a.o. Professor für Chirurgie und bis 1936 Mitherausgeber der Zeitschrift für Urologische Chirurgie. Im März 1936 siedelte er mit seiner Familie nach Budapest über und war dort noch einige Zeit medizinisch tätig, bis er 1939 über Südfrankreich nach Mexiko emigrierte. Dort konnte er entgegen der Zusicherung seines alten Schülers Leonidas Almazon, dem Minister für Gesundheit in Mexiko, keine Lehrbefugnis mehr erlangen. Stattdessen ließ er sich mit einer Privatpraxis nieder.
(Für Näheres siehe Bd. 1)

Lichtenstein, Salomon, San.-Rat Dr. med.
geb. 17.7.1867 in Neuwied
gest. ?
Approbation: 1890
Fach: Urologie/Haut- und Geschlechtskrankheiten
Familienstand: Verheiratet
Adresse:
1933: Bonn, Auguststraße 9

Dr. Lichtenstein meldete sich am 1.12.1936 nach Den Haag/Niederlande ab. Sein weiteres Schicksal ist bisher unbekannt.

Liffgens, Leopold, Dr. med.
geb. ?
gest. ?
Approbation: 1916
Fach: Urologie/Haut- und Geschlechtskrankheiten
Adresse:
1933, 1935, 1937: Magdeburg, Otto-von-Guericke-Straße 96

Dr. Liffgens emigrierte wahrscheinlich zwischen 1938 und 1939. Sein weiteres Schicksal ist bisher unbekannt.

Lilienthal, Elieser Leopold, Dr. med.
geb. 22.9.1872 in Berlin
gest. 12.11.1942 in Theresienstadt
Approbation: 1897
Fach: Urologie/Haut- und Geschlechtskrankheiten
Familienstand: Verheiratet
Studium: Berlin
Adresse:
1933: Berlin, Rankestraße 29
1935: Berlin, Große Frankfurter Straße 107
1937: Berlin, Große Frankfurter Straße 146
1941: Berlin, Nürnberger Straße 66
Tätigkeiten:
1897–1902 Ausbildung in Berlin bei Blaschko

Dr. Lilienthal, der seit 1903 in Berlin niedergelassen war, wurde nach dem Entzug seiner Approbation 1938 Krankenbehandler. Am 3.10.1942 wurde er zusammen mit seiner Frau ins Ghetto Theresienstadt deportiert, wo er bereits einen Monat später verstarb.

Lindenheim, Hans Kurt, Dr. med.
geb. 16.5.1880 in Berlin
gest. 16.5.1944 in Auschwitz
Approbation: 1906
Fach: Urologie/Haut- und Geschlechtskrankheiten
Familienstand: Verheiratet, 3 Kinder
Konfession: Jüdisch, trat 1922 aus der Jüdischen Gemeinde aus und im Juli 1933 wieder ein
Studium: Berlin
Adresse:
1933, 1935, 1937: Berlin-Charlottenburg, Berliner Straße 66
zuletzt Berlin-Wilmersdorf, Konstanzer Straße 51
Tätigkeiten:
1906–1908 Assistent in der Berliner Charité bei Lesser und in Bonn bei E. Hoffmann

Dr. Hans Lindenheim war seit 1907 niedergelassen und führte seine Praxis nach dem Entzug der Kassenzulassung am 3.10.1938 als Krankenbehandler für Hautkrankheiten weiter. Wie auch andere Berliner Urologen wurde er am 3.10.1942 mit Transport Nr. I/71 nach Theresienstadt deportiert, von dort ging es für ihn am 16.5.1944 mit Transport Nr. Ea-1570 nach Auschwitz, wo er noch am selben Tag ermordet wurde.

Lippmann, Adolf, San.-Rat Dr. med.
geb. 23.5.1863 in Wronke/Posen
gest. ?
Approbation: 1888
Fach: Urologie/Haut- und Geschlechtskrankheiten
Adresse:
1933, 1935, 1937: Berlin-Charlottenburg, Joachimsthaler Straße 7/8
Tätigkeiten:
1890–1891 Ausbildung in der Breslauer Universitätsklinik bei A. Neisser

Das weitere Schicksal von Dr. Lippmann ist bisher unbekannt.

Lipschitz, Fritz, Dr.med.
geb. ?
gest. nach Juni 1934 verstorben
Approbation: 1906
Fach: Urologie/Haut- und Geschlechtskrankheiten
Adresse:
1933: Berlin-Charlottenburg, Joachimsthaler Straße 14

Lissauer, Max-Joseph, Prof. Dr. med.
geb. 2.2.1877 in Berlin
gest. ?
Approbation: 1902
Fach: Urologie/Haut- und Geschlechtskrankheiten
Familienstand: Verheiratet
Adresse:
1933: Saarbrücken, Johannisstraße 27

Prof. Lissauer und seine Ehefrau emigrierten im Februar 1935 nach Straßburg/Frankreich. 1957 lebten die beiden in Montauban in Frankreich.

Loeb, Edmund, Dr. med.
geb. 1887
gest. 1963 in Wiesbaden
Approbation: 1914
Fach: Urologie/Haut- und Geschlechtskrankheiten
Familienstand: Verheiratet
Adresse:
1933: Wiesbaden, Adelheidstraße 82
1935: Wiesbaden, Friedrichstraße 38

Dr. Loeb hatte während des NS-Regimes eine wahre Odyssee in Frankreich erlebt. Nachdem der seit 1914 in Wiesbaden niedergelassener Arzt war, ging er 1935 nach Großbritannien, von dort 1936 nach Frankreich und ließ sich als Neu-Bürger des französischen Staates in Paris nieder. 1937 eröffnete er wieder eine Praxis. Nach dem Kriegsbeginn wurde seine deutsche Ehefrau im Lager Gurs interniert, 1940 befreite er sie und gemeinsam flüchteten sie ins Perigueux, dem unbesetzten Teil Frankreichs. Am 11.11.1942 musste er mit falschen Papieren abtauchen, um der eigenen Deportation zu entgehen. Nach Kriegsende kehrte er nach Paris und 1960 nach Deutschland zurück und lebte wieder in Wiesbaden.

Loeb, Richard, Dr. med.
geb. 11.2.1874 in Mayen
gest. 15.6.1953 in Köln
Approbation: 1898
Fach: Urologie/Haut- und Geschlechtskrankheiten
Adresse:
1933, 1935, 1937: Köln, Hohenzollernring 64

Dr. Loeb wurde am 27.7.1942 nach Theresienstadt deportiert und überlebte dort den Krieg. Danach lebte er bis zu seinem Tod wieder in Köln.

Loeffler, Dagobert D., Dr. med.
geb. 17.8.1888 in Graudenz/Westpreußen
gest. 20.11.1957 in Berlin
Approbation: 1914
Fach: Urologie/Haut- und Geschlechtskrankheiten
Familienstand: Verheiratet in Mischehe
Studium: Freiburg im Breisgau
Adresse:
1933, 1935, 1937, 1939: Berlin, Oranienstraße 47a
Dissertation: „Bakterielle Versuche über die Zuverlässigkeit der Taegescher Sterilisierungsmethode des Wassers zu Injektionen, mit besonderer Berücksichtigung des „Wasserfehlers“ und des „Kochsalzfiebers“, Freiburg im Breisgau 1916

Dr. Loeffler war seit dem 1.1.1921 in Berlin niedergelassen und konnte nach dem Entzug seiner Kassenzulassung am 9.12.1938 noch als Krankenbehandler tätig sein. Vor einer Deportation durch seine „arische“ Ehefrau weitestgehend geschützt, war er bis 1945 als Krankenbehandler praktizierend.

Löwenberg, Paul, Dr. med.
geb. 20.4.1890 in Gülzow/Pommern
gest. 18.2.1943 in Theresienstadt
Approbation: 1914
Fach: Urologie/Haut- und Geschlechtskrankheiten/Röntgendiagnostik und -therapie
Familienstand: Verheiratet, 1 Kind
Studium: 1908–1914 in München
Adresse:
1933, 1935, 1937: Kolberg
1939: Kolberg, Luisenstraße 21
Nach Mai 1939: Berlin
Tätigkeiten:
1913–1914 Ausbildung an der Dermatologischen Klinik München bei von Zumbusch
September 1914–1915 Ausbildung am Städtischen Krankenhaus Berlin-Charlottenburg bei Bruhns
Dissertation: 1913

Dr. Löwenberg wurde zusammen mit seiner Ehefrau am 3.10.1942 mit Transport Nr. I/71 ins Ghetto Theresienstadt deportiert, wo er knappe 5 Monate später verstarb. Seine Frau gilt als verschollen in Stutthof.

Löwenstein, Alfred, Dr. med.
geb. ?
gest. ?
Approbation: 1920
Fach: Urologie/Haut- und Geschlechtskrankheiten
Adresse:
1933, 1935: Osnabrück, Möserstraße 38

Dr. Löwenstein emigrierte 1936 in die USA.

Löwenthal, Adolf, Dr. med.
geb. 30.4.1898 in Ronsdorf/ Wuppertal
gest. 18.2.1990 in New York/USA
Approbation: 31.1.1923
Fach: Urologie
Studium: Bonn, Göttingen, Marburg, Frankfurt am Main, München, Würzburg
Adresse:
1933, 1935, 1937: Frankfurt am Main, Leerbachstraße 13
Tätigkeiten:
7-jährige Ausbildung in den Universitätskliniken, dem Jüdischen Krankenhaus in Frankfurt am Main und am St. Hedwigs Krankenhaus in Berlin
Dissertation: 1923 in Würzburg

Dr. Löwenthal ließ sich zwischen 1927 und 1929 als Facharzt für Urologie in Frankfurt nieder. Ab 1938 war er Arzt am Rothschild'schen Hospital in Frankfurt, bevor er 1939 in die USA emigrierte. Er reiste über die Niederlande und Großbritannien nach New York. Dort erhielt er keine Facharztanerkennung.

Loewenthal, Max, Dr. med.
geb. 29.1.1894 in Lauenburg
gest. ?
Approbation: August 1920
Fach: Urologie/Haut- und Geschlechtskrankheiten
Familienstand: Verheiratet, 1 Kind
Adresse:
1933: Berlin-Schöneberg, Hauptstraße 115
1935, 1937: Berlin-Schöneberg, Hauptstraße 97

Nach dem Entzug seiner Kassenzulassung im Dezember 1938 emigrierte Dr. Loewenthal am 11.1.1940 in die USA.

Löwenthal, Richard, Dr. med.
geb. 22.2.1892 in Merringen
gest. vor 1963
Approbation: 1919
Fach: Urologie/Haut- und Geschlechtskrankheiten
Adresse:
1933, 1935, 1937: Gelsenkirchen, Kirchstraße 10

Vermutlich emigrierte Dr. Löwenthal 1939 in die USA. Sein weiteres Schicksal ist bisher unbekannt.

Lührse, Friedrich, Dr. med.
geb. 14.12.1891 in Stettin
gest. 3.3.1956 in Stockholm/Schweden
Approbation: 1919
Fach: Urologie/Haut- und Geschlechtskrankheiten
Familienstand: Ledig, später Heirat in Schweden
Konfession: Evangelisch-lutherisch
Studium: München
Adresse:
1933, 1935, 1937: Billhorner Röhrendamm 100a
Tätigkeiten:
Assistenzarzt an der Universitäts-Poliklinik München
Seit 15.11.1925 beim Gesundheitsamt (1929 erfolgte die Entlassung)
Seit 1927 Fürsorgearzt der Geschlechtskrankenfürsorge

Dr. Lührse galt als Mischling durch seinen Vater, der ein evangelischer Arzt in Stettin war. Zwischen 1921 und 1924 übernahm er eine Praxis in Hamburg und war in der Stadt u. a. in der Geschlechtskrankenfürsorge engagiert. Seine Militärdienstzeit von 1914–1919 wurde ihm nicht anerkannt und somit verlor er bereits 1933 die Kassenzulassung. Scheinbar war er noch bis 1938 auf privater Basis tätig, bis ihm die im September Approbation entzogen wurde. Im Februar 1939 emigrierte nach Schweden. Ab 1944 war er wieder medizinisch tätig, zuerst als Vertretungsarzt und seit den frühen 50ern auch wieder mit der Zulassung zu einer allgemein-ärztlichen Praxis. Anfang 1956 verstarb er an einem Herzinfarkt.

Marcus Louis Albert, Dr. med.
geb. 20.11.1874 in Braubauerschaft bei Gelsenkirchen
gest. ?
Approbation: 1897
Fach: Urologie/Haut- und Geschlechtskrankheiten
Familienstand: Verheiratet in Mischehe
Konfession: am 8.2.1908 katholisch getauft
Studium: Göttingen, Würzburg, München
Adresse:
1933, 1935, 1937: München, Neuhauser Straße 6
Tätigkeiten:
1897–1903 Ausbildung in Berlin, München und Paris
Dissertation: 27.7.1896 in München

Dr. Marcus war durch seine Mischehe relativ geschützt und war noch am 24.1.1944 in Pöcking im Kreis Starnberg gemeldet.

Markiewitz, Bruno, Dr. med
geb. 1.5.1893 in Myslowitz/Oberschlesien
gest. ?
Approbation: 1917
Fach: Urologie/Chirurgie
Familienstand: Verheiratet
Studium: 1911–1916 in Freiburg im Breisgau, Berlin, Breslau
Adresse:
1933: Breslau, Platz der Republik 9
1935: Breslau, Schloßplatz 9
Tätigkeiten:
Medizinalpraktikant am Israelitischen Krankenhaus in Breslau auf der Inneren Abteilung
1919 Assistenzarzt am Israelitischen Krankenhaus in Breslau auf der Chirurgischen Abteilung bei Gottstein
Dissertation: „Beitrag zur Pathologie und Klinik des Rectalsarcoms", 1919

Nach seinem Studium diente Dr. Markiewitz bis 1918 im Ersten Weltkrieg, u.a. als Assistenzarzt bei der Landwehr. 1936 wurde im Arztregister der Provinz Niederschlesien, wo er seit 1934 eingetragen war, vermerkt, dass er vor Juni 1936 nach Amerika emigriert war.

Mattissohn, Magnus, Dr. med.
geb. 6.4.1883 in Marienau/Westpreußen
gest. 8.2.1943 in Theresienstadt
Approbation: 1910
Fach: Urologie/Haut- und Geschlechtskrankheiten
Familienstand: Verheiratet, 1 Kind
Studium: Königsberg, Berlin, München
Adresse:
1933, 1935, 1937: Berlin, Rosenthaler Straße 17
1939: Berlin, Prenzlauer Straße 16
Danach Berlin-Wilmersdorf, Nassauische Straße 5
vor der Deportation Berlin-Mitte, Große Hamburger Straße 26 (Sammellager)
Tätigkeiten:
1910 Volontär in Posen bei Juliusberg
1910–1913 Assistent am Berliner Rudolf-Virchow Krankenhaus bei A. Buschke
Seit 1913 niedergelassener Facharzt in der Berliner Hautpoliklinik
1933 Leiter an der Hautpoliklinik am Krankenhaus Berlin-Friedrichshain
Dissertation: „Über einen Fall von Ophtalmoplegia totalis unilateralis bei hereditärer Syphilis und über Augenmuskellähmungen auf gleicher Basis", Leipzig 1912

Dr. Magnus Mattissohn war bis zu seiner Deportation am 3.10.1942 mit dem Transport Nr. I/71 nach Theresienstadt als Krankenbehandler tätig.

Michaelis, Wolfgang Viktor Michael, Dr. med.
geb. 26.12.1895 in Berlin
gest. nach dem 17.5.1943 in Auschwitz
Approbation: 20.2.1922
Fach: Urologie/Haut- und Geschlechtskrankheiten
Familienstand: Verheiratet, 1 Kind
Studium: Berlin
Adresse:
1933: Berlin, Marburger Straße 5
1935, 1937: Berlin, Augsburger Straße 28
zuletzt: Berlin, Würzburger Straße 7 (privat)

Dissertation: „Der Einfluss des Nährbodens auf die Weil-Felixische Reaktion", Berlin 1922

Dr. Michaelis war kriegsuntauglich, wahrscheinlich wurde ihm deswegen bereits 1933 die Kassenzulassung entzogen. Vor seiner Deportation am 17.5.1943 nach Auschwitz war er als Fachkrankenbehandler für Haut- und Geschlechtskrankheiten zugelassen. Er gilt in Auschwitz als verschollen.

Michelsen, Fritz
geb. ?
gest. ?
Approbation: 1900
Fach: Urologie/Haut- und Geschlechtskrankheiten
Adresse:
1933, 1935, 1937: Danzig, Langgasse 3

Das Schicksal von Fritz Michelsen ist bisher unbekannt.

Mohr, Heinrich, Dr. med.
geb. 6.3.1868 in Gochsheim
gest. ?
Approbation: 1892
Fach: Urologie/Haut- und Geschlechtskrankheiten
Adresse:
1933, 1935: Ludwigshafen, Ludwigstraße 85
1937, 1938: Ludwigshafen, Richard-Wagner-Straße 24

Dr. Mohr wurde 1939 auf der Liste der jüdischen Einwohner nicht mehr verzeichnet. Sein weiteres Schicksal ist bisher unbekannt.

Morgenstern, Arthur, Dr. med.
geb. ?
gest. vor 1937 in Leipzig
Approbation: 1915
Fach: Urologie
Adresse:
1933, 1935: Leipzig, Schletterstraße 11

Moses, Felix, Dr. med.
geb. 25.7.1873 in Cottbus
gest. 17.11.1947
Approbation: 1901
Fach: Urologie
Familienstand: Geschieden, 2. Ehe
Studium: Berlin, Kiel
Adresse:
1933: Berlin-Wilmersdorf, Uhlandstraße 78
1935, 1937: Berlin, Schönhauser Allee 73
Tätigkeiten:
1902–1904 Urologische Ausbildung
1904–1915 im Städtischen Obdach Berlin in der Dermatologischen Abteilung unter Wechselmann, Bruhns und Pinkus
Bis 1933 Leiter des Abulatoriums des Berliner Städtischen Krankenhauses Moabit
Dissertation: „Zur Casuistik der extragenitalen Syphilisinfektion", Leipzig 1904

Dr. Moses machte 1928 seinen Facharzt für Urologie und für Dermatologie und war bis zum 9.12.1938 bei den Kassen zugelassen. Am 19.11.1939 wurde er als ins Ausland abgereist gemeldet.

Mühsam, Eduard, Dr. med.
geb. 31.8.1897 in Berlin
gest. 23.6.1977 in New York/USA
Approbation: Dezember 1922 in Heidelberg
Fach: Urologie/Chirurgie
Familienstand: Geschieden
Konfession: Jüdisch, tritt aber am 27.6.1928 aus der Jüdischen Gemeinde aus
Studium: Heidelberg
Adresse:
1933, 1935, 1937: Berlin-Schöneberg, Innsbrucker Straße 12

Dr. Mühsam hatte seit dem 26.2.1929 neben seinem Facharzt für Urologie und Chirurgie auch den Facharzt für Orthopädie. Nach dem Entzug seiner Kassenzulassung am 9.12.1938 emigrierte am am 2.1.1939 nach New York/ USA. Nachdem er 1942 seine Lizenz erhalten hatte, ließ er sich als Chirurg nieder und war Mitglied der AMA, der Rudolf Virchow Medical Society und des International College of Surgeons.

Müller, Ernst Martin, Dr. med.
geb. 18.5.1879 in Königsberg
gest. 30.8.1942 in München (Suizid)
Approbation: 1906
Fach: Urologie/Haut- und Geschlechtskrankheiten
Familienstand: Ledig
Studium: Berlin
Adresse:
1933, 1935, 1937: Chemnitz, Lange Straße 12
Tätigkeiten:
1909–1913 Ausbildung an der Universitätshautklinik bei A. Neisser
Dissertation: am 22.8.1906 in Jena

Dr. Müller zog aus Breslau am 20.2.1913 nach Chemnitz zu und ließ sich als Spezialarzt für Haut- und Harnkrankheiten nieder. Während des Ersten Weltkrieges war er Sanitätsoffizier. Nach dem Entzug seine Approbation im September 1938 ging er nach München. Dort beging er im August 1942 Suizid.

Oppenheim (Oppenheimer), Erwin
geb. 18.1.1893 in Neustadt/Oberschlesien
gest. ?
Approbation: 1918
Fach: Urologie/Haut- und Geschlechtskrankheiten
Familienstand: Ledig
Studium: Breslau
Adresse:
1933, 1935, 1937: Dresden, Wettiner Straße 2
Tätigkeiten:
1916 für 4 Monate im Städtischen Krankenhaus Allerheiligen Breslau auf der Frauenabteilung bei Dr. Asch
6 Monate als Famulant in einer Heilanstalt in Breslau bei Prof. Tobler und Stolte
Bis Mai 1917 als Medizinalpraktikant im Städtischen Krankenhaus von Görlitz in der Abteilung für Haut-, Blasen- und Geschlechtskrankheiten
Ab 1.9.1917 als Assistenzarzt im Dresdner Krankenhaus Friedrichstadt in der Äußeren Abteilung
Dissertation: 4.5.1917

Dr. Erwin Oppenheim, eigentlich Oppenheimer, ließ sich am 2.1.1920 in Dresden nieder und war bis zum 1.4.1934 zu den Kassen zugelassen. Durch einen Herzfehler war er nicht kriegsdiensttauglich und sein Lazarettdienst wurde nicht anerkannt, dadurch bekam er keinen Frontkämpferstatus. Noch im Februar 1938 wurde er auf einer Liste von jüdischen Ärzten aus Dresden, Radebeul und Hellerau genannt, doch bereits am 1.9.1938 war er kein Einwohner Dresdens mehr. Wahrscheinlich ist er in dieser Zeit verzogen oder sogar emigriert.

Oppenheimer, Rudolf, Dr. med.
geb. 3.3.1880
gest. ?
Approbation: 1903
Fach: Urologie
Adresse:
1933, 1935: Frankfurt am Main, Bockenheimer Anlage 38
Seit Oktober 1937: Frankfurt am Main, Horst-Wessel-Platz 4
Tätigkeiten:
Ausbildung bei Prof. J. Israel

Dr. Oppenheimer war bis September 1937 Chefarzt am Israelischen Krankenhaus in der Urologischen Abteilung. Nach dem Umzug wurde er nicht mehr verzeichnet, möglicherweise ist er emigriert.

Oster, Armand, Dr. med.
geb. 3.1.1883 in Köln
gest. 25.11.1941 in Kowno
Approbation: 1913
Fach: Urologie/Haut- und Geschlechtskrankheiten
Familienstand: Verheiratet
Adresse:
1933: München, Dachauer Straße 12
1935, 1937: München, Theatiner Straße 48
1938: München, Lindwurmstraße 13

Dr. Oster war während seines Studium Mitglied in zwei jüdisch-konservativen Burschenschaften: der Thuringia und der Südmark. Er ließ sich in München nieder. Eine Besonderheit ist, dass er im RMK von 1937 nicht durch einen Doppelpunkt als „nicht-arisch" gekennzeichnet wurde, doch auf einer Liste von nicht arischen Ärzten vom 8.9.1933 genannt wurde. Dr. Oster wurde am 20.11.1941 ins Ghetto Kowno deportiert, wo er bereits 5 Tage später verstarb.

Ostwald, Eugen, Dr. med.
geb. 15.1.1895 in Duisburg
gest. ?
Approbation: 1920
Fach: Urologie/Haut- und Geschlechtskrankheiten/Röntgendiagnostik und -therapie
Adresse:
1933, 1935: Berlin, Passauer Straße 1
1937: Berlin-Charlottenburg, Platanenallee 18

Dr. Ostwald meldete sich im RMK am 21.3.1937 „auf Reisen" ab. 1942 wurde seine Ansässigkeit in San Francisco/USA bestätigt.

Oswald, Carl, Dr. med.
geb. 18.12.1873
gest. 12.11.1933 in Wuppertal
Approbation: 1898
Fach: Urologie/Haut- und Geschlechtskrankheiten
Familienstand: Verheiratet
Adresse:
1933: Wuppertal-Elberfeld, Walter-Rathenau-Straße 43

Peiser, Bruno, Dr. med

geb. 31.5.1890 in Pleschen/Posen
gest. 13.8.1960 in Berlin
Approbation: 2.8.1914
Fach: Urologie/Haut- und Geschlechtskrankheiten/Röntgendiagnostik und -therapie
Familienstand: Verheiratet in Mischehe, 1 Kind
Studium: Freiburg im Breisgau, München, Berlin, Straßburg
Adresse:
1933, 1935: Berlin- Charlottenburg, Wilmersdorfer Straße 54
1937: Berlin, Bismarckstraße 82/83
1942: Berlin Charlottenburg, Kantstraße 120/121
1945–1948: Berlin, Wielandstraße 23
Ab 1948: Berlin, Kurfürstendamm 185
Tätigkeiten:
1919–1920 Ausbildung in Berlin an der Inneren Abteilung im Schöneberger Krankenhaus
1920–1921 Ausbildung an der Pathologischen Abteilung des Schöneberger Krankenhauses
1921–1924 Ausbildung am Rudolf-Virchow-Krankenhaus an der Dermatologischen Abteilung bei A. Buschke
Dissertation: „Beitrag zur Lehre von den Nabelschnurumschlingungen", Freiburg im Breisgau 1917

Dr. Bruno Peiser wurde 2 Tage nach dem Erhalt seiner Approbation als Militärarzt eingezogen und diente im Ersten Weltkrieg, wofür er u.a. das Eiserne Kreuz I. Klasse erhielt. Nach dem Krieg begann er eine weitere Ausbildung zum Facharzt. Am 2.8.1924 ließ er sich mit einer eigenen Praxis nieder, die er bis zum Entzug seiner Kassenzulassung im Dezember 1938 führte. Danach war er als Krankenbehandler zugelassen. 1942 übernahm der durch eine Mischehe privilegierte Dr. Peiser die Abteilung für Hautkrankheiten des Jüdischen Krankenhauses in Berlin. Durch die Deportation seines alten Lehrers Prof. Buschke war die Abteilungsleitung vakant geworden. Nach dem Krieg war er ab 1949 wieder als Facharzt niedergelassen.

Picard, Edwin, Dr. med.

geb. ?
gest. ?
Approbation: 1914
Fach: Urologie/Chirurgie
Familienstand: Verheiratet
Adresse:
1933, 1935, 1937: Berlin, Keithstraße 2

Wahrscheinlich emigrierte Dr. Edwin Picard in die USA. Sein weiteres Schicksal ist bisher unbekannt.

Picard, Herbert, Dr. med.

geb. 27.4.1894 in Wangen
gest. 24.1.1966 in London/Großbritannien
Approbation: Oktober 1922
Fach: Urologie/Haut- und Geschlechtskrankheiten
Familienstand: Verheiratet
Studium: München, Heidelberg, Berlin
Adresse:
1933, 1935: Berlin-Charlottenburg, Mommenstraße 70
1937: Berlin, Bendlerstraße 42

Dr. Herbert Picard, der am 15.11.1925 seinen Facharzt für Urologie und Dermatologie erhielt, ging einen Monat vor dem Entzug seiner Kassenzulassung am 11.11.1938 nach Ungarn. Bereits am 9.2.1939 emigriert er nach Kreuzlingen in die Schweiz und von dort im selben Jahr weiter nach Großbritannien. Erst als unsettled Specialist und später als Honorar Surgeon in Ashtorunds-Lyne Lake Hospital in Cheshire. Ab 1955 war er Junior Hospital Medicine Officer in der General Infirmary Macclesfield.

Pinczower, Adolf, Dr. med.
geb 3.9.1879 in Ratibor/Schlesien
gest. ?
Approbation: 1905
Fach: Urologie/Haut- und Geschlechtskrankheiten
Adresse:
1933, 1935, 1937: Breslau, Mathiasplatz 1
Tätigkeiten:
1908–1909 an der Düsseldorfer Hautklinik
1910–1914 als Dermatologe in Kattowitz
1917–1919 Leiter der Hautabteilung von Kriegslazaretten

Das weitere Schicksal von Dr. Pinczower ist bisher unbekannt.

Pinner, Hans, Dr. med.
geb. 20.3.1887 in Stargard/Pommern
gest. 8.3.1943 in Auschwitz
Approbation: 1.8.1912
Fach: Urologie/Gynäkologie/Chirurgie
Familienstand: Ledig
Studium: Heidelberg, München, Berlin
Adresse:
1933, 1935, 1937, 1941: Berlin-Charlottenburg, Schlüterstraße 31
Dissertation: „Über Dauerheilungen und Rezidive nach Gallensteinoperationen", Heidelberg 1912

Dr. Hans Pinner war von 1924 bis zum Entzug der Kassenzulassung am 9.12.1938 mit einer eigenen Praxis niedergelassen. Ab 1939 war er Krankenbehandler für Harnkrankheiten bis zu seiner Deportation am 6.3.1943 nach Auschwitz, wo er 2 Tage später ermordet wurde.

Pinner, Max, San.-Rat Dr. med.
geb. 31.1.1868 in Graudenz/Westpreußen
gest. 2. Halbjahr 1934 in Berlin
Approbation: 1892
Fach: Urologie/Haut- und Geschlechtskrankheiten
Adresse:
1933: Frankfurt an der Oder, Oderstraße 31a
Anfang 1934 nach Berlin umgezogen
Tätigkeiten:
1893–1896 Ausbildung in Breslau bei Jadasohn und A. Neisser

Piorkowsky, Karl,
geb. 14.11.1883 in Leipzig
gest. 31.12.1945 um 24 Uhr in Jungfernhof/Riga laut Festsetzung von 1959
Approbation: 1908
Fach: Urologie/Haut- und Geschlechtskrankheiten
Familienstand: Verheiratet
Adresse:
1933, 1935, 1937: Nürnberg, Kaiserstraße 37

Dr. Piorkowsky verließ Berlin am 20.1.1909. Am 29.11.1941 wurde er zusammen mit seiner Frau nach Jungfernhof/Riga deportiert.

Pollok, Hans
geb. ?
gest. ?
Approbation: 1897
Fach: Urologie
Adresse:
1933, 1935: Freiburg, Güntertalstraße 32
1937: Freiburg, Adolf-Hitler-Straße 318

Das weitere Schicksal von Hans Pollok ist bisher unbekannt.

Portner, Ernst, Dr. med.
geb. 8.2.1874 in Berlin
gest. 19.12.1963 in Streatham/Großbritannien
Approbation: 1897
Fach: Urologie
Familienstand: Verheiratet in einer Mischehe, 2 Kinder
Konfession: 26.6.1916 Austritt aus der Jüdischen Gemeinde
Studium: Berlin
Adresse:
1933: Berlin, Thomasiusstraße 1
1941: Berlin, Thomasiusstraße 1
Tätigkeiten:
ab 1.10.1897 Assistenzarzt im Pathologischen Institut des Berliner Städtischen Krankenhausen am Urban
Dissertation: „Kyphose und Kaiserschnitt", Berlin 1897

Dr. Ernst Portner ließ sich 1921 nieder, bis zum Entzug der Kassenzulassung am 9.12.1938. Von 1938 bis 1945 war er als Krankenbehandler für Harnleiden zugelassen. Geschützt durch seine „arische" Ehefrau überlebte er den Krieg in Deutschland und emigrierte am 20.10.1946 nach Großbritannien.

Posner, Hans, Dr. med.
geb. ?
gest. ?
Approbation: 1907
Fach: Urologie/Chirurgie
Adresse:
1933, 1935: Jüterbog
1936: Wiesbaden, Lanzstraße 4

Der RMK verzeichnet, dass Dr. Posner Oberstabsarzt a.D. war. Sein weiteres Schicksal ist bisher unbekannt.

Prager, Ernst
geb. ?
gest. ?
Approbation: 1923
Fach: Urologie
Adresse:
Berlin, Yorkstraße 71
Ende 1933: Breslau, Kaiser-Wilhelm-Straße 91

Ein Nachtrag des RMK 1933 vermeldet die Ausreise nach Palästina im ersten Halbjahr 1934.

Raff, Julius, San.-Rat Dr. med.
geb. 9.3.1868 in Jebenhausen/Göppingen
gest. 12.11.1942 in Theresienstadt
Approbation: 1891
Fach: Urologie/Haut- und Geschlechtskrankheiten
Familienstand: Verheiratet, 1 Sohn
Adresse:
1933: Augsburg, Grottenau D 202
1935, 1937: Augsburg, Bahnhofstraße 18 ½
Tätigkeiten:
1892 Ausbildung in Berlin bei dem Spezialisten M. Joseph für Haut- und Geschlechtskrankheiten
1893–1896 Ausbildung in Breslau bei Jadasohn

Sanitätsrat Dr. Julius Raff wurde zusammen am 6.8.1942 mit seiner Frau Paula nach Theresienstadt deportiert, mit dem Transport II/22 ab München. Sein Todesdatum wurde am 12.7.1949 auf Beschluss festgelegt. Seine Frau wurde weitertransportiert nach Auschwitz-Birkenau, wo sie verstarb.

Rappaport, Moritz, Dr. med.
geb. ?
gest. nach Juni 1934
Approbation: 1899
Fach: Urologie/Haut- und Geschlechtskrankheiten
Adresse:
1933: Berlin-Charlottenburg, Wilmersdorfer Straße 116

Rauschmann, Max, Dr. med.
geb. 26.6.1881 in Czarnikau/Posen
gest. 20.10.1943 in Shanghai/China
Approbation: 15.11.1910 in Berlin
Fach: Urologie/Haut- und Geschlechtskrankheiten
Studium: Berlin, Freiburg im Breisgau
Adresse:
1933, 1935, 1937: Berlin, Schönhauser Allee 5
18.5.1943: Shanghai, Ghetto
Dissertation: „Das Carcinom beim Menschen unter zwanzig Jahren“, Berlin 1910

Dr. Max Rauschmann emigrierte im November 1938 nach Shanghai. Nach dem Eintritt Japans in den Krieg, lebte er dort im Ghetto, wo er 1943 verstarb.

Reinsberg, Leopold, Dr. med.
geb. 15.10.1888 in Vasbeck/Waldeck
gest. 12.8.1952 in Sydney/Australien
Approbation: 1915
Fach: Urologie/Haut- und Geschlechtskrankheiten
Familienstand: Verheiratet, 1 Kind
Studium: Würzburg, Berlin
Adresse:
1933, 1935, 1937: Berlin-Neukölln, Kaiser-Friedrich-Straße 248
Dissertation: „Über das Vorkommen von Immunsubstanzen in den Erythrozyten (nachgewiesen bei Typhus)“, Würzburg 1915

Dr. Reinsberg wurde am 2.5.1938 die Kassenzulassung entzogen und am 6.5. des Jahres emigrierte er nach Australien.

Reis, Julius, Dr. med.
geb. 7.8.1900 in Allendorf/Kreis Biedenkopf
gest. ?
Approbation: 1925
Fach: Urologie/Haut- und Geschlechtskrankheiten
Familienstand: Verheiratet
Adresse:
1933: Offenbach, Straße der Republik 55
1935, 1937: Offenbach, Kaiserstraße 55

Dr. Julius Reis zog 1931 aus Düsseldorf nach Offenbach. 1938 emigrierte er nach New York in die USA.

Reiter, Wilhelm
geb. ?
gest. ?
Approbation: 1931
Fach: Urologie/Haut- und Geschlechtskrankheiten
Adresse:
1935: Nowawes

Wilhelm Reiter meldete sich 1936 ins Ausland ab. Sein weiteres Schicksal ist bisher unbekannt.

Ries, Karl, San.-Rat Dr. med.
geb. 13.9.1868 in Stuttgart
gest. in Ramot Hashavim/Palästina
Approbation: 1893
Fach: Urologie/Haut- und Geschlechtskrankheiten
Konfession: 1929–1934 Mitglied des israelischen Gemeindevorsteheramtes Stuttgart
Adresse:
1933: Stuttgart, Sattlerstraße 14
1935: Stuttgart, Sattlerstraße 4
1937: Stuttgart, Kanzleistraße 1
Tätigkeiten:
Ausbildung in Berlin, Wien, Dresden und London/Großbritannien

Nachdem der Sanitätsrat Dr. Ries 1938 seine Approbation verlor, emigrierte er nach Palästina, wo er sich in Ramot Hashavim niederließ.

Rodler, Karl, Dr. med.
geb. ?
gest. zwischen 1935 und 1937
Approbation: 1903
Fach: Urologie/Haut- und Geschlechtskrankheiten
Familienstand: Verheiratet
Adresse:
1933, 1935: Nürnberg, Karolinenstraße 51

Rosenbaum, Ernst, Dr. med.
geb. 27.12.1897
gest. 20.5.1966 in New York/USA
Approbation: 1922
Fach: Urologie/Haut- und Geschlechtskrankheiten
Adresse:
1933, 1935: Berlin, Kleiststraße 39 (privat)
1956: New York City, West 86th Street
Dissertation: „Ein Fall von Fraktura supracondylica des Humerus durch Flexion", Breslau 1922

Dr. Ernst Rosenbaum war während des Ersten Weltkrieges als Krankenpfleger in einem Lazarett tätig, doch wurde ihm 1933 kein Frontkämpferstatus zuerkannt. Im Januar 1934 wurde ihm seine Kassenzulassung entzogen. Darum ging er 1933 mit Zwischenstation in Großbritannien in die USA. 1936 erhielt er die amerikanische Lizenz. Dr. Rosenbaum war zertifiziert durch die American Board of Dermatology and Syphilogy, Mitglied des AMA, der Rudolf-Virchow-Medical Society und Fakultätsangehöriger des College of Medicine der New York University. Später war er sogar Assistent Clinical Professor für Haut- und Geschlechtskrankheiten.

Rosenbaum, Jermy, Dr. med.
geb. ?
gest. ?
Approbation: 1923
Fach: Urologie/Haut- und Geschlechtskrankheiten
Adresse:
1933: Berlin-Neukölln, Schierkestraße 29
Ende 1933: Berlin-Wilmersdorf, Johannisberger Straße 8
1933: Berlin-Charlottenburg, Kalkreuthstraße 12 (privat)

Laut der Mitteilung des RMK emigrierte Dr. Rosenbaum Anfang 1934 nach Palästina. Sein weiteres Schicksal ist bisher unbekannt.

Rosenberg, Paul, Dr. med.
geb. 15.9.1892 in Dransfeld
gest. Oktober 1967 in Los Angeles/USA
Approbation: 1920
Fach: Urologie/Haut- und Geschlechtskrankheiten
Familienstand: Verheiratet in Mischehe
Konfession: Oktober 1934 aus der Jüdischen Gemeinde ausgetreten
Adresse:
1933: Hamburg, Glockengießerwall 20
1935, 1937: Hamburg, Georgsplatz 4
Tätigkeiten:
1920–1921 an der Universitätskinderklinik Breslau
1921–1922 an der Universitätshautklinik Breslau
1922–1923 an der Universitätshautklinik München
1923–1924 an der Universitätshautklinik Göttingen

Dr. Paul Rosenberg emigrierte 1938 in die USA, wo er sich in Rost umbenannte. In Los Angeles führte er wieder eine Praxis wie zuvor auch in Hamburg, wo er seit 1924 niedergelassen war.

Rosenberg, Walter, Dr. med.
geb. 15.2.1897 in Karlsruhe
gest. ?
Approbation: 1923
Fach: Urologie/Haut- und Geschlechtskrankheiten
Adresse:
1933, 1935, 1937: Karlsruhe, Douglasstraße 3

Zwischen 1937 und 1938 emigrierte Dr. Rosenberg in die USA.

Rosenberg, Willi, Dr. med.
geb. ?
gest. ?
Approbation: 1925
Fach: Urologie/Haut- und Geschlechtskrankheiten
Adresse:
1933: Herford

Dr. Willi Rosenberg emigrierte zwischen 1933 und 1935 nach China. Sein weiteres Schicksal ist bisher unbekannt.

Rosenburg, Albert, Dr. med.
geb. 9.4.1890 in Karlsruhe
gest. 25.5.1935 in Mannheim (Suizid)
Approbation: 1914
Fach: Chirurgie/Urologie/Sportmedizin
Adresse:
1933: Mannheim, M 7/15
1935: Mannheim, S 1/5

Roseno, Alfred, Dr. med.
geb. 1889
gest. ?
Approbation: 1921
Fach: Chirurgie/Urologie
Adresse:
1933: Köln, Wiethasestraße 62
1935, 1937: Köln, Kaiser-Wilhelm-Ring 6
Tätigkeiten:
Facharzt in der urologischen Abteilung des jüdischen Krankenhauses in Berlin
Chirurgisches Bürgerhospital in Köln

Rosenthal, Oskar, Geh. San.-Rat Dr. med.
geb. 25.12.1852 in Berlin
gest. 27.4.1937 in Berlin
Approbation: 1876
Fach: Urologie/Haut- und Geschlechtskrankheiten
Adresse:
1933: Berlin, Potsdamer Straße 121h
1935: Berlin, Dörnbergstraße 7
1937: Berlin-Charlottenburg, Bismarckstraße 115
Tätigkeiten:
1878–1879 Ausbildung in Wien bei Hebra, Kaposi, Auspitz und Dittel und in Paris bei Besnier und Fournier

Der Geheime Sanitätsrat Dr. Rosenthal war Ehrenpräsident der Berliner Dermatologischen Gesellschaft.

Rothschild, Alfred, San.-Rat Dr. med.
geb. ?
gest. ?
Approbation: 1890
Fach: Urologie
Adresse:
1933: Berlin, Potsdamer Straße 94
1935: Berlin, Potsdamer Straße 84
1937: Potsdam, Seestraße 45

Im Gedenkbuch des Bundesarchivs gibt es einen Eintrag über einen Alfred Rothschild, wohnhaft in Potsdam. Er wurde am 23.12.1866 in Freiburg im Breisgau geboren, am 3.Oktober 1942 mit dem Transport I/71 nach Theresienstadt deportiert und verstarb dort am 3.12., genau 2 Monate später. Es ist bisher unbekannt, ob es sich dabei um den Urologen Dr. Rothschild handelt.

Rund, Eugen, Dr. med.
geb. 22.3.1871 in Laurahütte/Kreis Kattowitz
gest. nach dem 18.5.1944 verschollen in Auschwitz
Approbation: 1896
Fach: Urologie/Haut- und Geschlechtskrankheiten
Studium: Berlin
Adresse:
1933, 1935, 1937: Berlin-Charlottenburg, Berliner Straße 130
Danach (um 1939): Berlin-Wilmersdorf, Prager Straße 16
Berlin-Lichterfelde, Tietzenweg 54
1939: Berlin-Kreuzberg, An der Jerusalemer Kirche 1
Um 1943: Berlin-Wilmersdorf, Prinzregentenstraße 4
Dissertation: „Febris hepatica“, Berlin 1895

Dr. Rund musste am 13.3.1943 seine Vermögenserklärung abgeben und wurde am 17.3. mit dem Transport I/90, dem sogenannte 4. Alterstransport, nach Theresienstadt deportiert. Von dort wurde er am 18.5.1944 mit Transport Nr. Eb-1607 nach Auschwitz verlegt, wo er als verschollen gilt.

Salomon, Oskar, San.-Rat Dr. med.
geb. 2.2.1875 in Koblenz
gest. 17.10.1933 in Koblenz
Approbation: 1900
Fach: Urologie/Haut- und Geschlechtskrankheiten
Adresse:
1933: Koblenz, Schloßstraße 42
Tätigkeiten:
1900–1902 Assistent an der Hautklinik Frankfurt am Main bei Herxheimer
1902–1903 Assistent an der Hautpoliklinik Berlin bei Blaschko

Sanitätsrat Dr. Salomon war während des Ersten Weltkrieges Stabsarzt und erhielt u. a. das Eiserne Kreuz II. Klasse und die Rotes Kreuz Medaille. Bis zu seinem Tod war er Arzt am Rizza Krankenhaus in Koblenz.

Salomon, Oskar, Dr. med.
geb. 21.9.1863 in Halle
gest. 18.9.1941 in Gera (Suizid)
Approbation: 1887
Fach: Urologie/Haut- und Geschlechtskrankheiten
Familienstand: Verheiratet, 1 Kind
Adresse:
1933, 1935, 1937: Gera, Adelheidstraße 12

Dr. Salomon beging am 18.9.1941 zusammen mit seiner Ehefrau und seinem Sohn, einem Amtsgerichtsrat a. D., Suizid. Beigesetzt werden sie in der sogenannten „Ghettoecke" des Ostfriedhofes.

Sauer, Hans von, Dr. med.
geb. 20.6.1903 in Wien
gest. 30.11.1948 in Buffalo/USA
Approbation: 1929
Fach: Urologie
Familienstand: Verheiratet, 1 Kind
Studium: Leipzig, München, Wien, Berlin
Adresse:
1933, 1935, 1937: Berlin-Halensee, Hektorstraße 5
Tätigkeiten:
1927–1933 Assistenzarzt in Berlin an der Chirurgischen Universitätsklinik
Dissertation: „Experimentalstudie über das Eindringen von Kontrastlösungen aus dem Nierenbecken in den Kreislauf", Berlin 1929

Der gebürtige Österreicher Hans von Sauer war ein aktives Mitglied in der Berliner Urologischen Gesellschaft. Dr. von Sauer emigrierte mit seiner Familie in die USA, wo er weiter als Urologe tätig und zertifiziert durch die American Board of Urology war. Bereits 1948 erlag er einem Herzleiden in Buffalo.

Schaaf, Georg, Dr. med.
geb. ?
gest. ?
Approbation: 1903
Fach: Urologie/Haut- und Geschlechtskrankheiten
Adresse:
1933: Berlin, Martin-Luther-Straße 98

Das weitere Schicksal von Dr. Georg Schaaf ist bisher unbekannt.

Scharlam, Hendryk, San.-Rat Dr. med.
geb. ?
gest. ?
Approbation: 1884
Fach: Urologie
Adresse:
1933, 1935, 1937: Breslau, Tauentzienstraße 69

Noch 1941 wurde Sanitätsrat Dr. Scharlam in den Breslauer Adressbüchern verzeichnet. Sein weiteres Schicksal ist bisher unbekannt.

Schattmann, Willy, Dr. med.
geb. 24.3.1880 in Magdeburg
gest. ?
Approbation: 1906
Fach: Urologie/Haut- und Geschlechtskrankheiten
Adresse:
1933, 1935: Magdeburg, Breiter Weg 21/22
1937: Berlin-Charlottenburg, Uhlandstraße 180
Tätigkeiten:
1906–1908 Ausbildung an der Universitätsklinik in Breslau bei A. Neisser
1908–1909 Ausbildung in Berlin bei Ledermann

Das weitere Schicksal von Dr. Schattmann nach seinem Umzug nach Berlin ist bisher unbekannt.

Schattmann, Willy Robert, Dr. med.
geb. 24.3.1880 in Magdeburg
gest. 10.2.1951 in New York/USA
Approbation: 20.10.1906
Fach: Urologie/Haut- und Geschlechtskrankheiten
Studium: Berlin, Heidelberg, Halle/Saale
Adresse:
1933, 1935: Magdeburg, Breiter Weg 21/22
1937–1939: Berlin-Charlottenburg, Uhlandstraße 180
Tätigkeiten:
1906–1908 Ausbildung in der Breslauer Universitätshautklinik bei A. Neisser
1908–1909 Ausbildung in Berlin bei Ledermann
Dissertation: „Trauma und Leukämie", Wittenberg 1906

Dr. Willy Schattmann emigrierte am 6.1.1939 über Schweden und Cuba in die USA, wo er in New York lebte.

Schindler, Robert, Dr. med.
geb. 27.6.1891 in Straßburg/Westpreußen
gest.23.1.1989 in New York/USA
Approbation: 1917
Fach: Urologie/Haut- und Geschlechtskrankheiten/Sportmedizin
Studium: Berlin, Königsberg, Freiburg im Breisgau, München
Adresse:
1933, 1935: Berlin, Potsdamer Straße 68
Nachtrag 1936: Berlin-Dahlem, Königin-Luise-Straße 38
Dissertation: „Über Metreuryse", Berlin 1918

Nach seiner Emigration am 12.8.1936 nach New York/USA arbeitete er, nach dem Erhalt seiner Lizenz im selben Jahr, als Röntgenarzt. Er war Mitglied der AMA und 1960 Assistant Secretary der Rudolf-Virchow-Medical Society.

Schirokauer, Hans, Prof. Dr. med.
geb. 15.9.1878 in Breslau
gest. 22.5.1941 in Quito/Ecuador
Approbation: 1902
Fach: Urologie/Innere Medizin
Familienstand: Verheiratet
Studium: Freiburg im Breisgau, München, Kiel, Breslau
Adresse:
1933, 1937: Berlin, Lutherstraße 12
1935: Berlin-Neukölln, Geygenstraße 17
Tätigkeiten:
beratender Arzt für Urologie am Städtischen Krankenhaus in Berlin Moabit
Dissertation: „Der traubige Schleimpolyp der Cervix uteri", Breslau 1902

1940 emigrierte Professor Schirokauer nach New York/USA. Dies blieb eine Zwischenstation und er zog weiter nach Südamerika, wo er sich in Ecuador niederließ.

Schlein, Otto Joseph, Dr. med.
geb. 24.3.1880 in Laurahütte/Oberschlesien
gest. 3.10.1944 in Auschwitz
Approbation: 1920
Fach: Urologie/Haut- und Geschlechtskrankheiten
Familienstand: Verheiratet, 1 Kind
Studium: 1914 in Berlin, während des Ersten Weltkrieges unterbrochen, 1918 wieder aufgenommen
Adresse:
1933, 1935, 1937: Magdeburg, Breiter Weg 120

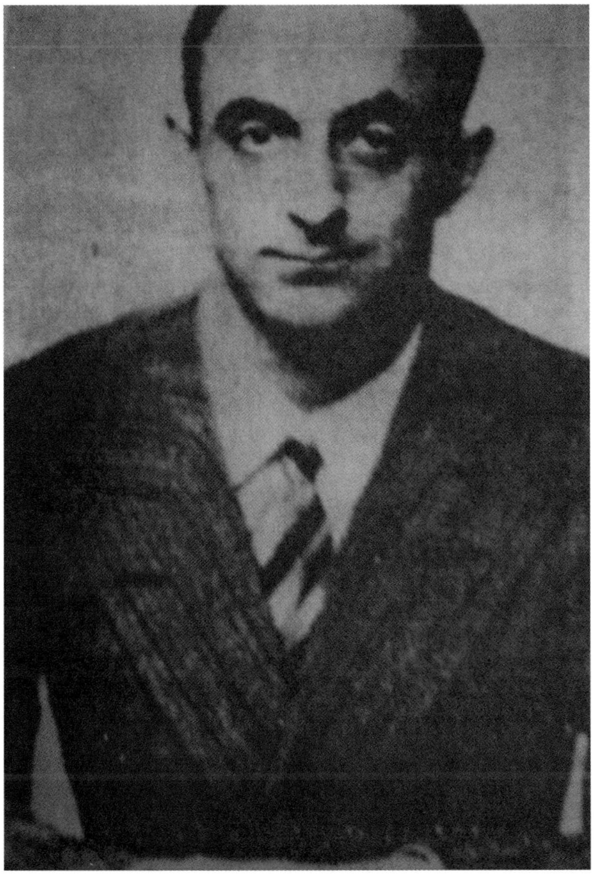

Otto Schlein, Private Sammlung Prof. Scholz, Dresden. Mit freundlicher Genehmigung.

Tätigkeiten:
1921 Ausbildung bei Blaschko
1921–1923 Assistent bei Carl Lennhoff an der Städtischen Hautklinik in Magdeburg

Dr. Schlein unterbrach sein Studium für den die Teilnahme am Ersten Weltkrieg, erst als Sanitätsgefreiter später nach bestandener ärztlicher Vorprüfung als Feldunterarzt. 1923 ließ er sich in Magdeburg nieder. Neben seinem Beruf war er auch sozial und politisch (mit sozialistischer bzw. kommunistischer Orientierung) engagiert. Bis zu seiner Emigration 1936 wurde er viermal wegen aktiver KPD-Tätigkeit verhaftet. In den Niederlanden, seinem Emigrationsziel approbierte und promovierte er erneut. Nach der deutschen Besetzung wurde er 1942 von der Gestapo verhaftet und im KZ Westerbork vom 1.11.1943 bis zum 18.1.1944 interniert. Von dort ging es über Theresienstadt am 28.8.1944 nach Auschwitz, wo er zusammen mit seiner Frau und Tochter ermordet wurde.

Schmeidler, Heinz, Dr. med.
geb. 25.9.1896 in Königshütte
gest. ?
Approbation: 1920
Fach: Urologie /Haut- und Geschlechtskrankheiten
Adresse:
1933, 1935, 1937: Berlin, Joachimsthaler Straße 9
Dissertation: „Die Behandlung der Frakturen einst und jetzt", Berlin 1921

Dr. Schmeidler legte 1933 gegen den Entzug der Kassenzulassung Beschwerde ein, der stattgegeben wurde. Im selben Jahr gab es durch den Vorwurf der kommunistischen Betätigung einen erneuten Versuch, ihm die Zulassung zu entziehen, der auch scheiterte. Am 27.10.1937 folgte die Emigration nach Palästina, von wo aus er weiter nach Kairo/Ägypten ging. Später kehrt er wieder nach Deutschland zurück und war im September 1956 wieder in Berlin gemeldet.

Schöndorff, Walter, Dr. med.
geb. ?
gest. ?
Approbation: 1923
Fach: Urologie
Adresse:
1933, 1935, 1937: Düsseldorf, Gartenstraße 19

Das weitere Schicksal von Dr. Schöndorff ist bisher unbekannt.

Schwarz, Otto, Dr. med.
geb. 24.7.1894 in Hamburg
gest. April 1977 in Flushing/New York/USA
Approbation: 1920
Fach: Urologie
Familienstand: Verheiratet
Studium: München, Berlin, Hamburg
Adresse:
1933: Berlin-Wilmersdorf, Konstanzer Straße 52
1935: Berlin-Wilmersdorf, Hohenzollerndamm 36
1937: Berlin, Bayrische Straße 29
Tätigkeiten:
1938 Leiter der Urologischen Abteilung des Jüdischen Krankenhauses in Berlin
Dissertation: „Über Carcinom in Divertikeln der Harnblase", Hamburg 1921

Dr. Schwarz emigrierte in die USA und praktizierte nach dem Erhalt seiner Lizenz 1942 in Flushing/Queens.

Schwarzschild, Ludwig, Dr. med.
geb. 25.7.1899 in Schlüchten
gest. ?
Approbation: 1923
Fach: Urologie/Haut- und Geschlechtskrankheiten
Familienstand: Verheiratet, 2 Kinder
Adresse:
1933: Bad Homburg, Kieseleffstraße 7
Tätigkeiten:
1923–1926 Ausbildung an der Magdeburger Hautklinik

Dr. Ludwig Schwarzschild meldet sich bereits 1933 im Nachtrag zum RMK 1933 nach Frankreich ab. Im selben Jahr emigrierte er mit seiner Familie nach New York/USA. Er lässt sich dort auf der Westend Avenue nieder und arbeitete eng mit dem Lennox Hill Hospital zusammen. 1941 gründete er mit seiner Familie das Camp Pine Cone in Tannersville/New York, ein Sommercamp für Kinder.

Schwerin, Alfred, Dr. med.
geb. 5.7.1895 in Aachen
gest: Februar 1985 in New York/USA
Approbation: 1920
Fach: Urologie/Haut- und Geschlechtskrankheiten
Studium: Berlin
Adresse:
1933, 1935, 1937: Berlin, Brunnenstraße 46
1941: Berlin, Solinger Straße 10
Dissertation: „Über Herpes zoster nach Nervenverletzungen", Berlin 1921

Dr. Alfred Schwerin, seit 1920 niedergelassen, war 1941 als Krankenbehandler für Harnkrankheiten/Urologie gemeldet. Am 8.6. des selben Jahres emigrierte er nach New York. Dort erhielt er erst 1950 die amerikanische Lizenz und wurde Mitglied der AMA und der American Trudeaut Society. Er arbeitete als Resident am District Tuberculosis Hospital in Lima/Ohio.

Schwerin, Paul, San.-Rat Dr. med.
geb.: 26.12.1866 in Posen
gest.: 2.10.1942 (Suizid)
Approbation: 1891
Fach: Urologie/Haut- und Geschlechtskrankheiten
Adresse:
1933, 1935, 1937: Berlin, Oranienstraße 66
Bis 1942: Berlin, Solinger Straße 10 (privat)

Segall, Georg, Dr. med.
geb.: 22.5.1877 in Meseritz
gest.:3.11.1947 in New York/USA
Approbation: 1901
Fach: Urologie/Haut- und Geschlechtskrankheiten
Studium: Berlin, Greifswald
Adresse:
1933, 1935: Berlin, Genthiner Straße 19
1937: Berlin, Woyrschstraße 42
Tätigkeiten:
1902–1906 Ausbildung in Berlin bei O. Rosenthal
Dissertation: „Über einen Fall con congenitalem Defekt des ganzen rechten Musculus pectoralis", Greifswald 1901

Siedner, Erich, Dr. med
geb.: 26.12.1888 in Lublinitz/Oberschlesien
gest.: 15.1.1979 in Tel Aviv/Israel
Approbation: 1914
Fach: Urologie/Haut- und Geschlechtskrankheiten
Studium: Freiburg im Breisgau, München, Berlin
Adresse:
1933, 1935: Berlin, Schillstraße 19
1940: Tel Aviv/ Palästina, Nathan Strauss St. 3
1942, 1948: Tel Aviv/ Palästina, Pinsker St. 13
Tätigkeiten:
Assistenzarzt im Berliner St. Hedwigs Krankenhaus auf der Urologischen Abteilung bei A. von Lichtenberg
Dissertation: „Beiträge zur Kenntnis der Lymphogranulomatosis", Berlin 1915

Dr. Erich Siedner emigrierte bereits im November 1935 nach Palästina. Dort war er unter der Lizenz-Nr. 2455 ab 1940 wieder als Urologe tätig.

Simonsohn, Alfred, Dr. med.
geb.:19.6.1878 in Marienburg/Ostpreußen
gest.: 26.1.1935 in Offenbach
Approbation: 1903
Fach: Urologie/Haut- und Geschlechtskrankheiten
Familienstand: Verheiratet
Adresse:
1933: Offenbach, Tulpenhofstraße 10

Dr. Simonsohn zog 1911 aus Berlin-Friedenau nach Offenbach.

Sklarz, Ernst, Dr. med.

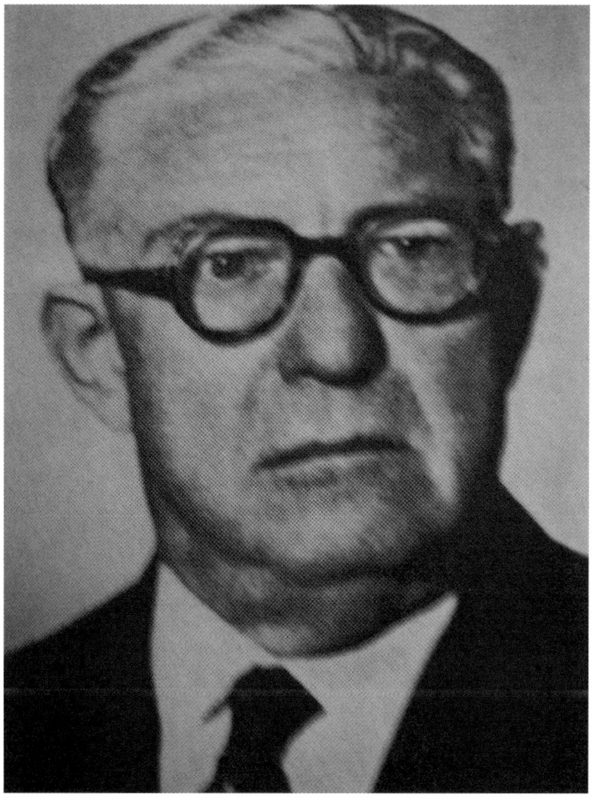

Ernst Sklarz, Private Sammlung Prof. Scholz, Dresden. Mit freundlicher Genehmigung.

geb. 12.10.1894 in Oels/Schlesien
gest. 6.5.1975 in London/Großbritannien
Approbation: 1919
Fach: Urologie/Haut- und Geschlechtskrankheiten/Röntgendiagnostik und -therapie
Adresse:
1933: Berlin, Karlstraße 21
1935: Berlin, Tauentzienstraße
1933, 1935: Berlin-Charlottenburg, Schwarzburgallee 1a (privat)
Tätigkeiten:
1919–1920 Ausbildung am Allerheiligenhospital in Breslau in der Gynäkologischen Abteilung
1920 Ausbildung am Ambulatorium in Saalfeld
1920–1923 Ausbildung am Berliner Rudolf-Virchow Krankenhaus in der Dermatologischen Abteilung bei A. Buschke
1923–1925 urologische Ausbildung
1925–1933 Konsiliarius für Dermatologie und Urologie am Krankenhaus Berlin Neukölln
1930–1936 Direktor der Dermatologischen Abteilung der neuen Poliklinik am Berliner Alexanderplatz
Ab 1935 Oberarzt am Krankenhaus der Jüdischen Gemeinde Berlin, Spezialsprechstunde für Harnleiden

Dr. Ernst Sklarz emigrierte im September 1936 nach Großbritannien, wo er 1937 sein Abschluss-Examen an der Medizinischen Fakultät von Wales erneut ablegte. Im Februar 1938 wurde er zum Dozenten der Dermatologischen Pathologie am Krankenhaus für Hauterkrankungen in Blackfriars/London ernannt. Späte, von 1953 bis 1962, leitet er die Dermatologische Abteilung des New Cross General Hospitals in London.

Spanjer-Herford, Richard, Dr. med.
geb. ?
gest. ?
Approbation: 1923
Fach: Urologie/Chirurgie
Familienstand: Verheiratet
Adresse:
1933: Braunschweig, Friedensallee 3

In der Todesanzeige seines Vaters vom 26.3.1936 wird er als in Tel Aviv lebend genannt. Sein weiteres Schicksal ist bisher unbekannt.

Spiegel, Adolf, San.-Rat Dr. med.
geb. 18.4.1869 in Lübbecke/Westfalen
gest. 14.11.1935 in Köln
Approbation: 1895
Fach: Urologie/Haut- und Geschlechtskrankheiten
Adresse:
1933, 1935: Köln, Mohrenstraße 4
Tätigkeiten:
1894–1895 Ausbildung in Wien bei Kaposi, Neumann und Finger
1895–1896 Ausbildung in Hamburg

Spitzer, Rudolf, Dr. med.
geb. 30.4.1894 in Breslau
gest. 5.7.1985 in Israel
Approbation: 1919
Fach: Urologie/Haut- und Geschlechtskrankheiten
Adresse:
1933, 1935, 1937: Breslau, Königsplatz 4
Tätigkeiten:
1919–1922 Ausbildung an der Breslauer Universitätshautklinik bei Jadasohn

Dr. Rudolf Spitzer war während des Ersten Weltkrieges sowohl als Soldat als auch als Sanitätspersonal im Spezialreserve Lazarett Liegnitz eingesetzt. Nach der Reichspogromnacht 1938 wurde er kurzzeitig, wie viele andere auch, inhaftiert. Nach der Entlassung aus dem KZ

Buchenwald emigrierte er im März 1939 nach Palästina. Dort war er bis 1944 Büroangestellter und Zahlmeister bei der britischen Armee. Erst ab 1944 durfte er in Palästina praktizieren. Er nahm bis 1975 eine Anstellung als Dermatologe bei der Allgemeinen Krankenkasse wahr.

Sternglaß, Joseph, Dr. med.
geb. 1894
gest. 18.2.1964 in Buffalo/USA
Approbation: 1921
Fach: Urologie/Haut- und Geschlechtskrankheiten
Familienstand: Verheiratet
Adresse:
1933: Berlin-Charlottenburg, Wilmersdorfer Straße 83
1935, 1937: Berlin-Charlottenburg, Dahlmannstraße 8
1937: Berlin-Neukölln, Hermannplatz 9

Dr. Joseph Sternglaß wurde 1933 nach einer Beschwerde als Frontkämpfer eingestuft. Der genaue Zeitpunkt seiner Emigration ist unbekannt, doch erhielt er 1941 die amerikanische Lizenz. Er war als Facharzt für Haut- und Geschlechtskrankheiten in Buffalo und am Rosa Coplon Home and Infirmary tätig. Neben seiner Mitgliedschaft bei der AMA war er auch in der American Academy of Dermatology und Syphilology aufgenommen.

Strauß, Arthur Alex, San.-Rat Dr. med.
geb. 2.11.1864 in Halle/Westfalen
gest. 9.4.1940 in den Niederlanden (Suizid)
Approbation: 1891
Fach: Urologie/Haut- und Geschlechtskrankheiten
Adresse:
1933, 1935: Wuppertal-Barmen, Unterdörner Straße 135
1937: Wiesbaden, Sonneberger Straße 42
Tätigkeiten:
1891 Ausbildung an der Med. Universitätsklinik Bonn
1891–1892 Ausbildung in Berlin bei Lassar und Nitze, in Hamburg bei Unna, in Wien bei Kaposi und von Frisch

Das Gedenkbuch des Bundesarchivs verzeichnet über den Sanitätsrat Strauß eine Emigration in die Niederlande, wo er Suizid beging.

Strauß, Ludwig
geb. ?
gest.?
Approbation: 1927
Fach: Urologie/Chirurgie
Adresse:
1935: Breslau, Hohenzollernstraße 9
Tätigkeiten:
Assistenzarzt am Israelischen Krankenhaus in Breslau

Im RMK 1937 wird Ludwig Strauß nicht mehr verzeichnet. Sein weiteres Schicksal ist bisher unbekannt.

Stutzin, Joseph, Prof. Dr. med.
geb. 1878
gest. 1954
Approbation: 1904
Fach: Urologie/Chirurgie
Studium: München, Gießen, Berlin
Adresse:
1933: Berlin, Kurfürstendamm 44
Tätigkeiten:
Chirurgische und Urologische Ausbildung in Breslau, Paris und Berlin
Ab 1927 leitet er eine Urologische Abteilung im Kaiserin Auguste Viktoria Krankenhaus
Seit 1931 leitet er die Chirurgische Abteilung des Kaiserin-Auguste-Viktoria-Krankenhauses
Dissertation: 1908 in Santiago/Spanien
Habilitation: 1924 in Spanien

Prof. Dr. Joseph Stutzin, der u. a. eine Privatklinik führte, meldete sich bereits Anfang 1934 aus dem RMK ab.

Treitel, Franz, Dr. med
geb. 13.7.1874 in Berlin
gest. ?
Approbation: 17.6.1902
Fach: Urologie/Haut- und Geschlechtskrankheiten/Röntgendiagnostik und -therapie
Familienstand: Verheiratet, 1 Kind
Studium: München
Adresse:
1933, 1935: Berlin, Genthiner Straße 26
1937: Berlin-Lichtenberg, Kielblockstraße 6
1939: Berlin-Prenzlauer Berg, Neue Königstraße 10
Dissertation: „Beiträge zur Aetiologie der akuten gelben Leberatrophie", München 1902

Dr. Franz Treitel war seit Juli 1919 Spezialarzt für Haut- und Harnwegserkrankungen und war nach dem Entzug seiner Kassenzulassung am 9.12.193 als Krankenbehandler ansässig. Sein weiteres Schicksal ist bisher unbekannt.

Wallfisch, Herbert, Dr. med.
geb. 18.8.1884 in Breslau oder Berlin
gest. 1942 im KZ im Osten
Approbation: 1912
Fach: Urologie/Haut- und Geschlechtskrankheiten
Familienstand: Ledig
Adresse: 1933: Breslau, Friedrich-Wilhelm-Straße 6
1935, 1937, 1939: Breslau, Steinstraße 9a
Tätigkeiten:
1912–1918 am Allerheiligen-Spital Breslau in der Dermatologischen Abteilung

Dr. Wallfisch verbrachte das letzte Jahr vor seiner Deportation in der Jüdischen Wohnungsgemeinschaft Grüssau in Schlesien. Sein Schicksal im KZ ist bisher unbekannt.

Weil, Walter, Dr. med.
geb. 8.8.1893 in Braunschweig
gest. ?
Approbation: 1920
Fach: Urologie/Haut- und Geschlechtskrankheiten
Familienstand: Verheiratet
Studium: München
Adresse:
1933, 1935, 1937: München, Sonnenstraße 24
Tätigkeiten:
1920–1924 Ausbildung an der Hautklinik München bei von Zumbusch
Dissertation: 10.2.1921

Dr. Weil war seit 1921 in München niedergelassener Arzt und führte seine Praxis bis zu seiner Emigration in die USA am 20.8.1938. Einen Monat später wurde ihm in Deutschland die Approbation entzogen. In Amerika praktizierte er weiter und war auch in der dortigen Jüdischen Gemeinde aktiv.

Weile, Friedrich Ludwig, Dr. med.
geb. 9.7.1896 in Berlin
gest. 29.11.1966 in Hadera/Israel
Approbation: 1921
Fach: Urologie/Haut- und Geschlechtskrankheiten
Familienstand: Verheiratet, 2 Kinder
Adresse:
1933: Berlin, Manteuffelstraße 56
1935, 1937: Berlin, Dresdener Straße 8
1938–1966: Hadera/Israel, Rothschild Blvd
Dissertation: „Über die Entwickelung und den heutigen Stand der Kenntnisse von der Aetiologie der Arteriosklerose mit besonderer Berücksichtigung der experimentellen Forschung", Berlin 1921

Dr. Weile besaß bereits seit 1935 eine gültige Lizenz (Nr. 2566) für Palästina, die er regelmäßig verlängerte. Doch erst im März 1938 entschlossen er und seine Familie sich für die endgültige Emigration nach Palästina. Anfang des Monats wurde ihm die Kassenzulassung entzogen. In Palästina praktizierte er weiter als Facharzt und engagierte sich im jüdischen Hilfsverein „Magen David Adom".

Weimann, Arthur, Dr. med.
geb. 10.8.1892 in Alzey/Rheinhessen
gest.?
Approbation: 1917
Fach: Urologie/Haut- und Geschlechtskrankheiten/Röntgendiagnostik und -therapie
Adresse:
1933, 1935: Saarbrücken, Bahnhofstraße 62
Tätigkeiten:
1919–1920 Ausbildung in Köln bei Dreyer
1921 Ausbildung in der Hautabteilung des Bürgerhospitals Saarbrücken

Dr. Weinmann emigrierte im Dezember 1935 nach Straßburg/Frankreich. 1957 stellte er einen Antrag auf Wiedergutmachung.

Wertheim, Siegmund, Dr. med.
geb. 6.8.1879 in Kirtorf/Hessen
gest.18.4.1962 in Johannesburg/Südafrika
Approbation: 1903
Fach: Urologie/Chirurgie
Familienstand: Verheiratet, 2 Kinder
Konfession: bis 11.9.1933 Mitglied der Jüdischen Gemeinde Hamburg
Studium: Gießen, Berlin, 1905 britisches Medizinexamen in Edinburgh/Schottland
Adresse:
1933: Hamburg, Colonaden 45
Bis 1933 Hamburg-Harvestehude, Mittelweg 121 (privat)
Tätigkeiten:
Volontär am Hamburger Tropeninstitut
Bis 1911 in Singapur tätig
Ab Mitte 1912 Chirurgischer Assistent an der Uniklinik in Straßburg
Ab 1914 stellvertretender Direktor des Landeskrankenhauses Coburg
Seit Juli 1914 ehrenamtliche Leitung der Chirurgischen Abteilung des Vereins Lazarettes des Roten Kreuzes Coburg für 7 Monate

Dr. Wertheim ging nach seinem Studium nach England, wo er sein britisches Examen ablegte und dann in der britischen Kronkolonie Singapur arbeitete. Er kehrte zur Ableistung seiner Militärdienstzeit 1911 nach Deutschland zurück. Während des Ersten Weltkrieges war er erst als unabkömmlich eingestuft, kam aber auf eigenen Wunsch 1915 an die Front, wo er u.a. als Sanitätskompanieführer eingesetzt wurde. Nach dem Krieg ließ er sich 1919 in Hamburg nieder, wo er neben seiner Praxis auch Belegbetten im Jerusalem-Krankenhaus in Eimsbüttel hatte. Neben seiner Arbeit war er u. a. Mitglied der Jüdischen Loge „B'nei B'rith" und des Ost-Asiatischen Verein Hamburg-Bremen. Bereits im Juli 1933 emigrierte Dr. Wertheim mit seiner Familie, da sein freiwilliger Militärdienst nicht für den Frontkämpferstatus anerkannte wurde. Durch sein englisches Diplom konnte er bis zum 1.7. 1952 bald wieder als Urologe praktizieren. Doch bereits am 3.11.1953 begann er gegen ärztlichen Rat wieder zu arbeiten, da er finanziell nicht über die Runden kam. Er wurde Assistenzarzt auf der Unfallstation des Edenvale Hospitals.

Wertheimer, Georg Alexander Leopold, Dr. med.
geb. 13.1.1897 in Mannheim
gest. ?
Approbation: 1922
Fach: Urologie/Haut- und Geschlechtskrankheiten
Adresse:
1933: Mannheim O 7, 8
Tätigkeiten:
1920 Ausbildung an der Hautklinik München
1921–1922 Ausbildung an der Charité-Hautklinik Berlin

Dr. Wertheimer emigrierte 1934 nach Brasilien und war 1962 in Rio de Janeiro wohnhaft.

Wieler, Adolf
geb. ?
gest. ? in Chicago
Approbation: 1911
Fach: Urologie/Haut- und Geschlechtskrankheiten
Adresse:
1933, 1935, 1937: Stuttgart, Königstraße 70

Adolf Wieler emigrierte in die USA, wo er später in Chicago verstarb.

Wiener, Kurt, Dr. med.
geb. 6.9.1891 in Liegnitz
gest. 6.5.1960 in Milwaukee /USA
Approbation: 1915
Fach: Urologie/Haut- und Geschlechtskrankheiten
Studium: 1910-1915 in Breslau
Adresse:
1933, 1935, 1937: Breslau, Blücherplatz 3
Tätigkeiten:
1919–1921 Ausbildung an der Universitätshautklinik Breslau bei Jadasohn
Privatpraxis und Leitung der Geschlechtskrankenfürsorge in Breslau

Dr. Wiener war aktiver Teilnehmer des Ersten Weltkrieges und mehrfach militärisch ausgezeichnet, u. a. mit dem Eisernen Kreuz I. & II. Klasse und dem Eiserne Halbmond, einer Auszeichnung des Osmanischen Reiches. 1936 emigrierte er nach Milwaukee in die USA und praktizierte ein Jahr später wieder. Eine Mitteilung des Breslauer Archivs gibt allerdings an, das er noch bis 1940 in Breslau in der Dahnstraße 26 gemeldet war. In Milwaukee erkrankte Dr. Wiener an chronischer Leukämie, woran er schließlich verstarb.

Wohlauer, Erich Josef

geb. 31.5.1898 in Breslau
gest. 6.12.1941 in New York/USA
Approbation: 1922
Fach: Urologie/Chirurgie
Familienstand: Verheiratet, 1 Tochter
Studium: Breslau
Adresse:
1933, 1935, 1937: Hamburg, Esplanade 6
1941: New York City, 895 Westend Avenue
Tätigkeiten:
1922 Ausbildung am Lichtenberg'schen Krankenhaus in Berlin
Seit 1927 vertretungsweise als Vertrauensarzt der Hamburger AOK tätig
Vom 1.11.1930 bis 1.6.1933 mit Vertrag dort nebenamtlich angestellt
Dissertation: „Das Gallenstein-Ileus und seine Frühdiagnose", Breslau 10.4.1922

Dr. Erich Wohlauer war seit 1926 als Facharzt für Chirurgie, Nieren- und Blasenkrankheiten in Hamburg niedergelassen. Außerdem hielt er Vorträge für den Reichsverband für Geburtenregelung und Sexualhygiene und war Vertrauensarzt bei der AOK. Nach 1933 blieb ihm nur seine stark rückläufige Praxis, die er noch bis Dezember 1933 führte. 1936 entschloss er sich zu emigrieren, u. a. hatte er ein Empfehlungsschreiben von einem Oberarzt aus dem Klinikum Eppendorf, Dr. E. Roedelius, der seinen urologischen Schwerpunkt betonte. Am 12.1.1937 wurde ein „Heimatschein" ausgestellt und er emigrierte über Holland nach New York. Dort praktizierte er 1938 als Allgemeinpraktiker. 1940 wurde sein in Deutschland gesperrtes Vermögen konfisziert.

Wohlauer (Wolter) Richard, San.-Rat Dr. med.

geb. ?
gest.?
Approbation: 1891
Fach: Urologie
Adresse:
1933, 1935: Berlin- Halensee, Kurfürstendamm 140
1937: Berlin-Charlottenburg, Berliner Straße 53

Wolff, Gerhard, Dr. med.

geb. 5.7.1890 in Berlin
gest. 18.5.1975 in Haifa/Israel
Approbation: 1914 in Freiburg im Breisgau
Fach: Urologie/Chirurgie
Familienstand: Verheiratet
Studium: Berlin, Freiburg im Breisgau
Adresse:
1933: Berlin, Ettinger Straße 89
1935: Berlin, Brunnenstraße 51
1937: Berlin, Augsburgerstraße 12
Bis 22.12.1938: Berlin-Moabit, Bredowstraße 32 (beim Bruder)
Dissertation: „Entwicklung der Technik sowie eigene Erfahrungen über die Abderhaldensche Schwangerschaftsreaktion mittels des Dialysierverfahrens", Freiburg im Breisgau 1914

Dr. Gerhard Wolff ging am 23.12.1938 nach Shanghai/China, wo er den Krieg überlebte. Ende der 1940er Jahre ging er mit seiner Familie nach Haifa/Israel.

Wolff, Moritz, San.-Rat Dr. med.
geb. 17.6.1875 in Mohrin
gest. zwischen 1933 und 1935 in Stettin
Approbation: 1898
Fach: Urologie/Haut- und Geschlechtskrankheiten
Adresse:
1933: Stettin, Mönchenstraße 23
Tätigkeiten:
1898–1900 Ausbildung in Berlin, Breslau, Frankfurt am Main

Wolffenstein, Walter, Dr. med.
geb. 20.5.1885 in Berlin
gest. ?
Approbation: 1911
Fach: Urologie/Haut- und Geschlechtskrankheiten/Röntgendiagnostik und -therapie
Familienstand: Verheiratet, 2 Kinder
Studium: Berlin
Adresse:
1933, 1935, 1937: Berlin, Kurfürstendamm 46
Dissertation: „Über die Epilepsie der Pubertätszeit", Leipzig 1911

Dr. Wolffenstein emigrierte 1938 nach Polen und von dort weiter, da er 1942 als in Mandschuko ansässig verzeichnet wurde.

Wollenberg, Heinz, Dr. med.
geb. 30.3.1882 in Posen
gest. 11.7.1942 in Berlin
Approbation: 1908
Fach: Urologie/Haut- und Geschlechtskrankheiten
Familienstand: Verheiratet in Mischehe
Konfession: konvertierte zum Evangelischen Glauben
Studium: München
Adresse:
1933, 1935, 1937, 1939: Berlin-Schöneberg, Grunewaldstraße 24
1941: Berlin, Nettelbeckstraße 26
Danach Berlin, Müchener Straße 49

Dr. Wollenberg war seit 1939 Krankenbehandler. Der seit Juni 1919 niedergelassene Facharzt war durch seine Mischehe einer der privilegierteren Berliner Urologen, da ihn nicht alle antijüdischen Verordnungen in der gesamten Strenge betrafen.

Zehden, Arthur, Dr. med.
geb. 15.8.1882 in Berlin
gest. ?
Approbation: 1906
Fach: Urologie/Haut- und Geschlechtskrankheiten
Adresse:
1933, 1935, 1937: Berlin-Charlottenburg, Kantstraße 135
Tätigkeiten:
1908–1914 Ausbildung an der Berliner Charité bei Lesser
1919–1920 Ausbildung an der Berliner Charité bei Arndt

Das Schicksal von Dr. Zehden ist bisher unbekannt.

Zippert, Ludwig, Dr. med.
geb. 1.11.1865 in Lautenburg
gest. ?
Approbation: Juni 1892
Fach: Urologie/Haut- und Geschlechtskrankheiten
Familienstand: Verheiratet, 1 Kind
Studium: Berlin
Adresse:
1933: Berlin, Uhlandstraße 29 (privat)
1933, 1935: Ambulatorium: Friedrichstraße 169
1935: Berlin-Charlottenburg, Niebuhrstraße 77
1937: Berlin, Friedrichstraße 73
Dissertation: „Ein mit crises gastriques beginnender Fall von Tabes dorsalis, compliciert durch Hysterie", Berlin 1889

Dr. Zippert emigrierte am 14.4.1939 nach London/Großbritannien.

Zweig, Ludwig, Dr. med.
geb. 19.1.1883 in Dortmund
gest. ?
Approbation: 1909
Fach: Urologie/Haut- und Geschlechtskrankheiten/Röntgendiagnostik
Adresse:
1933: Dortmund, Ludwigstraße 3
1935, 1937: Dortmund, Brückstraße 44
Tätigkeiten:
Ausbildung an der Charité Berlin und an der Hautklinik der Städtischen Krankenanstalten Dortmund

Dr. Zweig emigrierte am 19.81939 nach Santiago de Chile/Chile.

Liste der jüdischen Urologen, geordnet nach Orten

Augsburg
Raff, Julius

Bad Homburg/Obertaunuskreis
Schwarzschild, Ludwig

Bad Wildungen
Kaufmann (ab 1937 Kauffmann), Albert

Berlin
Aber, Max
Alexander, Arthur
Arnheim, Alfred
Badrian, Max
Balog, Ladislaus
Baum, Julius
Baumann, Franz Julius A.
Bernhard, Siegfried Saul
Bessunger, August
Bitschai, Jacob
Bloch, Werner
Bodlaender, Hans
Bonin, Hans
Brückmann, Erwin
Buschke, Abraham
Casper, Leopold
Cassel, Josef
Chajes, Benno
Cohn, Hendryk
Cohn, James
Cohn, Bruno
Colman, Herbert
Croner, Willy (Wilhelm)
Dosquet, Wilhelm
Elpern, Max
Ephraim, Hermann
Feilchenfeld, Ernst
Friedländer, Wilhelm
Gellmann, Jakob
Großmann, Walter
Grünberg, Julius (Grüneberg)
Heimann, Erich
Heldt, Walther
Hellmann, Johanna
Herz, Max
Heymann, Georg
Hirschlaff, Feodor
Israel, Wilhelm James Adolph (William James)
Italiener, Harry
Jacobsohn, Friedrich Wilhelm
Jacobsohn, Georg
Jacobsohn, Julius
Jacoby, Max
Joachim, Hermann
Joseph, Alfred
Joseph, Eugen
Kantorowicz, Alphons
Karo, Wilhelm
Katzenstein, Sally (Salli)
Knopf, Hans, Berlin
Ledermann, Reinhold
Lehmann, Ernst
Levi, Julius
Levi, Siegfried
Lewin, Arthur
Lewin, Julius
Lewinsky, Hermann (Herman James)
Lewy, Erich Alexander
Lichtenberg, Alexander von
Lilienthal, Elieser Leopold
Lindenheim, Hans Kurt
Lippmann, Adolf
Lipschitz, Fritz
Loeffler, Dagobert D.

Loewenthal, Max
Mattissohn, Magnus
Michaelis, Wolfgang Viktor Michael
Moses, Felix
Mühsam, Eduard
Oelsner, Georg
Opfer, Felix
Ostwald, Eugen
Peiser, Bruno
Picard, Edwin
Picard, Herbert
Pinner, Hans
Portner, Ernst
Rappaport, Moritz
Rauschmann, Max
Reinsberg, Leopold
Rosenbaum, Ernst
Rosenbaum, Jermy
Rosenthal, Oskar
Rothschild, Alfred
Rund, Eugen, Berlin
Sauer, Hans von
Schaaf, Georg
Schattmann, Willy Robert
Schindler, Richard
Schirokauer, Hans
Schmeidler, Heinz
Schwarz, Otto
Schwerin, Alfred
Schwerin, Paul
Segall, Georg
Siedner, Erich
Sklarz, Ernst
Sternglaß, Joseph
Stutzin, Joseph
Treitel, Franz
Weile, Friedrich Ludwig
Wohlauer (Wolter), Richard
Wolff, Gerhard, Berlin
Wolffenstein, Walter
Wollenberg, Heinz
Zehden, Arthur
Zippert, Ludwig

Bielefeld
Holländer, Alfred

Bonn
Lichtenstein, Salomon

Braunschweig
Spanjer- Herford, Richard

Bremen
Nussbaum, Oskar

Breslau
Boß, William
Koehler, Max
Markiewitz, Bruno
Prager, Ernst
Pinczower, Adolf
Scharlam, Hendryk
Spitzer, Rudolf
Strauß, Ludwig
Wallfisch, Herbert
Wiener, Kurt

Chemnitz
Gutmann, Ernst
Müller, Ernst Martin

Crimmitschau
Boas, Kurt

Danzig
Michelsen, Fritz
Nadel, Bernhard

Darmstadt
Isaak, Leo

Dessau
Callomon, Fritz

Dortmund
Zweig, Ludwig

Dresden
Cohn, (Alfred) Martin
Galewsky, Eugen Emanuel
Gerson, Dora
Oppenheim, Erwin (Oppenheimer eigentlich)

Düsseldorf
Bardach, Kurt
Bender, Max
Cohn, Karl
Schöndorff, Walter

Essen
Bielski, Hans
Hammerschlag, Louis

Frankfurt am Main
Berg, Georg
Bloch, Arthur
Doctor, Ernst
Fath, Ludwig
Frank, Wilhelm Gustav
Herxheimer, Hans
Kahn, Ferdinand
Kaufmann, Raphael
Löwenthal, Adolf
Oppenheimer, Rudolf

Frankfurt an der Oder
Pinner, Max

Freiburg im Breisgau
Pollok, Hans

Gelsenkirchen
Glaser, Otto
Löwenthal, Richard

Gera
Salomon, Oskar

Gleiwitz
Biberstein, Friedrich

Halle a. d. Saale
Gallinek, Alfred

Hamburg
Einzig, Joseph Otto
Fränkel, Ernst
Fürst, Moritz
Haas, Wilhelm
Lührse, Friedrich (Ernst Friedrich Walter)
Rosenberg, Paul
Wertheim, Siegmund
Wohlauer, Erich Josef

Herford
Rosenberg, Willi

Jüterbog
Posner, Hans

Karlsruhe
Rosenberg, Walter

Kassel
Amster, Siegfried
Bernstein, Moritz
Homberger, Otto

Koblenz
Salomon, Oskar

Kolberg
Löwenberg, Paul

Köln
Honigbaum, Max
Kuznitzky, Martin
Loeb, Richard
Roseno, Alfred
Spiegel, Adolf

Königsberg
Cohn, Theodor
Fabian-Grumach, Lene
Fürst, Curt
Jaruslawsky, Willy
Jessner, Kurt

Krefeld
Ascher, Ernst

Leipzig
Abelsohn, Hans
Danziger, Felix Salo
Goldmann, Hans Hirschel Tobias
Haas, Moses Manfred
Kaiser, Siegmund
Morgenstern, Arthur

Ludwigshafen
Mohr, Heinrich

Magdeburg
Liffgens, Leopold
Schattmann, Willy
Schlein, Otto Joseph

Mannheim
Koblenzer, Arthur
Rosenburg, Albert
Wertheimer, Georg Alexander Leopold

Mönchengladbach
Kretzmer, Eugen

München
Beer, Heinrich
Cohen, Willy
Gilde, Samuel Abraham
Goetzel, Elias Emil
Kupfer, Martin
Levi, Max
Marcus, Louis Albert
Oster, Armand
Weil, Walter

Neiße
Ledermann, Karl Gerhard

Nowawes
Reiter, Wilhem

Nürnberg
Bernkopf, Martin
Dannheisser, Fritz
Frank, Hermann
Goldenberg, Theodor
Katz, Theodor Delwin
Piorkowsky, Karl
Rodler, Karl

Offenbach
Reis, Julius
Simonsohn, Alfred

Osnabrück
Loewenstein, Alfred

Saarbrücken
Levita, Otto
Lissauer, Max- Joseph
Weinmann, Arthur

Schweinfurt
Hirsch, Max

Stettin
Jarecki, Max
Oppenheim, Alfred
Wolff, Moritz

Stuttgart
Bär, Ernst
Karpeles, Sigmund
Kron, Martin
Ries, Karl
Wieler, Adolf

Trier
Nahm, Erich

Wiesbaden
Bender, Ernst
Harry, Felix
Loeb, Edmund
Strauß, Arthur (Artur Alex)

Worms
Nickelsburg, Leopold

Wuppertal
Ollendorf, Hans
Oswald, Carl

Ausgewählte Quellen 1933–1944

Einwohnermeldekartei des Münchner Urologen Dr. Walter Weil. In der Kartei wird seine Ausreise nach Amerika am 20.8.1938 vermeldet. Stadtarchiv München, Meldekarten: StadtMü EWK 65 W 468, mit freundlicher Genehmigung Stadtarchiv München.

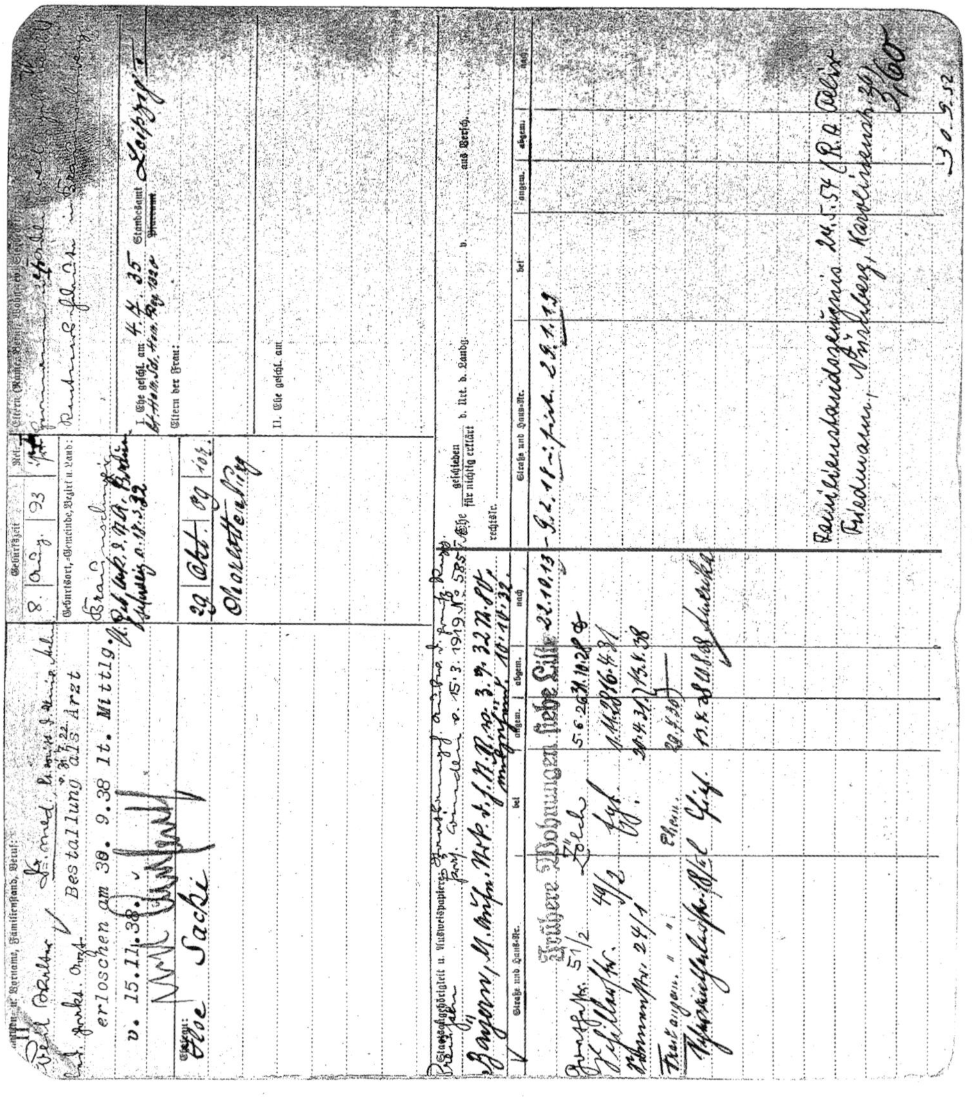

Familien- und Vornamen der Kinder:	Tag	Monat	Jahr	Bezirk und Land	Religion	unehelich — legitimiert — ehelich erklärt — verheiratet usw.

Aufenthaltsverh. der letzten Jahre, Abzugsbesch., Aufenthaltszweck

1. 22.10.1913 — Zu. — 9.2.18

Br. Bernburg a/Saale A. Ug. v. 5.7.35.

Allgem. Vormerkungen:

Z. v. 29.1.19

Ausgestellte Ausweispapiere:

Kp. 3.8. Zg.

A. V. 7.4.33 Ab. 7.33

Ca. 4.4.34

Bdo. Heud 14.4.34

" " 21.10.34

24. Juni 1938

Verweise auf Akten:

Kartenanlage am: 12.3.28

Unterschrift am:

Polizeimeldebogen des Münchner Urologen Dr. Walter Weil.
Dieser Meldebogen wurde seit dem Beginn seines Studiums der Medizin im Oktober 1913 geführt.
Stadtarchiv München, Polizeimeldebögen: StadtMü PMB W 107, mit freundlicher Genehmigung Stadtarchiv München.

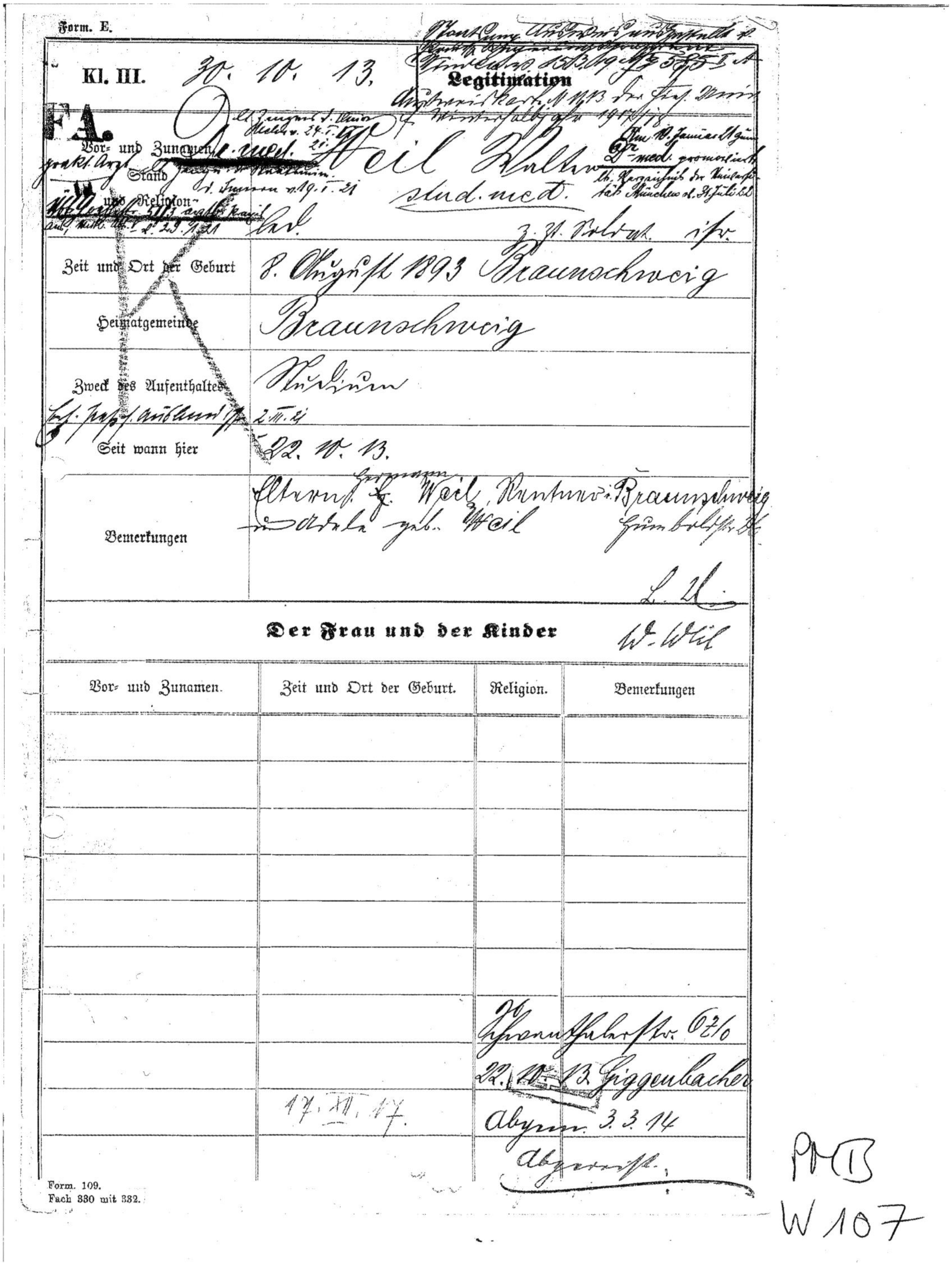
Form. E.

Kl. III. 30. 10. 13.

Legitimation

Vor- und Zunamen	Weil Walter
Stand und Religion	stud. med.
Zeit und Ort der Geburt	8. August 1893 Braunschweig
Heimatgemeinde	Braunschweig
Zweck des Aufenthaltes	Studium
Seit wann hier	22. 10. 13.
Bemerkungen	Eltern: Weil, Rentner, Braunschweig; Adele geb. Weil

W. Weil

Der Frau und der Kinder

Vor- und Zunamen.	Zeit und Ort der Geburt.	Religion.	Bemerkungen
	17. XI. 17.		22. 10. 13 Giggenbacher Abgem. 3. 3. 14 Abgereist.

Form. 109.
Fach 330 mit 332.

PMB W 107

Wohnung.	Wohnung.
Schillerstr. 15/1	
22.4.14. b. Krach.	
abg. 23.7.14. n. Braunschweig.	
Landwehrstr. 69/1	
3.12.17. b. Kammreuther	
abg. 9.2.18. n. Erlangen	
[illegible] bis 15.2.18 [illegible]	
[illegible] Carl	
[illegible]str. 30/3	
29.1.19 b. Weirauer	
Landwehrstr. 12/2	
20.6.19 Pietrzack	
abgem. 2.10.19	
Goethestr. 51/3	
3.10.19 – Pens. Bavaria	
abgem. 4.4.21	
Uhlandstr. 2	
5. April 1921 b. Josefsohn	
Abt. V am 5.4.21 mitgeteilt.	
abgem. 4.11.21	
Schwanthalerstr. 51/3	
3.11.21 b. Horning	
Abt. V am 4.11.21 mitgeteilt	
abgem. 4.5.26	
Brunnerstr. 8 (mitg. 18.5.26)	
12.5.26 – Pens. Kuhne	
abgem. 8.6.26	
Goethestr. 51/2 II	
5.6.26 b. Fölsch	

Karte angelegt am [illegible]

Bestattungsschein des Berliner Urologen Prof. Dr. Eugen Joseph. Prof. Joseph wurde nach seinem Suizid am 24.12.1933 auf dem Berliner Jüdischen Friedhof Weißensee beigesetzt.

Name: Joseph Eugen

Nr. 88788

Stand	Professor Dr.
Wohnung	Kaiser Allee 208
Geboren am	26. 4. 1879
Gestorben am	24. 12. 1933
Beerdigt am	14. 1. 1934
Feld	L Abteilung 2
Reihe	
Erbbegräbnis	2775
Bemerkungen	Asche

Dr. Rudolf Oppenheimer war bis 1937 Chefarzt der Urologischen Abteilung am Frankfurter Israelischen Krankenhaus gewesen. Im Jüdischen Gemeindeblatt der Stadt gab er die Verlegung seiner Praxis bekannt. „Jüdisches Gemeindeblatt für Frankfurt, Nr 2" (1937).

Nr. 2 Gemeindeblatt Seite 87

Staatlich geprüfte Kindergärtnerinnen

Hortnerinnen und Jugendleiterinnen

Gustel Joshua
Kindergarten 9—12. Kinder werden abgeh u.gebr Bastelkurse f. Schulkind. Dienst. u. Donnerst.-Nachm. Tel. 58580
Oederweg 106 am Holzhausenpark

Mirjam Knopf
Rückertstrasse 48

Elly Lantos, *Jugendleiterin*
Kindergarten tägl. 1/210-12, **Hort** 1/23-6 (Schulaufgaben, Spaziergänge, Bastelarbeit) **Handfertigkeitskurse** 2 x wöchentlich für Knaben u. Mädchen 4–6 Uhr
Unterlindau 21 benutzt Tel. 78510

Leni Sänger
Kindergarten
Hölderlinstraße 12
Telefon 45506

Liesel Scheidt
Spielkreis vorm. 9-12 1/2, 3 x nachm. 3 1/2-6 1/2 ev. 5 x nachm. Kinder werden geh. u. gebr.
Lersnerstr. 30a p. Tel. 52051
Geg. Opernpl. Eschenh. Turm, Holzh.-Park

Irma Wolf
Kindergarten von 9—12 Uhr
BLEICHSTRASSE 8

Lilly Wolff Jugendleiterin
Frankfurt am Main
Freiherr vom Steinstr. 16, II.
Telefon 76238

Fanny Werner/Lilly Wolff
Kindergarten tägl. 9-12 (Kind. w. geh. u. gebr. **Bastelkurse** f. Schulkinder nachm. 3—6 sow. Beaufsicht. d. Schularbeit. Gr. Garten.
Böhmerstr. 23 **Tel. 55193.**

Ilse May
Privatspielkreis tägl. von 9–12 Uhr vorm. Dienst. u Freit. v 4—6 1/4 Uhr nachm. Bastelkurs f. Schulkinder Mittwoch nachm.
Eschersheimer Landstr. 433 pt. Tel. 76028

Irma Dresdner
Bastelkurse und Gesellschaftsspiele Schularbeitenanleitg. 3 Std. zwisch. 3—7 auch tageweise
BLEICHSTR. 8pt Tel. 23912

Inserate haben Erfolg!

Amalie Vogel
Kindergarten, auch Tagesheim für Kinder berufstätiger Mütter.
Königswarterstr. 24

Arztanzeigen und Behandlungs-Institute

Alice Kadisch
ärztlich geprüft
FUSSPFLEGE
Entfernen v. Hühneraugen u. Hornhaut
MASSAGE
Cronbergerstr. 25 Tel. 76533

Praxis verlegt nach
Grüneburgweg 23 a
Dr. FRITZ WEINBERG
Nervenarzt
Sprechstunde: 4 bis 7 1/2

Ich habe meine Praxis wieder aufgenommen.
Sprechstunden:
Montag bis Freitag 4–6 Uhr
Dr. Sidney Lilienfeld
Facharzt für Chirurgie
Leerbachstr. 10

Pick & Oestreicher
Gegr. 1891
Fahrgasse 113 Goethestr. 13
Spezialhaus für Hygiene
Moderne Fusspflege
Gummiwaren — Aerztebedarf

Lehrkurse
Kosmetisches Institut
SOPHIE STERN
T. 24016 Schillerstr. 30 I. (Schillerhof)

Habe Sprechstunde
9—1, 3—1/2 7
BELLA OPPENHEIMER
staatl. gepr. Dentistin
Goethestr. 34 · Tel. 21678

Praxis verlegt
vom Isr. Krankenhaus nach
Horst Wesselplatz 4 I.
Sprechstunde 1/2 11—1 Uhr Tel. 55110
Dr. Rud. Oppenheimer
Leitender Arzt der Abteilung f. Nieren- u. Blasenkrankheiten am Krankenhaus der Israel. Gemeinde Frankfurt a. M

Von der Reise zurück
Prof. BERBERICH
Facharzt für
Hals-, Nasen- u. Ohrenkrankheiten
BOCKENHEIMER ANLAGE 36

Zu allen Krankenkassen zugelass.
Theo Lind, Eckenheimer Landstraße 307, pt.
staatl. gepr. Masseur und Heilgymnast. Massage — Heißluftbehandlung — Fußpflege Gem.-Benutzt Telefon 56511 Mitglied

Der Salon für Gesichts-, Hand- u. Fusspflege, Höhensonne, Haarentfernung durch Diathermie
Selma Wertheimer
ärztlich geprüft — Pfingstweidstr. 14 I. Telefon 44531. — Unverbindl. Beratung Vorherige Anmeldung erwünscht.

Arztanzeigen gehören in das Gemeindeblatt

Von der Reise zurück
Dr. med. Th. Plaut
Facharzt für
Magen- und Darmkrankheiten

Von der Reise zurück
Dr. Lise Salin
Aerztin
Bockenheimerlandstraße 69
3—5, Sa. 11—1 · Tel. 71654

Verlangen Sie unsere Anzeigen-Preisliste

ERICH SONNTAG
RÖNTGENBEDARF
BERLIN-LICHTERFELDE
HINDENBURGDAMM 11
Sammelnr. 63 Lichterfelde 7138
Verlangen Sie bitte unverbindliches Angebot.
Spesenfreier Versand innerhalb Deutschlands

Krankenversicherung
bis 75 Jahre ohne Untersuchung
Einzelvers. ab 6.— Mk., Familienvers. ab 9.— Mk.
Operationskosten und Krankenhaus 2. od. 3. Kl.
je nach Tarif, 100% Erstattung
Hans Schwarz Gr. Bockenheimerstr. 29, I. Telefon 23977

DAMENBART
entfernt durch Diathermie d Electrolyse, **für immer narbenfrei,** Erfolg garantiert. Behandlg. 1/2 Stunde Mk. 3.—
A. TH. GOEDICKE
ärztlich geprüfte Spezialistin
Kaiserhofstraße 16, I. Telefon 24434
Samstags geschlossen

PARFUMERIE
LOTTE GARDE
FRANKFURT (MAIN)
gegenüber dem Hauptbahnhof
Fernruf 34687 Bürohaus Engl. Hof

Von der Reise zurück
Dr. med. Ernst Metzger
AUGENARZT
Mainzerlandstrasse 5

Bescheinigung für den Hamburger Urologen Dr. Wertheim über seinen freiwilligen Dienst im DRK Lazarett von Coburg zu Beginn des Ersten Weltkrieges.
StAHH Amt für Wiedergutmachung 351-11 AfW 4222, mit freundlicher Genehmigung Staatsarchiv Hamburg.

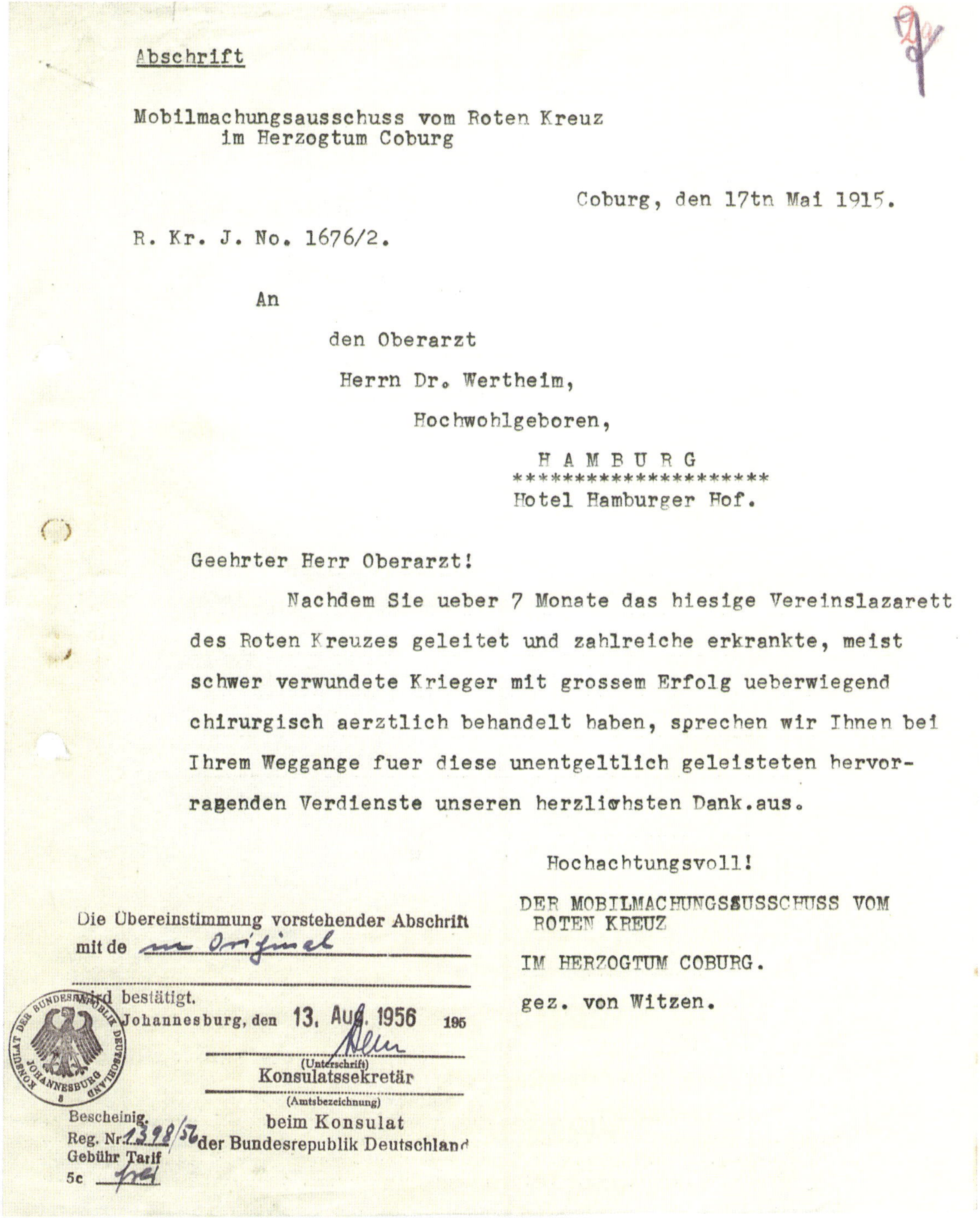

Abschrift

Mobilmachungsausschuss vom Roten Kreuz
im Herzogtum Coburg

Coburg, den 17tn Mai 1915.

R. Kr. J. No. 1676/2.

An

den Oberarzt

Herrn Dr. Wertheim,

Hochwohlgeboren,

H A M B U R G
****
Hotel Hamburger Hof.

Geehrter Herr Oberarzt!

Nachdem Sie ueber 7 Monate das hiesige Vereinslazarett des Roten Kreuzes geleitet und zahlreiche erkrankte, meist schwer verwundete Krieger mit grossem Erfolg ueberwiegend chirurgisch aerztlich behandelt haben, sprechen wir Ihnen bei Ihrem Weggange fuer diese unentgeltlich geleisteten hervorragenden Verdienste unseren herzlichsten Dank.aus.

Hochachtungsvoll!

DER MOBILMACHUNGSAUSSCHUSS VOM
ROTEN KREUZ

IM HERZOGTUM COBURG.

gez. von Witzen.

Die Übereinstimmung vorstehender Abschrift mit de m Original
wird bestätigt.
Johannesburg, den 13. Aug. 1956
(Unterschrift)
Konsulatssekretär
(Amtsbezeichnung)
beim Konsulat
der Bundesrepublik Deutschland

Bescheinig. Reg. Nr. 1398/56
Gebühr Tarif 5c frei

Konsulat der Bundesrepublik Deutschland Johannesburg

Bescheid über die zu zahlende „Judenvermögensabgabe“ des Hamburger Urologen Dr. Wohlauer.
StAHH Amt für Wiedergutmachung 351-11 AfW 21544.

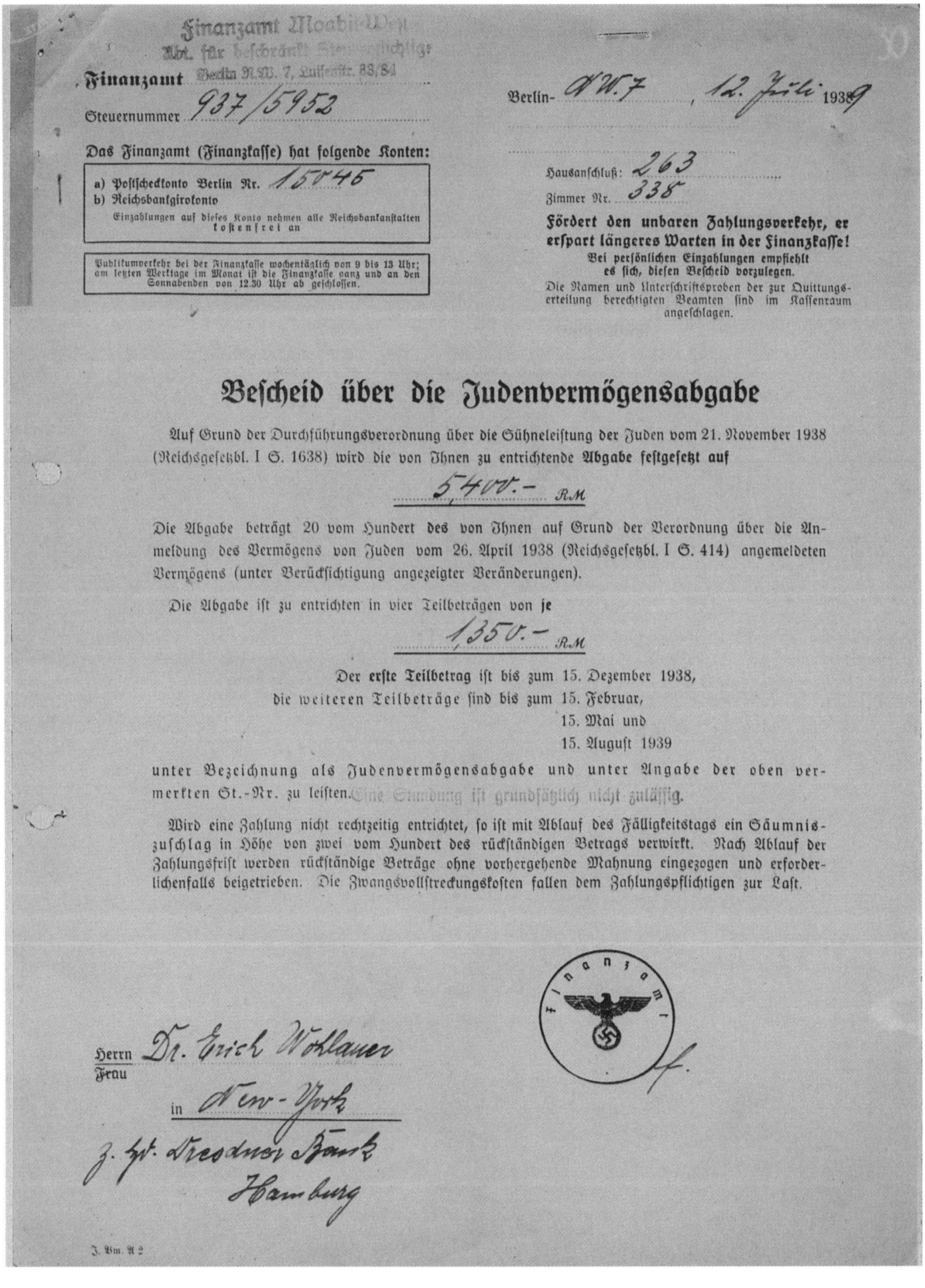

Finanzamt Moabit-West
Abt. für beschränkt Steuerpflichtige

Finanzamt Berlin N.W. 7, Luisenstr. 83/84

Steuernummer 937/5952

Berlin- NW. 7, 12. Juli 1939

Das Finanzamt (Finanzkasse) hat folgende Konten:

a) Postscheckkonto Berlin Nr. 15846
b) Reichsbankgirokonto
Einzahlungen auf dieses Konto nehmen alle Reichsbankanstalten kostenfrei an

Publikumverkehr bei der Finanzkasse wochentäglich von 9 bis 13 Uhr; am letzten Werktage im Monat ist die Finanzkasse ganz und an den Sonnabenden von 12.30 Uhr ab geschlossen.

Hausanschluß: 263
Zimmer Nr. 338

Fördert den unbaren Zahlungsverkehr, er erspart längeres Warten in der Finanzkasse!
Bei persönlichen Einzahlungen empfiehlt es sich, diesen Bescheid vorzulegen.
Die Namen und Unterschriftsproben der zur Quittungserteilung berechtigten Beamten sind im Kassenraum angeschlagen.

Bescheid über die Judenvermögensabgabe

Auf Grund der Durchführungsverordnung über die Sühneleistung der Juden vom 21. November 1938 (Reichsgesetzbl. I S. 1638) wird die von Ihnen zu entrichtende **Abgabe festgesetzt auf**

5400.- RM

Die Abgabe beträgt 20 vom Hundert **des** von Ihnen auf Grund der Verordnung über die Anmeldung des Vermögens von Juden vom 26. April 1938 (Reichsgesetzbl. I S. 414) angemeldeten Vermögens (unter Berücksichtigung angezeigter Veränderungen).

Die Abgabe ist zu entrichten in vier Teilbeträgen von **je**

1350.- RM

Der **erste Teilbetrag** ist bis zum 15. Dezember 1938,
die weiteren Teilbeträge sind **bis** zum 15. Februar,
15. Mai und
15. August 1939

unter Bezeichnung als Judenvermögensabgabe und unter Angabe der oben vermerkten St.-Nr. zu leisten. ~~Eine Stundung ist grundsätzlich nicht zulässig.~~

Wird eine Zahlung nicht rechtzeitig entrichtet, so ist mit Ablauf des Fälligkeitstags ein Säumniszuschlag in Höhe von zwei vom Hundert des rückständigen Betrags verwirkt. Nach Ablauf der Zahlungsfrist werden rückständige Beträge ohne vorhergehende Mahnung eingezogen und erforderlichenfalls beigetrieben. Die Zwangsvollstreckungskosten fallen dem Zahlungspflichtigen zur Last.

Finanzamt

Herrn ~~Frau~~ Dr. Erich Wohlauer

in New-York

z. Hd. Dresdner Bank
Hamburg

J. Bm. A 2

**Bescheide an die Hamburger Ärztekammer über die Praxisverlegung und den Entzug der Bestallung des Hamburger Dr. Fürst.
StAHH 352-10 Gesundheitsverwaltung Personalakten Nr. 97, mit freundlicher Genehmigung Staatsarchiv Hamburg.**

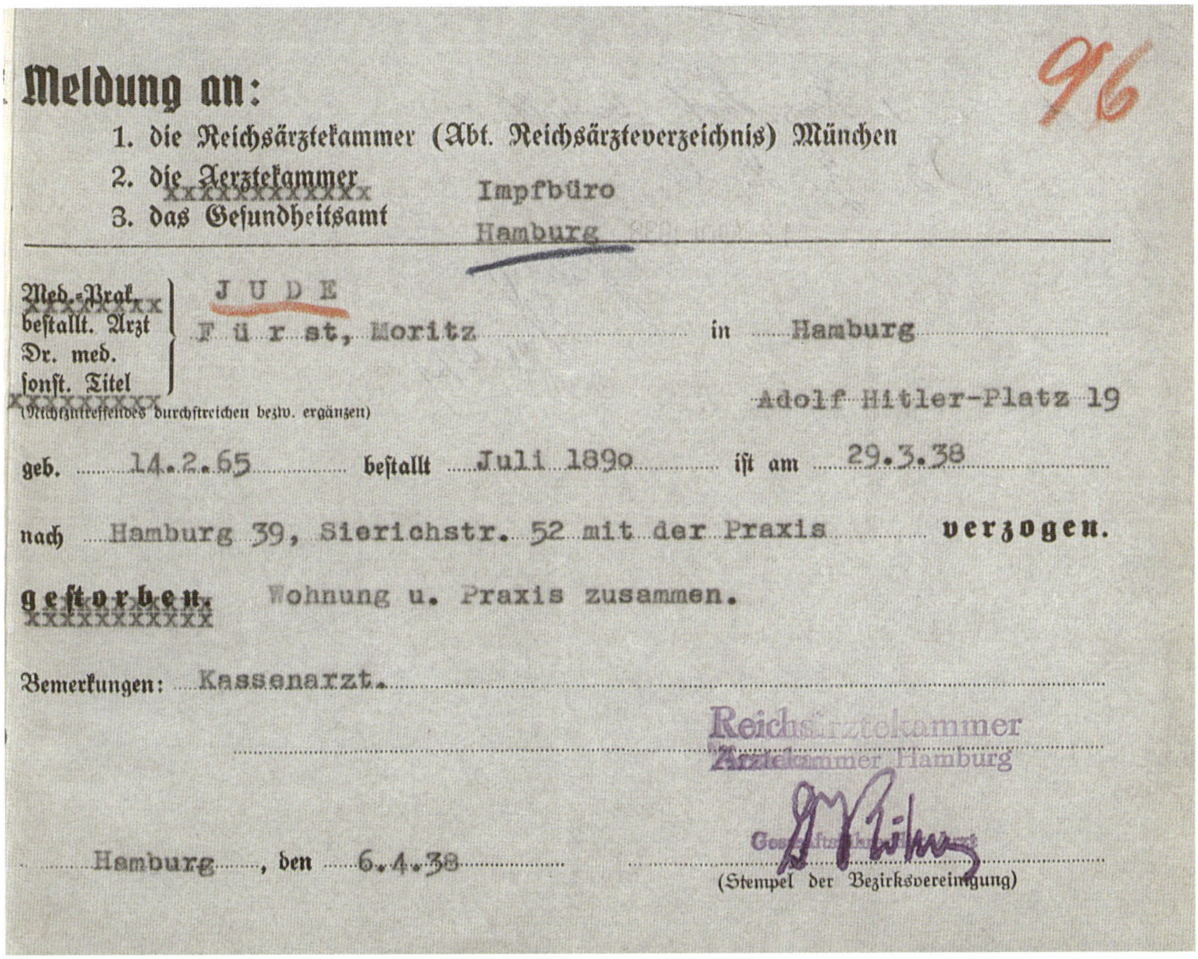

96

Meldung an:

1. die Reichsärztekammer (Abt. Reichsärzteverzeichnis) München
2. die ~~Aerztekammer~~ XXXXXXXXXXX Impfbüro
3. das Gesundheitsamt Hamburg

~~Med.-Prakt.~~ XXXXXXXX
bestallt. Arzt
Dr. med.
sonst. Titel XXXXXXXXX
(Nichtzutreffendes durchstreichen bezw. ergänzen)

JUDE

Fürst, Moritz in Hamburg

Adolf Hitler-Platz 19

geb. 14.2.65 bestallt Juli 1890 ist am 29.3.38

nach Hamburg 39, Sierichstr. 52 mit der Praxis **verzogen.**

~~gestorben.~~ XXXXXXXXXX Wohnung u. Praxis zusammen.

Bemerkungen: Kassenarzt.

Reichsärztekammer
Ärztekammer Hamburg

Hamburg, den 6.4.38

(Stempel der Bezirksvereinigung)

Meldung an:

1. die Reichsärztekammer (Abt. Reichsärzteverzeichnis) München
2. die Aerztekammer XXXXXXXXXXXX Impfbüro
3. das Gesundheitsamt Hamburg
4. Hauptamt für Volksgesundheit

5. Kreisamt für Volksgesundheit

Med.-Prakt. XXXXXXXX
bestallt. Arzt
Dr. med.
sonst. Titel XXXXXXX
(Nichtzutreffendes durchstreichen bezw. ergänzen)

JUDE
Fürst, Moritz in Hamburg 39

Sierichstr. 52

geb. 14.2.1865 bestallt Juli 1890 ist am XXX mit dem 30.9.38

nach ... verzogen. XXXXXXXX
XXX die Bestallung erloschen.
gestorben. am: XXXXXXXXXXXXX

Personalakten abgegeben am: XXXXXXXXXXX an: ist bei uns abgelegt.

Bemerkungen: bisher Kassenarzt.

Reichsärztekammer
Ärztekammer Hamburg

Hamburg, den 14. Oktober 1938

(Stempel der Bezirksvereinigung)

Mitteilungen über das Ausscheiden von Geheimrat Leopold Casper und Prof. Eugen Joseph aus der Zeitschrift für Urologie, aus „Zeitschrift für Urologie, Band 27“ (Georg Thieme Verlag, 1933), Eugen Joseph Seite 514, Leopold Casper Seite 659, Repro Pugge.

ZEITSCHRIFT FÜR UROLOGIE

ORGAN DER DEUTSCHEN GESELLSCHAFT FÜR UROLOGIE
UND DER BERLINER UROLOGISCHEN GESELLSCHAFT

HERAUSGEGEBEN VON

W. ANSCHÜTZ-KIEL / A. BIER-BERLIN / V. BLUM-WIEN / A. DÖDERLEIN-MÜNCHEN / E. ENDERLEN-HEIDELBERG / S. P. FEDOROW-LENINGRAD R. FRONSTEIN-MOSKAU / H. v. HABERER-KÖLN / J. v. HOCHENEGG-WIEN R. HOTTINGER-ZÜRICH / G. ILLYES-BUDAPEST / O. KNEISE-HALLE a. S. F. KÖNIG-WÜRZBURG / F. KROISS-WIEN / P. MORAWITZ-LEIPZIG R. PASCHKIS-WIEN / E. PAYR-LEIPZIG / G. PRAETORIUS-HANNOVER O. RINGLEB-CHARLOTTENBURG / G. ROST-FREIBURG / K. SCHEELE-ESSEN F. SCHLAGINTWEIT-MÜNCHEN / C. R. SCHLAYER-BERLIN / H. SCHLOFFER-PRAG / F. VOLHARD-FRANKFURT a. M. / K. ZIELER-WÜRZBURG

SCHRIFTLEITUNG:

H. BOEMINGHAUS-MARBURG / L. KIELLEUTHNER-MÜNCHEN / E. PFLAUMER-ERLANGEN / E. REHN-FREIBURG i. Br. / H. RUBRITIUS-WIEN / V. SCHMIEDEN-FRANKFURT a. M.

BAND XXVII

MIT 190 ABBILDUNGEN UND 11 KURVEN

1 9 3 3

VERLAG VON GEORG THIEME, LEIPZIG

Herr Geheimrat Casper, der langjährige verdienstvolle Schriftleiter dieser Zeitschrift, hat sich veranlaßt gesehen; die Redaktion niederzulegen. In den langen Jahren seiner redaktionellen Tätigkeit hat Herr Geheimrat Casper die Entwicklung und den Ausbau der Zeitschrift verantwortungsvoll und unermüdlich gefördert. Seiner Initiative ist es gelungen, die Zeitschrift zum führenden Fachorgan aufzubauen. Es ist eine ehrenvolle Pflicht, Herrn Geheimrat Casper an dieser Stelle aufrichtigen Dank auszusprechen.

SCHRIFTLEITUNG UND VERLAG

Mitteilung

Herr Prof. Joseph scheidet durch die Neuordnung der medizinischen Presse mit dem 1. Juli 1933 aus der Zeitschrift für Urologie aus. Wir bedauern sein Ausscheiden aufs tiefste, denn er war uns ein treuer Mitarbeiter, dem es mitzuverdanken ist, daß die Zeitschrift das wissenschaftliche Niveau erreicht hat, dessen sie sich allgemein erfreut. Seine steten sachkundigen Anregungen und sein unentwegtes Bemühen, die Zeitschrift mit wissenschaftlichem Material zu versehen, hat unsere vollste Anerkennung gefunden. Indem wir ihm unsern herzlichen Dank aussprechen, hoffen wir, daß er uns als Mitarbeiter und Förderer der von ihm so erfolgreich bearbeiteten Urologie treu bleiben wird.

An seine Stelle tritt Herr Prof. Boeminghaus in die Redaktion ein.

Redaktion und Verlag
der Zeitschrift für Urologie.

Mitteilung

Der Vorsitzende der deutschen Gesellschaft für Urologie sieht sich veranlaßt, die für Oktober 1933 in Aussicht genommene Tagung auf unbestimmte Zeit zu verschieben, da aus der Liste der bisher angemeldeten Vorträge zu schließen ist, daß keine genügende Anzahl von Teilnehmern zu erwarten wäre, um einen ersprießlichen Verlauf der Tagung zu gewährleisten.

Wien, im Juli 1933. Rubritius.

Erich Lexer: Die Eingriffe zur Unfruchtbarmachung des Mannes und zur Entmannung, aus dem Kommentar zum „Gesetz zur Verhütung erbkranken Nachwuchses" von Rüdin, Gütt und Ruttke, jeweils aus der ersten und zweiten Auflage (J. F. Lehmanns Verlag, 1934), Repro Pugge.

Die Eingriffe zur Unfruchtbarmachung des Mannes und zur Entmannung

Mit 3 Abbildungen

Von

Erich Lexer, München

Die Sterilisation erfordert die Durchschneidung der Samenleiter, die völlige Entmannung die Kastration. Abgesehen von der genauen Befolgung aller heutigen Operationsregeln sind anatomische Kenntnisse Vorbedingung für jeden Eingriff.

I

Die Durchschneidung des Samenleiters (Vas deferens), Vasotomie. Der Samenstrang, der von einer bindegewebigen Hülle zusammengefaßt wird und außer dem Samenleiter noch Gefäße und Nerven enthält, verläßt durch die äußere Leistenpforte die Bauchwand. Der untere Pfeiler dieses Tores ist das Leistenband, das leicht zu tasten ist, wenn nicht ein dickes Fettpolster vorhanden ist oder gar eine Leistenkanalhernie neben dem Samenstrang die Bauchhöhle durch die Leistenpforte verläßt. Schräg wie das Leistenband verläuft, ist auch das Tor gestellt, dessen oberer Pfeiler von der Aponeurose des M. obliquus abd. extern. gebildet wird. Unmittelbar durch die Haut ist die Leistenpforte kaum zu fühlen. Man muß die Hodensackhaut von unten mit dem tastenden Finger einstülpen, um sie oberhalb des Leistenbandes zu erreichen. Sodann fühlt man einen nach oben und außen bogenförmig geschlossenen Spalt, in den normalerweise nur die Spitze des kleinen Fingers einzudringen vermag. Nur bei Bruchanlagen oder vorhandenem Leistenbruch ist diese Pforte vergrößert.

Im Bereich der Leistenpforte sucht man den Samenstrang auf. Dazu ist, je nach der Dicke des Fettpolsters, ein etwa 10 cm langer Schnitt nötig, der in der gleichen schrägen Richtung wie die Fasern der Aponeurose des äußeren schrägen Bauchmuskels, also von außen oben nach unten innen verläuft. Er beginnt dicht an dem Punkt, den der Finger als obere Begrenzung der Leistenpforte festgestellt hat. Im unteren Wundwinkel bemerkt man im Fettgewebe, das glatt zu durchschneiden ist, eine Vene, welche vom Mons veneris von innen oben zur V. saphena mj. nach außen herabsteigt. Diese Vene ist mit der Gefäßnadel doppelt zu umstechen und zu unterbinden, bevor sie durchtrennt wird. Verletzt man sie vorher, so werden die anatomischen Verhältnisse durch die Blutung unklar. Bei manchen Menschen und bei kleinem Schnitt kommt sie nicht zu Gesicht oder kann leicht im unteren Wundwinkel nach unten mit dem Tupfer abgedrängt werden. Hat man die spiegelnde Oberfläche der Aponeurose erreicht, stumpf das auf ihr noch sitzende Fettgewebe seitlich verschoben, so erscheint ein weicher rötlicher Strang, der die Leistenpforte füllt. Über ihm liegen die den Samenstrang umgebenden Kremasterfasern; durch ihr stumpfes Abdrängen nach beiden Seiten wird die lockere allgemeine Hülle des Samenstranges sichtbar. Man zerreißt sie mit zwei anatomischen Pinzetten, worauf die zuerst zartwandigen, aber prallgefüllten Venen des Plexus pampiniformis, die am meisten nach vorne liegen, oft mit Fettgewebe umgeben, sichtbar werden. Hinter ihnen kommen die anderen, manchmal schon zwischen den Venen durchschimmernden Gebilde: zuerst der weiße Strang des Nerv. spermaticus externus[4]), begleitet von der gleichnamigen Arterie[2]) und einer größeren Begleitvene, erst weiter in der Tiefe das Vas deferens mit der kleineren, stets zu schonenden Art. spermat. int.[1]), deren Verletzung und Unterbindung eine Nekrose oder Atrophie des Hodens zur Folge haben kann. Um den Samenstrang ohne jede Gefäßverletzung zu erreichen, geht man jedoch anders vor als bei dem anatomischen Klarlegen der Lageverhältnisse (Abb. 1). Man sucht den Samenleiter nicht zwischen den einzelnen Gebilden, sondern am Innenrande des Samenstranges auf. Hier löst man die Hülle etwas tiefer vom Rande ab, so daß man den Strang etwas emporheben und nach außen drehen kann. Dadurch kommt der Samenleiter ohne jede Blutung zu Gesicht; denn er liegt im hinteren Umfang des Samenstranges. Er ist leicht zu erkennen, denn er hat eine helle, gelbliche Farbe und ist mit seinem Durchmesser von 3 mm stärker als die Art. spermat. ext.[2]) Auch kann er durch Betastung an seiner harten Beschaffenheit erkannt werden. Hat man ihn mit zwei stumpfen Pinzetten vorsichtig auf 1—2 cm von seiner lockeren Umgebung befreit, so kann er mit einer Arteriennadel etwas emporgehoben und einfach durchtrennt werden. Eine Unterbindung ist nicht nötig, auch nicht empfehlenswert, da die in seiner Wandung (Adventitia) verlaufenden feinen Geflechte sympathischer und parasympathischer Fasern des Nerv. spermat. int.[5]) durch die Quetschung bei der Unterbindung ebenso wie bei grobem Zerren einen plötzlichen Schockzustand auszulösen vermögen.

Damit ist die Hauptsache der Operation beendet. Man überzeugt sich, daß keine Gefäße im subkutanen Fettgewebe bluten, die noch einer Umstechung oder Unterbindung bedürfen, und legt darauf einige Knopfnähte oder Metallklammern in die Hautränder, womit die Wunde vollständig zu verschließen ist.

Erst nach dieser Naht folgt die Operation auf der anderen Seite.

Der nötige Verband besteht lediglich in einer Gazelage, die man mit Heftpflaster oder Mastix in der Umgebung der Wunde befestigt. Nach 6 Tagen können wie gewöhnlich die Fäden oder Klammern entfernt werden. Empfehlenswert ist ein ähnlicher Schutzverband auf einige weitere Tage.

Nicht so einfach gestaltet sich die Auffindung des Samenleiters bei vorhandener Leistenhernie, namentlich wenn diese durch die stark erweiterte Pforte bis in den Hodensack hinabgestiegen ist. Hier ist damit zu rechnen, daß die einzelnen Gebilde des Samenstranges weit auseinandergedrängt auf der Oberfläche des Bruchsackes liegen, und zwar meist auf seiner hinteren Fläche. Doch kann schon ein Teil des Venengeflechtes auf seiner Vorderfläche liegen, durchsetzt mit Fettgewebspröpfen. Man hat mit der größten Vorsicht alle Teile des Samenstranges von dem ganzen Bruchsack stumpf zu lösen, so daß er schließlich bis zur Bruchpforte frei liegt und nach der üblichen Versorgung seines Inhaltes abgetragen werden kann. Innerhalb der abgelösten Teile des Samenstranges ist der Samenleiter unschwer zu finden, da er durch seine Farbe, Dicke und Härte leicht kenntlich ist (Abb. 2).

[4]) [2]) [1]) [5]) Anmerkungen s. auf S. 223.

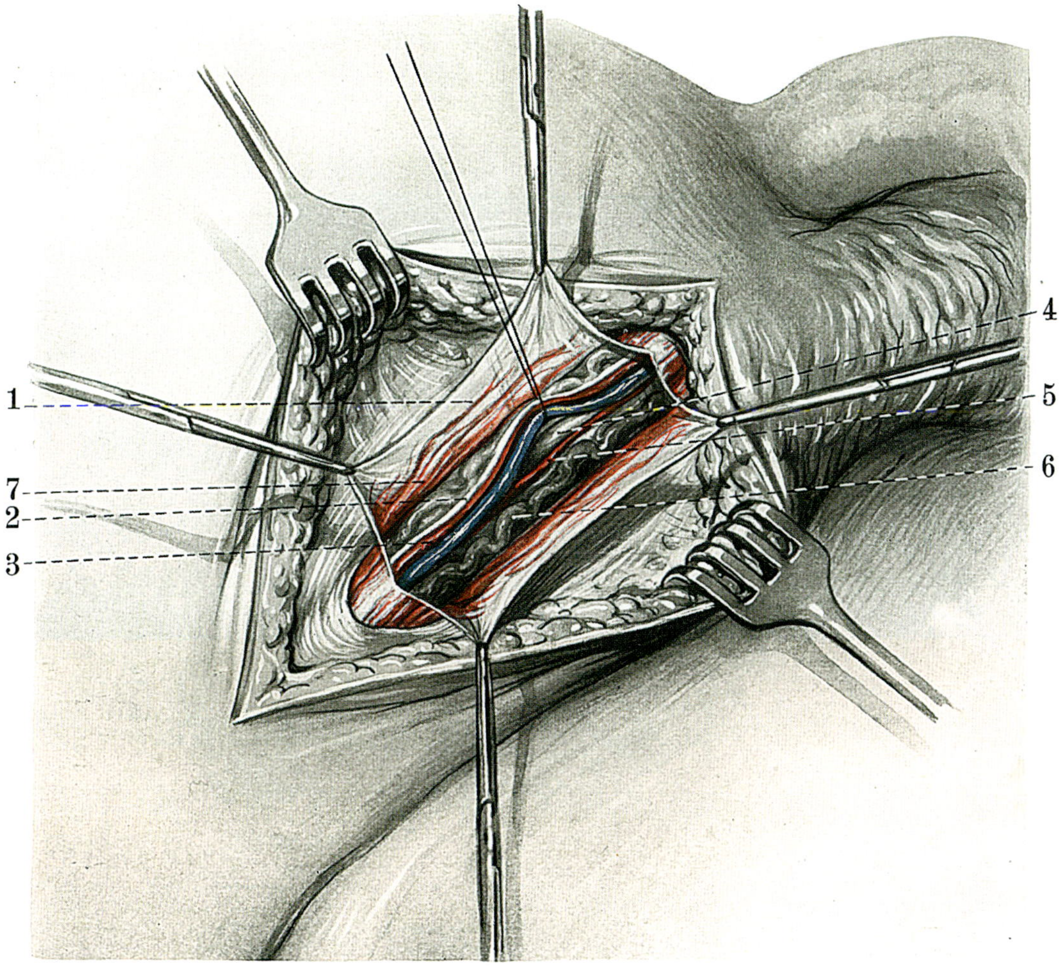

Abbildung 1.

Anatomische Verhältnisse des Samenstranges nach Spaltung der Tunica com. (1) (die Schnittführung ist größer gezeichnet als zur Operation nötig).

Art. spermat. externa (3) mit einer größeren Begleitvene und Nerv. spermat. ext. (2) durch eine Fadenschlinge seitlich verlagert, um das dahinterliegende Vas deferens (4) mit der Art. spermatica interna (5) sichtbar zu machen. Auf beiden Seiten sind die Venengeflechte des Plexus pampiniformis (6) zu sehen. Die Fasern des Cremaster externus gehen in die allgemeine Hülle des Samenstranges (7) über.

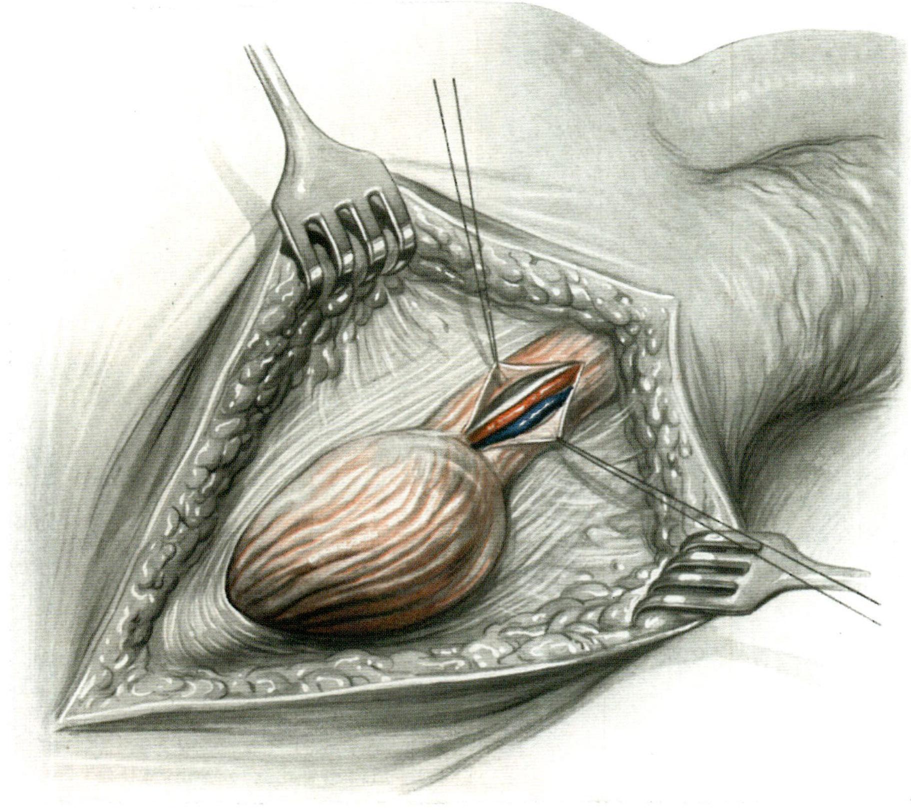

Abbildung 2.

Anatomische Verhältnisse bei vorhandenem kleinen Leistenbruch. Tunica des Samenstranges gespalten, Art. und Nerv. sp. ext. und eine Vene freigelegt.

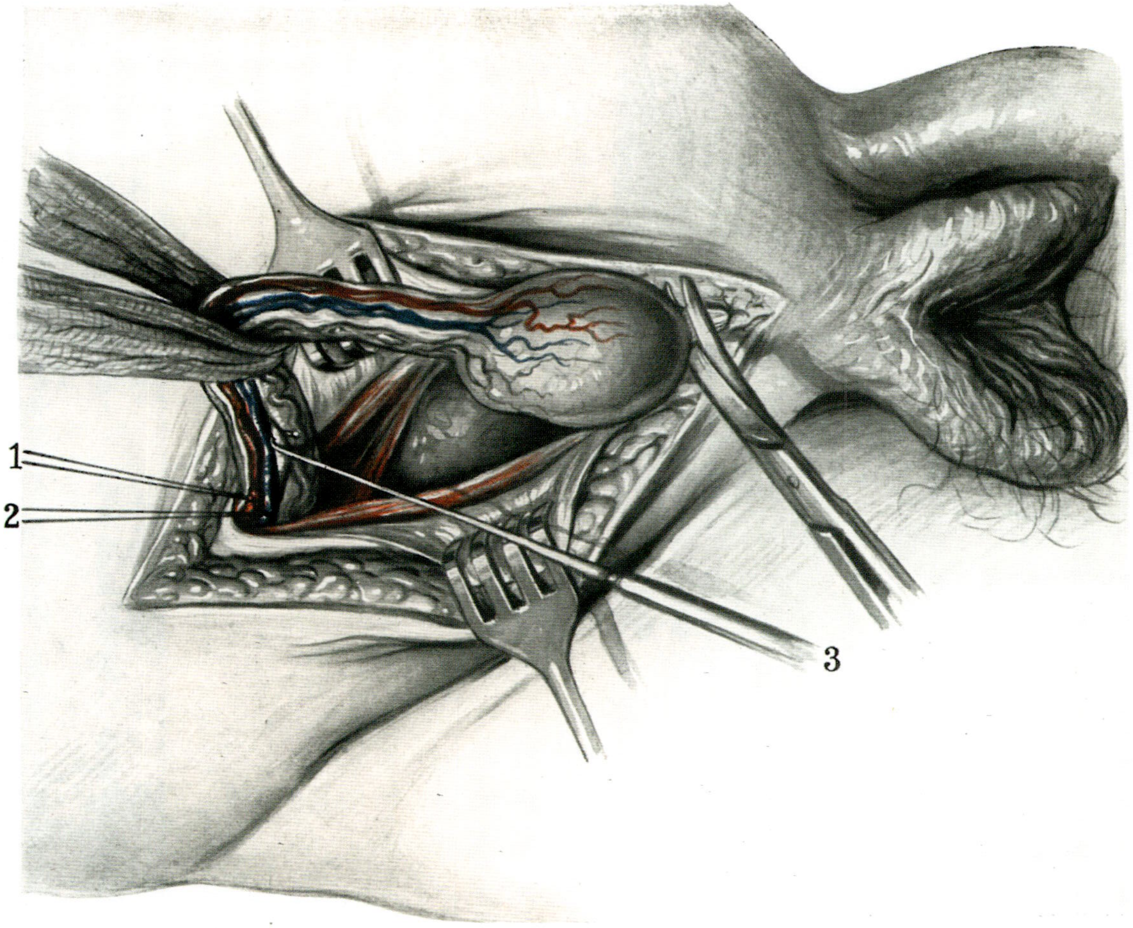

Abbildung 3.

Die Entfernung des Hodens. Der allseitig von seinen Hüllen befreite Samenstrang wird mit einer Gazeschlinge vorsichtig emporgehoben und der Testikel aus dem Hodensack vorgezogen, bis das Lig. testis erscheint. Hodensackhaut dadurch eingezogen. Die Art. spermat. ext. (1) und eine größere Begleitvene (2) sind einfach unterbunden, der Samenleiter (3) ist mit einem Häkchen vorgezogen.

II

Die Entfernung des Hodens und Nebenhodens (Ablatio testis, castratio) geschieht am besten von demselben, nur nach unten um einige Zentimeter verlängerten Schnitt aus. Es ist nicht nötig, wie dies in den meisten Operationslehren angegeben ist, den Schnitt bis weit nach unten in den Hodensack zu verlängern, auch nicht zweckmäßig wegen vieler Venen und der größeren Wunde. Vor allem aber hüte man sich mit der Schnittführung nahe an das Glied zu kommen. Ein gut abschließender Verband ist dann schwierig anzulegen, und es besteht zu leicht die Gefahr, daß beim Urinlassen die Wunde verunreinigt wird.

Nachdem der Samenstrang vom Leistenring aus in ganzer Ausdehnung des Schnittes freigelegt und durch Spaltung seiner allgemeinen Hülle allseitig beweglich gemacht ist, so daß er auf den Finger genommen werden kann, wird durch langsamen Zug und unter stumpfem Beiseiteschieben der Samenstranghüllen der ganze Testikel nach oben gebracht, bis er im unteren Wundwinkel vorliegt. Dabei wird auch die Tunica vaginalis propria testis, die sich auf den unteren Teil des Samenstranges erstrecken kann, geöffnet. Geht man vorsichtig ohne heftiges Zerren vor und faßt jedes sichtbare Gefäß zur sofortigen Unterbindung, so ist weder ein Nervenreiz noch eine Nachblutung in das Hodensacklager zu fürchten. Mit dem Vorziehen des Hodens stülpt sich von unten die Hodensackhaut ein, da beide durch das Leitband (Lig. scrotale testis) zusammenhängen. Es wird mit einem Scherenschlag durchtrennt. Größere Gefäße enthält es nicht, so daß Unterbindungen und Umstechungen gewöhnlich fortfallen. Damit ist der ganze Hoden samt Nebenhoden und Samenstrang freigelegt (Abb. 3).

Man breitet sodann unter leichtem Zug am Hoden nach unten das ganze Gebilde auf glatten Gazelagen aus und beginnt dicht am Leistenring die einzelnen Teile des Samenstranges mit stumpfen Pinzetten auseinanderzudrängen, so daß die Arterien und Venen einzeln und einfach mit der Gefäßnadel umstochen und unterbunden und ebenso wie die Nerven und der Samenleiter durchschnitten werden können. An dem festgehaltenen Stumpf hat man sich genau von der völligen Blutstillung zu überzeugen, bevor man ihn in den Leistenkanal zurückgleiten läßt.

Der Verschluß der Wunde beginnt mit der Vernähung des äußeren Leistenringes, darüber vereinigt man die zurückgebliebenen Samenstranghüllen und das subkutane Fettgewebe, um überall die Wundflächen ohne Zwischenräume und Lücken zusammenzubringen. Darauf folgt die Vereinigung der Haut.

Erst nach völliger Erledigung der Operation wird die andere Seite vorgenommen, wozu man Handschuhe und Instrumente wechselt und frische Operationstücher unterlegt.

Bei vorliegendem Leistenbruch ist ebenso wie bei der Durchschneidung des Samenleiters die Operation mit der Beseitigung der Hernie zu verbinden. Während man aber bei jener die Versorgung der Bruchpforte genau nach den Regeln der Leistenbruchoperation durchzuführen hat, ist der Verschluß der Pforte nach Entfernung des Hoden- und Samenstranges erheblich einfacher, da man meist mit der sogenannten Pfeilernaht, d. h. der Vernähung der Bruchpforte auskommt.

Der Verband darf nicht allein im Bedecken der Wunde wie bei der Vasotomie bestehen. Er hat hier noch die Aufgabe, einen leichten Druck auf den Hodensack auszuüben, um eine Ansammlung von Lymphe und Blut zu vermeiden, wodurch die Heilung aufgehalten und bei der geringsten Wundinfektion eine Abszeßbildung begünstigt würde. Der leere Hodensack wird auf die Innenseite des einen Oberschenkels mit unterlegter Gaze gelagert, sodann mit Gaze und Watte bedeckt. In dieser Stellung wird er unter leichtem Druck festgehalten durch die am Damm sich kreuzenden Gänge des Beckenverbandes, der sich hier besonders gut anzuschmiegen hat.

Die Herrichtung des Operationsfeldes geschieht für beide Operationen durch gründliches Waschen mit warmem Wasser und Seife in großer Ausdehnung, besonders auch die Haut des Penis und Hodensackes berücksichtigend. Darauf folgt nach genauem Trocknen der Haut mit sterilisierten Tüchern die Alkoholwaschung, der man noch eine Sublimatwaschung anfügen kann. Der Jodtinkturanstrich ist unsicher und wegen Ekzembildung an der Hodensackhaut zu vermeiden.

Die Lagerung des zu Operierenden muß vollkommen waagerecht sein mit erhöhtem Becken, wozu ein hartes Kissen untergelegt wird.

Zu beiden Operationen benötigt man keine allgemeine Betäubung, die örtliche genügt vollkommen. Man verwendet 1prozentige Novokainlösung mit Zusatz von Suprarenin oder andere Mittel. Hat man oberhalb des äußeren Leistenringes durch Einspritzung in die Haut eine Quaddel erzielt, so führt man die Hohlnadel langsam tiefer und schiebt sie mit ständigem Einspritzen des subkutanen Bindegewebes etwa 10 cm weit in zwei Richtungen vor, nämlich nach der Wurzel des Gliedes und nach Zurückziehen der Nadel bis dicht unter die Haut des Einstiches in der Richtung über das Leistenband hinweg zum äußeren Umfang des Hodensackansatzes. Hierauf kann man bei der Durchschneidung des Samenleiters die Schnittführung beginnen. Nach Freilegung des Leistenringes folgt noch eine Einspritzung in den Leistenkanal um die in ihm verlaufenden Nerven zu erreichen. Dazu führt man vorsichtig von unten nach oben zwischen Samenstrang und der oberen Begrenzung des Leistenringes die Spitze der Hohlnadel ein, um die Flüssigkeit unter die Kremasterfasern und die äußere Samenstranghülle zu bringen.

Zur Kastration hat die Einspritzung in größerer Ausdehnung zu erfolgen. Ist von der Gegend des äußeren Leistenringes nach abwärts auseinanderstrahlend ein subkutaner winkelförmiger Infiltrationsstreifen wie zur Durchschneidung des Samenleiters angelegt, so sticht man nahe am unteren Pol der betreffenden Hodensackhälfte durch die vorher angelegte Hautquaddel ins subkutane Gewebe und schiebt spritzend die Hohlnadel zuerst nach der Peniswurzel, sodann nach der Leistenbeuge vor, so daß ein rhombenförmiger Infiltrationsstreifen entsteht (Braun). Nach Freilegung des Samenstranges spritzt man noch unter die Tunica communis ein, wodurch nicht nur alle zum Hoden verlaufenden sensiblen Nerven getroffen, sondern auch das folgende Lösen der einzelnen Gebilde sehr erleichtert wird.

Bei beiden Operationen drohen, wenn sie von nicht chirurgisch geschulten Ärzten ausgeführt werden, die Gefahren der Nachblutung und die der Wundinfektion. Sie lassen sich durch genaue Befolgung der heutigen Operationsregeln vermeiden. Wundinfektionen bleiben häufig mit ihrer Auswirkung nicht örtlich beschränkt, denn der einmal befallene Venenplexus des Samenstranges oder nach der Hodenentfernung seines Stumpfes neigt zu Thrombophlebitis und diese zu embolischen Vorgängen (Lungenembolie und Allgemeininfektion mit Metastasen).

Hämatome des Hodensackes werden sehr langsam aufgesaugt, ihre Entleerung durch Spaltung ist wegen der großen Infektionsmöglichkeit tunlichst zu vermeiden. Abszesse und Phlegmonen erfordern große Einschnitte.

---

[1]) Die Art. spermatica interna entspringt aus der Aorta, gelangt hinter dem Bauchfell herabsteigend zum Samenstrang, verläuft mit ihm durch den Leistenkanal und als Art. testicularis zum Hoden und Nebenhoden, nachdem sie sich in mehrere Äste geteilt hat. Die Ernährung der von ihr versorgten Gebilde wird nicht immer durch Verbindungen mit der Art. spermat. ext. und der Art. deferentialis gesichert.

[2]) Die Art. spermat. ext. aus der Art. epigastr. inf. tritt durch den inneren Leistenring in den Kanal und zum Samenstrang. Sie verbreitet sich in den Hüllen des Testikels.

[3]) Die feine Art. deferentialis aus der Art. hypogastr. erreicht am Blasengrund den Samenleiter und zieht aufgelöst bis zum Testikel.

[4]) Der Nerv. spermat. ext. (ein Ast des N. genito-femoralis) geht mit dem Samenstrang zum Hodensack und zur angrenzenden Haut des Oberschenkels.

[5]) Der Nerv. spermat. int. aus dem sympathischen und parasympathischen Plexus hypogastricus geht zur glatten Muskulatur des Samenstranges und der Hüllen des Hodens. Er umspinnt innerhalb der Adventitia den Samenleiter mit einem feinen Geflecht und mit eingebetteten Ganglienzellen. Außerdem gelangt noch ein Ast des Nerv. ileoinguinalis durch den Leistenkanal oder durch seinen unteren Schenkel zum Mons veneris. Ein Ast von ihm kann auf der Vorderfläche des Samenstranges verlaufen. Ferner sendet der Nerv. lumbo-inguinalis (genito-cruralis) oft einen Zweig zum Nerv. spermat. ext. (Braus, Merkel).

Die Eingriffe zur Unfruchtbarmachung des Mannes und zur Entmannung

Mit 4 Abbildungen

Von

Prof. Dr. med. Erich Lexer, München

Die Sterilisation erfordert die dauernde Unterbrechung der Samenleiter, die völlige Entmannung die Kastration. Abgesehen von der genauen Befolgung aller heutigen Operationsregeln sind anatomische Kenntnisse Vorbedingung für jeden Eingriff.

I

Zur dauernden Unterbrechung der Samenleiter ist die einfache Vasotomie oder Durchschneidung des Vas deferens nicht zuverlässig genug. Ihr gegenüber ist die Vasoresektion oder Vasektomie, d. h. die Ausschneidung einer mindestens 5 cm betragenden Strecke auszuführen. Denn nach der Durchschneidung ist mit der Möglichkeit zu rechnen, daß die Lichtungen nicht durch Narben verschlossen werden und deshalb, zumal sie nahe aneinander liegen, wieder zusammenwachsen und durchgängig werden können. Der Erguß von Sperma aus der Lichtung des äußeren (testikulären) Endes ist, wenn er früh oder überhaupt erfolgt, vielleicht als Hindernis für den narbigen Verschluß anzusehen. Die Unterbindung dieses Stumpfes könnte wohl den Erguß verhindern, aber auch bei jungen Männern in der ersten Zeit nach der Operation, bis Atrophie von Nebenhoden und Hoden eintritt, infolge der Rückstauung Beschwerden oder eine erhebliche Steigerung der Libido zur Folge haben. Bei der Resektion eines Teilstückes des Vas deferens ist ein Wiederdurchgängigwerden ausgeschlossen. Dazu kommt, daß der operierende Arzt sich für alle Fälle den Beweis der richtig durchgeführten Operationen sichern muß, und zwar nicht nur durch die Anwesenheit eines zweiten Arztes, sondern auch durch die mikroskopische Untersuchung der auf jeder Seite herausgenommenen Stücke. Die Frage, ob beide Samenleiter oder nur einer und dann der äußere Teil (zuführende, zentrale, testikuläre) unterbunden werden sollen, oder ob beide offen bleiben können, wird verschieden beantwortet. Ich halte die Unterbindung für unnötig. Nachteilige Folgen wie Wundstörungen durch den Samenerguß oder bei entzündlichen Vorgängen an Samenblasen oder der Prostata vom inneren Stumpf aus sind bei vielen Sterilisationen in der chirurgischen Klinik zu München nicht vorgekommen. Das offen gelassene Stumpfende verschließt sich in wenigen Wochen vollständig durch Narbe, wie vor allem Spath festgestellt hat. Auch Bauer hält die Entleerung von Samen in die Gewebe für sehr fraglich wegen sehr rascher Fibrinverklebung und Gegenlagerung der benachbarten Gewebe.

Zur Freilegung des Samenstranges und des in ihm laufenden Samenleiters ist eine genaue Kenntnis der anatomischen Verhältnisse nötig, um Nebenverletzungen zu vermeiden, ganz besonders dann, wenn der Samenleiter nicht durch seine gewöhnlich vorhandene Stärke auffällt.

Man kann den Samenstrang an den verschiedensten Stellen seines Verlaufes freilegen. Unter den zur Sterilisierung angegebenen Verfahren (siehe Bauer) kann ich nur zwei empfehlen, bei denen die zur unmittelbaren Freilegung günstige Schnittführung sich von der Peniswurzel genügend weit entfernt hält und deshalb die Verunreinigung des Verbandes mit Urin leicht vermieden werden kann. Diese sind: die Aufsuchung des Samenleiters unterhalb der Leistenpforte und innerhalb des Hodensackes.

a) Die Unterbrechung der Samenleiter unterhalb der Leistenpforte. Der Samenstrang, der von einer bindegewebigen Hülle zusammengefaßt wird und außer dem Samenleiter noch Gefäße und Nerven enthält, verläßt durch die äußere Leistenpforte die Bauchwand. Der untere Pfeiler dieses Tores ist das Leistenband, das leicht zu tasten ist, wenn nicht ein dickes Fettpolster vorhanden ist oder gar eine Leistenkanalhernie neben dem Samenstrang die Bauchhöhle durch die Leistenpforte verläßt. Schräg, wie das Leistenband verläuft, ist auch das Tor gestellt, dessen oberer Pfeiler von der Aponeurose des M. obliqus abd. extern. gebildet wird. Unmittelbar durch die Haut ist die Leistenpforte kaum zu fühlen. Man muß die Hodensackhaut von unten mit dem tastenden Finger einstülpen, um sie oberhalb des Leistenbandes zu erreichen. Sodann fühlt man einen nach oben und außen bogenförmig geschlossenen Spalt, in den normalerweise nur die Spitze des kleinen Fingers einzudringen vermag. Nur bei Bruchanlagen oder vorhandenem Leistenbruch ist diese Pforte vergrößert.

An der Leistenpforte ist je nach der Dicke des Fettpolsters ein 5—10 cm langer Schnitt nötig, der in der gleichen schrägen Richtung wie die Fasern der Aponeurose des äußeren schrägen Bauchmuskels, also von außen oben nach unten innen verläuft. Er beginnt dicht an dem Punkt, den der Finger als obere Begrenzung der Leistenpforte festgestellt hat. Im unteren Wundwinkel bemerkt man im Fettgewebe, das glatt zu durchschneiden ist, eine Vene, welche vom Mons veneris von innen oben zur Vena saphena major nach außen herabsteigt. Diese Vene ist mit der Gefäßnadel doppelt zu umstechen und zu unterbinden, bevor sie durchtrennt wird. Verletzt man sie vorher, so werden die anatomischen Verhältnisse durch die Blutung unklar. Bei manchen Menschen und bei kleinem Schnitt kommt sie nicht zu Gesicht oder kann leicht im unteren Wundwinkel mit dem Tupfer nach unten abgedrängt werden. Hat man im oberen Wundwinkel die spiegelnde Oberfläche der Aponeurose erreicht, stumpf mit dem Tupfer das auf ihr noch sitzende Fettgewebe seitlich verschoben, so erscheint der bogenförmige Rand der Leistenpforte und unter ihr ein weicher, rötlicher Strang, über dem die den Samenstrang umgebenden Kremasterfasern liegen. Durch ihr stumpfes Abdrängen nach beiden Seiten wird die allgemeine Hülle des Samenstranges sichtbar. Man zerreißt sie mit zwei anatomischen Pinzetten, worauf die zuerst zartwandigen, aber prall gefüllten Venen des Plexus pampiniformis, die am weitesten nach vorne liegen, oft von Fettgewebe umgeben, sichtbar werden. Hinter ihm liegen die anderen, manchmal schon zwischen den Venen durchschimmernden Gebilde: zuerst der weiße Strang des N. spermaticus extern.[1]) begleitet von der gleich-

[1]) Der Nerv. spermat. ext. (ein Ast des N. genito-femoralis) geht mit dem Samenstrang zum Hodensack und zur angrenzenden Haut des Oberschenkels.

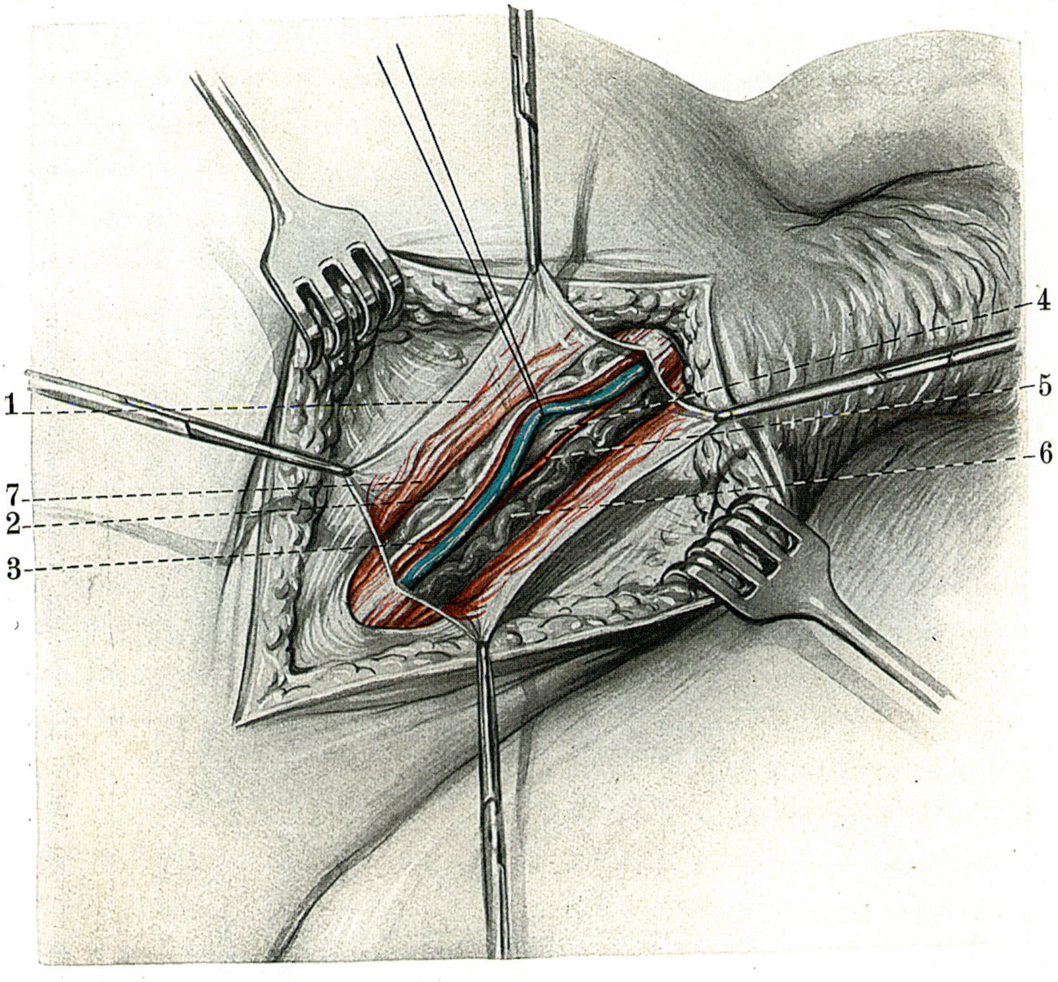

Abb. 1.

Anatomische Verhältnisse des Samenstranges nach Spaltung der Tunica com. (1) (die Schnittführung ist größer gezeichnet als zur Operation nötig).

Art. spermat. externa (3) mit einer größeren Begleitvene und Nerv. spermat. ext. (2) durch eine Fadenschlinge seitlich verlagert, um das dahinterliegende Vas deferens (4) mit der Art. spermatica interna (5) sichtbar zu machen. Auf beiden Seiten sind die Venengeflechte des Plexus pampiniformis (6) zu sehen. Die Fasern des Cremaster externus gehen in die allgemeine Hülle des Samenstranges (7) über.

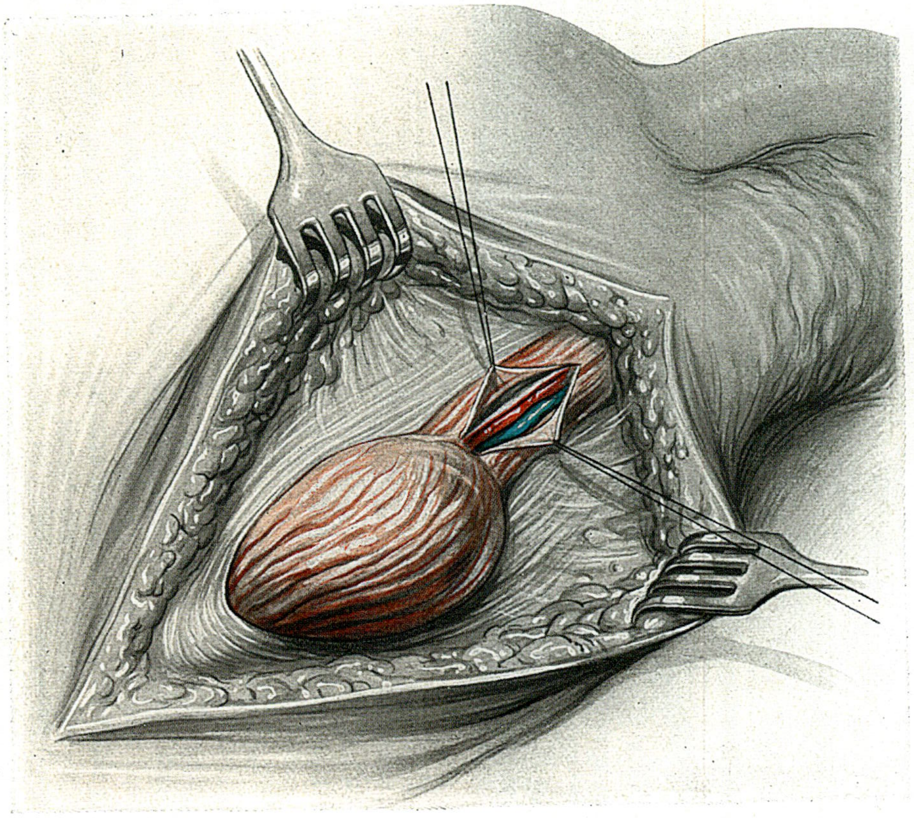

Abb. 2.

Anatomische Verhältnisse bei vorhandenem kleinen Leistenbruch. Tunica des Samenstranges gespalten, Art. und Nerv. sp. ext. und eine Vene freigelegt.

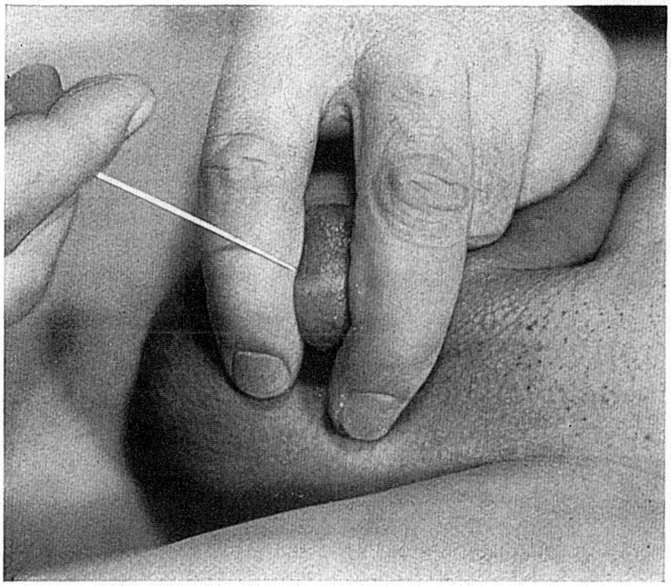

Abb. 3.
Anästhesierende Einspritzung in die Umgebung des umfaßten vas deferens.

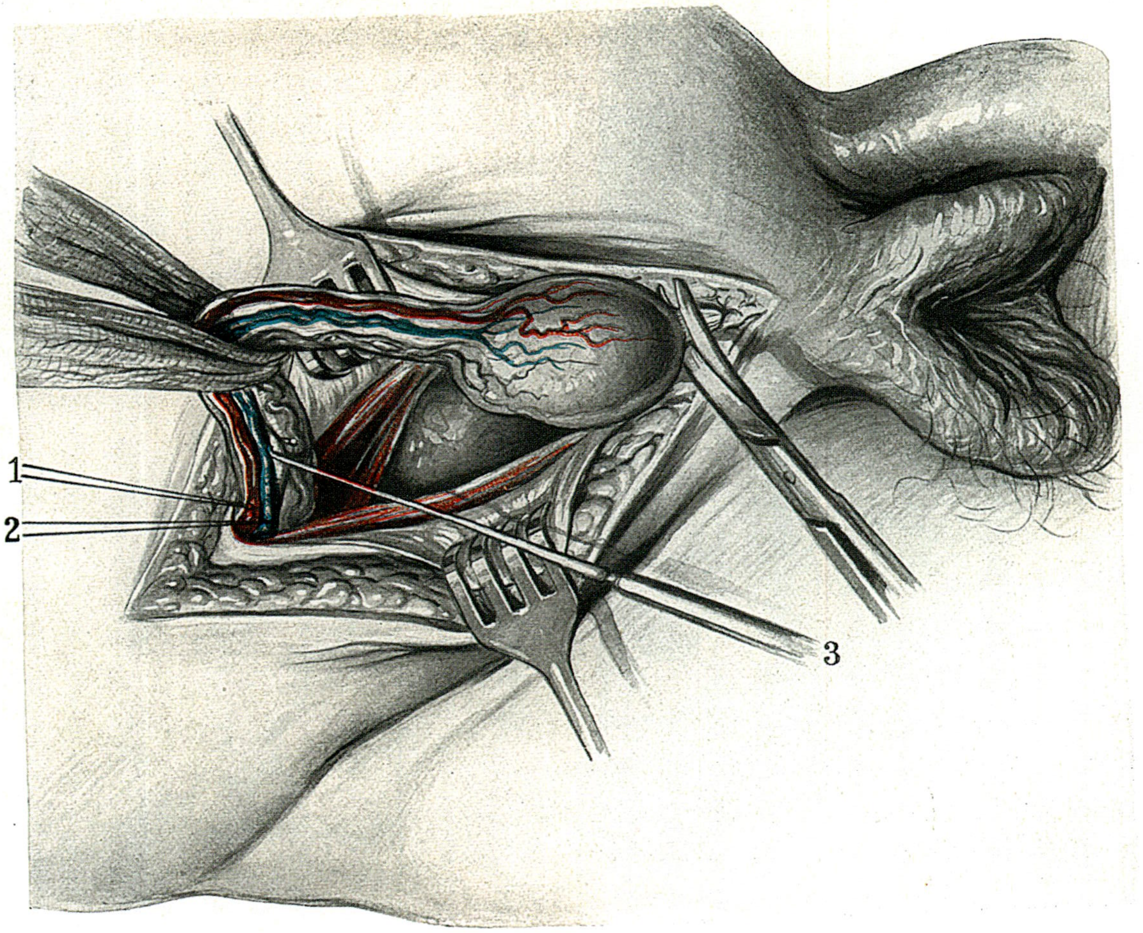

Abb. 4.

Die Entfernung des Hodens. Der allseitig von seinen Hüllen befreite Samenstrang wird mit einer Gazeschlinge vorsichtig emporgehoben und der Testikel aus dem Hodensack vorgezogen, bis das Lig. testis erscheint. Hodensackhaut dadurch eingezogen. Die Art. spermat. ext. (1) und eine größere Begleitvene (2) sind einfach unterbunden, der Samenleiter (3) ist mit einem Häkchen vorgezogen.

namigen Arterie[1]) und einer größeren Begleitvene, erst weiter in der Tiefe das Vas deferens mit der kleineren, stets zu schonenden Arteria spermat. interna[2]), deren Verletzung und Unterbindung eine Nekrose oder Atrophie des Hodens zur Folge haben kann. Abb. 1 zeigt die anatomischen Verhältnisse. Der Samenleiter ist dabei durch seitliche Verlagerung der Art. spermat. externa einer größeren Begleitvene und des N. spermat. extern. sichtbar gemacht.

Bei der Operation sucht man den Samenleiter nicht zwischen diesen einzelnen Gebilden, sondern am Innenrande des Samenstranges auf. Hier auf der Innenseite löst man die allgemeine Hülle etwas tiefer ab, so daß man den Strang etwas nach außen drehen kann. Dadurch kommt der Samenleiter ohne jede Blutung zu Gesicht, der im hinteren Umfang des Samenstranges liegt. Es ist deshalb nicht nötig, den ganzen Samenstrang mit einem stumpfen Instrument zu unterfassen und emporzuheben. Gewöhnlich ist das Vas deferens leicht zu erkennen; denn es hat eine helle, gelbliche Farbe und ist mit seinem Durchmesser von 3 mm stärker als die Art. spermat. extern.[1]). Auch kann es durch Betastung an seiner harten Beschaffenheit erkannt werden. Hat man den Samenleiter mehrere Zentimeter weit vorsichtig von seiner lockeren Umgebung befreit, so kann er mit einer Arteriennadel etwas emporgehoben, vorgezogen und so weit stumpf freigelegt werden, bis die zu resezierende Strecke von 5 cm erreicht ist. Eine Unterbindung der beiden Enden ist unnötig, auch nicht empfehlenswert, da die in seiner Wandung (Adventitia) verlaufenden feinen Geflechte sympathischer und parasympathischer Fasern des N. spermat. int.[3]) durch die Quetschung bei der Unterbindung ebenso wie bei grobem Zerren einen plötzlichen Schockzustand auszulösen vermögen. Trotz gegenteiliger Behauptung ist mit dieser, wenn auch seltenen Möglichkeit zu rechnen, wie auch Ernst v. Bergmann immer betont hat.

Damit ist die Hauptsache der Operation beendet. Man überzeugt sich, daß keine Gefäße im subkutanen Fettgewebe bluten, die noch einer Umstechung oder Unterbindung bedürfen, und legt darauf einige Knopfnähte zum Verschluß der ganzen Wunde in die Hautränder.

Erst nach dieser Naht folgt die Operation auf der anderen Seite.

---

[1]) Die Art. spermat. ext. aus der Art. epigastr. inf. tritt durch den inneren Leistenring in den Kanal und zum Samenstrang. Sie verbreitet sich in den Hüllen des Testikels.

[2]) Die Art. spermatica interna entspringt aus der Aorta, gelangt hinter dem Bauchfell herabsteigend zum Samenstrang, verläuft mit ihm durch den Leistenkanal und als Art. testicularis zum Hoden und Nebenhoden, nachdem sie sich in mehrere Äste geteilt hat. Die Ernährung der von ihr versorgten Gebilde wird nicht immer durch Verbindungen mit der Art. spermat. ext. und der Art. deferentialis gesichert.

[3]) Der Nerv. spermat. int. aus dem sympathischen Plexus hypogastricus geht zur glatten Muskulatur des Samenstranges und der Hüllen des Hodens. Er umspinnt innerhalb der Adventitia den Samenleiter mit einem feinen Geflecht und mit eingebetteten Ganglienzellen. Außerdem gelangt noch ein Ast des Nerv. ileoinguinalis durch den Leistenkanal oder durch seinen unteren Schenkel zum Mons veneris. Ein Ast von ihm kann auf der Vorderfläche des Samenstranges verlaufen. Ferner sendet der Nerv. lumbo-inguinalis (genito-cruralis) oft einen Zweig zum Nerv. spermat. ext. (Braus, Merkel).

Der Vorteil der angegebenen Schnittführung unterhalb der Leistenpforte liegt darin, daß hier das Operationsfeld am besten vorbereitet und jede Störung in der Wundheilung durch Beschmutzen des Verbandes mit Urin oder Schweiß vermieden werden kann, was von dem tieferen, sogen. präpubischen Schnitt über dem horizontalen Schambeinast weniger sicher ist. Daß die Narbe bei diesem unter den Schamhaaren verborgen ist, darf nach meiner Ansicht keine Rolle spielen.

Der nötige Verband besteht lediglich in einer Gazelage, die man mit Heftpflaster oder besser mit Mastix in der Umgebung der Wunde befestigt. Nach sechs Tagen können wie gewöhnlich die Fäden entfernt werden. Empfehlenswert ist ein ähnlicher Schutzverband auf einige Tage.

Nicht so einfach gestaltet sich die Auffindung des Samenleiters bei vorhandener Leistenhernie, namentlich wenn diese durch die stark erweiterte Pforte bis in den Hodensack hinabgestiegen ist. Hier ist damit zu rechnen, daß die einzelnen Gebilde des Samenstranges weit auseinandergedrängt auf der Oberfläche des Bruchsackes liegen, und zwar meist auf seiner hinteren Fläche. Doch kann man schon einen Teil des Venengeflechtes auf seiner Vorderfläche vorfinden, durchsetzt mit Fettgewebspfröpfen. Man hat mit der größten Vorsicht alle Teile des Samenstranges von dem ganzen Bruchsack stumpf zu lösen, so daß dieser bis zur Bruchpforte freiliegt und nach der üblichen Versorgung seines Inhaltes am Bruchsackhals verschlossen und abgetragen werden kann. Innerhalb der abgelösten Teile des Samenstranges ist der Samenleiter unschwer zu finden, da er durch seine Farbe, Dicke und Härte leicht erkenntlich ist (Abb. 2). Es empfiehlt sich vor der Operation die Einwilligung des Kranken, gegebenenfalls seiner Eltern, seines Vormundes, zur gleichzeitigen Operation einer Hernie (oder auch Hydrozele) einzuholen. Soll die Hernie nicht operiert werden, so braucht der Samenstrang in seinen eizelnen Teilen natürlich nicht vom Bruchsack abgelöst zu werden, sondern lediglich der Samenleiter.

b) Die Unterbrechung des Samenleiters innerhalb des Hodensacks. Etwa zwei Finger breit oberhalb des Hodens sind die einzelnen Teile des Samenstranges mehr aufgelockert als unterhalb des Leistenbandes. Ist wie gewöhnlich das Vas deferens beim Umfassen des Samenstranges samt einer Hautfalte deutlich zu fühlen, so läßt es sich hinter den übrigen Gebilden nach außen dicht unter die Haut drängen und hier festhalten. Abb. 3 zeigt den hierzu nötigen einfachen Griff, der an der Münchener Klinik von Dr. Baumann erprobt worden ist. Der zweite und der dritte Finger der linken Hand auf der äußeren, der Daumen auf der inneren Seite umfassen den Samenstrang, worauf der Samenleiter mit der Spitze des Daumens nach außen zwischen die beiden anderen Finger gedrückt wird. Ein eigenes Instrument hierzu anzuwenden, wie dies Boeminghaus empfiehlt, das als Haltezange den Samenleiter innerhalb einer Hautfalte abhebt und festhält, ist überflüssig, der geschilderte Griff sogar besser, da man sofort fühlt, wenn außer dem beweglichen Vas deferens noch andere Teile des Samenleiters mitgefaßt sind. Durch die gespannte Hautfalte folgt dann, nachdem in die Haut und unter sie etwas von einer anästhesierenden Flüssigkeit eingespritzt ist, ein kleiner Schnitt auf den darunter vorgedrängten und durch die gespannte Haut der festgehaltenen Falte sogar sichtbaren Samenleiter (Abb. 3). Er tritt sofort aus der Wunde. Ein weiterer vorsichtiger Schnitt durchtrennt über ihm die Tunica communis, so daß er mit einer Pinzette gefaßt werden kann, bevor die ihn festhaltenden Finger losgelassen werden. Er wird darauf eine Strecke weit vorgezogen, seine Adventitia wird so weit mit dem Tupfer nach oben und unten zurückgeschoben, so daß ein Stück von etwa 5 cm ausgeschnitten werden kann. Eine Verletzung von Gefäßen und Nerven ist bei richtiger Durchführung des Eingriffes unmöglich. Der kleine Schnitt benötigt nur wenige Nähte.

Der Vorteil dieses Verfahrens ist der, daß man die Behandlung ambulant durchführen kann. Als Nachteil aller Schnitte im Hodensack werden die weniger gründlich mögliche Vorbereitung des Operationsfeldes, die Störung der Wundheilung durch Schweiß und die lästige und langwierige Haematombildung im Hodensack aufgeführt, die selbst bei Übersehen eines kleineren Gefäßes eintreten kann. All dies läßt sich aber bei einiger Sorgfalt vermeiden. Unter 150 derartig Operierten und ambulant Operierten ist keine einzige Störung vorgekommen.

Die beiden geschilderten Operationen erfüllen auch unter ungewöhnlichen Verhältnissen ihren Zweck. Es kommt nämlich vor, daß der Samenleiter so schlecht entwickelt ist, daß er nicht erkannt und leicht mit einem feinen Gefäß oder Bindegewebestrang verwechselt wird. Wie Schörcher aus meiner Klinik mitteilte, war dies zweimal unter 300 Sterilisationen (also 600 Vasektomien) der Fall. Hoden und Nebenhoden waren nur in geringem Grade atrophisch. Nur die genaue Berücksichtigung der Lageverhältnisse der einzelnen Samenstranggebilde an der Leistenpforte ermöglichten die Auffindung des richtigen Stranges. Unbedingt nötig ist die mikroskopische Untersuchung noch während des Eingriffes. Denn ergibt sich, daß das entnommene Stück nicht zum Vas deferens gehört, so sind die einzelnen Teile des Samenstranges weiter bis zum Hoden und Nebenhoden zu verfolgen oder man zieht mit dem Samenstrang den ganzen Testikel in die Wunde und sucht an seinem oberen Pol den Abgang des Samenleiters aus dem Nebenhodenschwanz.

Bei dystopischen Hoden kommt natürlich nur der Leistenschnitt in Frage, mit dem sowohl der Leistenhoden als der Bauchhoden leicht erreichbar ist. Die Resektion des Samenleiters wird dicht an seinem Abgang vom oberen Pol des Testikels auszuführen sein, wenn man nicht bei starker Atrophie seine ganze Entfernung vorzieht. Hierzu muß selbstverständlich die Genehmigung eingeholt werden.

Es ist nach der Resektion des Samenleiters zu berücksichtigen, daß sich in dem inneren (abtestikulären, abführenden) Ende und in den Samenblasen noch lebensfähige Spermatozoen finden. Durch Untersuchungen von Boeminghaus, Fromme u. a. konnten nach zwei, gelegentlich auch nach sechs Wochen noch lebende, gut bewegliche Spermien im ausgepreßten Samenblaseninhalt nachgewiesen werden. Bei den Untersuchungen an der Münchner Klinik (Baumann) fanden sich nach fünf Tagen zahlreiche bewegliche Spermatozoen, nach zehn Tagen erheblich weniger und nur zu $^2/_3$ beweglich, nach vierzehn Tagen nur eine kleine Anzahl zur Hälfte unbeweglich, nach 21 Tagen ganz vereinzelte ohne Bewegung. Bewiesen ist also, daß ihre Lebensfähigkeit in wenigen Wochen erlischt; ob ebensolange ihre Befruchtungsfähigkeit anhält, ist zu bezweifeln.

Zur Verhütung der Zeugungsfähigkeit bald nach der Operation kommt praktisch nur das von Boeminghaus empfohlene Durchspülen der ableitenden

Samenwege in Frage, wobei das innere (abführende) Ende des Vas deferens unmittelbar nach der Resektion mittels einer stumpfen Hohlnadel durch eine die Spermien abtötende Spülflüssigkeit ausgespült wird, wozu sich am meisten Rivanol 1:1000 eignet. Das Mittel dringt bis in die Samenblasen hinein, wenn 5–10 ccm langsam unter leichtem Druck eingespritzt werden. Da das Mittel auch durch den Ductus ejaculatorius in den hinteren Abschnitt der Harnröhre und in die Blase gelangt, so sind leichte Reizerscheinungen in den ersten Tagen nach der Operation zu beobachten. Tatsächlich sind nach den Untersuchungen an der hiesigen Klinik durch Baumann nach derartigen Spülungen die Spermatozoen schon nach sieben Tagen verschwunden.

II

Die Entfernung des Hodens und Nebenhodens (Ablatio testis, castratio) geschieht am besten von demselben, nur nach unten um einige Zentimeter verlängerten Schnitt aus wie bei dem ersten Verfahren der Samenleiterresektion. Es ist nicht nötig, wie dies in den meisten Operationslehren angegeben ist, den Schnitt bis weit nach unten in den Hodensack zu verlängern, auch nicht zweckmäßig wegen vieler Venen und der größeren Wunde. Vor allem aber hüte man sich mit der Schnittführung nahe an das Glied zu kommen. Ein gut abschließender Verband ist dann schwierig anzulegen, und es besteht zu leicht die Gefahr, daß beim Urinlassen im Bett die Wunde verunreinigt wird.

Nachdem der Samenstrang vom Leistenring aus in ganzer Ausdehnung des Schnittes freigelegt und durch Spaltung seiner allgemeinen Hülle allseitig beweglich gemacht ist, so daß er auf den Finger genommen werden kann, wird durch langsamen Zug und unter stumpfem Beiseiteschieben der Samenstranghüllen der ganze Testikel nach oben gebracht, bis er im unteren Wundwinkel vorliegt. Dabei wird auch die Tunica vaginalis propria testis, die sich auf den unteren Teil des Samenstranges erstrecken kann, geöffnet. Geht man vorsichtig ohne heftiges Zerren vor und faßt jedes sichtbare Gefäß zur sofortigen Unterbindung, so ist weder ein Nervenreiz noch eine Nachblutung in das Hodenlager zu fürchten. Mit dem Vorziehen des Hodens stülpt sich von unten die Hodensackhaut ein, da beide durch das Leitband (Ligamentum scrotale testis) zusammenhängen. Es wird mit einem Scherenschlag durchtrennt. Größere Gefäße enthält es nicht, so daß Unterbindungen und Umstechungen gewöhnlich fortfallen. Damit ist der ganze Hoden samt Nebenhoden und Samenstrang freigelegt (Abb. 4).

Man breitet sodann unter leichtem Zug am Hoden nach unten das ganze Gebilde auf einer glatten Gazelage aus und beginnt dicht am Leistenring die einzelnen Teile des Samenstranges mit stumpfen Pinzetten auseinanderzudrängen, so daß die Arterien und Venen einzeln und einfach mit der Gefäßnadel umstochen und unterbunden und ebenso wie die Nerven und der Samenleiter durchschnitten werden können. An dem festgehaltenen Stumpf hat man sich genau von der völligen Blutstillung zu überzeugen, bevor man ihn in den Leistenkanal zurückgleiten läßt.

Der Verschluß der Wunde beginnt mit der Vernähung des äußeren Leistenringes, darüber vereinigt man die zurückgebliebenen Samenstranghüllen und das Fettgewebe, um überall die Wundflächen ohne Zwischenräume und Lücken zusammenzubringen. Darauf folgt die Vereinigung der Haut.

Erst nach völliger Erledigung der Operation wird die andere Seite vorgenommen, wozu man Handschuhe und Instrumente wechselt und frische Operationstücher unterlegt.

Bei vorliegendem Leistenbruch kann ebenso wie bei der Resektion des Samenleiters die Operation mit der Beseitigung der Hernie verbunden werden. Während man aber bei jener die Versorgung der Bruchpforte genau nach den Regeln der Leistenbruchoperation durchzuführen hat, ist der Verschluß der Pforte nach Entfernung des Hoden- und Samenstranges erheblich einfacher, da man meist mit der sogenannten Pfeilernaht, d. h. der Vernähung der Bruchpforte auskommt.

Der Verband darf nicht allein im Bedecken der Wunde wie bei der Vasektomie bestehen. Er hat hier noch die Aufgabe, einen leichten Druck auf den Hodensack auszuüben, um eine Ansammlung von Lymphe und Blut zu vermeiden, wodurch die Heilung aufgehalten und bei der geringsten Wundinfektion eine Abszeßbildung begünstigt würde. Der leere Hodensack wird auf die Innenseite des einen Oberschenkels mit unterlegter Gaze gelagert, sodann mit Gaze und Watte bedeckt. In dieser Stellung wird er unter leichtem Druck festgehalten durch die am Damm sich kreuzenden Gänge des Beckenverbandes, der sich hier besonders gut anzuschmiegen hat.

Die Herrichtung des Operationsfeldes geschieht für beide Operationen durch gründliches Waschen mit warmem Wasser und Seife in großer Ausdehnung, besonders auch die Haut des Penis und Hodensackes berücksichtigend. Darauf folgt nach genauem Trocknen der Haut mit sterilisierten Tüchern die Alkoholwaschung, der man noch eine Waschung mit einem Sublimatersatzmittel anfügen kann. Der Jodtinkturanstrich ist unsicher und wegen Ekzembildung an der Hodensackhaut zu vermeiden.

Die Lagerung des zu Operierenden muß vollkommen waagerecht sein mit erhöhtem Becken, wozu ein hartes Kissen unterlegt wird.

Zu beiden Operationen benötigt man keine allgemeine Betäubung, die örtliche genügt vollkommen. Man verwendet 1prozentige Novocainlösung mit Zusatz von Suprarenin oder andere Mittel. Hat man oberhalb des äußeren Leistenringes durch Einspritzung in die Haut eine Quaddel erzielt, so führt man die Hohlnadel langsam tiefer und schiebt sie mit ständigem Einspritzen des subkutanen Bindegewebes etwa 10 cm weit in zwei Richtungen vor, nämlich nach der Wurzel des Gliedes und nach Zurückziehen der Nadel bis dicht unter die Haut des Einstiches in der Richtung über das Leistenband hinweg zum äußeren Umfang des Hodensackansatzes. Hierauf kann man bei der Resektion des Samenleiters die Schnittführung beginnen. Nach Freilegung des Leistenringes folgt noch eine Einspritzung in den Leistenkanal, um die in ihm verlaufenden Nerven zu erreichen. Dazu führt man vorsichtig von unten nach oben zwischen Samenstrang und der oberen Begrenzung des Leistenringes die Spitze der Hohlnadel ein, um die Flüssigkeit unter die Kremasterfasern und die äußere Samenstranghülle zu bringen. Bei der Operation innerhalb des Hodensackes ist nur eine Einspritzung in die abgehobene Hautfalte notwendig (s. Abb. 3).

Zur Kastration hat die Einspritzung in größerer Ausdehnung zu erfolgen. Ist von der Gegend des äußeren Leistenringes nach abwärts auseinanderstrahlend ein subkutaner winkelförmiger Infiltrationstreifen wie zur Durchschneidung des Samenleiters angelegt, so sticht man nahe am unteren Pol der betreffenden Hodensackhälfte durch die vorher angelegte Hautquaddel ins subkutane Gewebe und schiebt spritzend die Hohlnadel zuerst nach der Peniswurzel, sodann nach der Leistenbeuge vor, so daß ein rhombenförmiger Infiltrationstreifen entsteht (Braun). Nach Freilegung des Samenstranges spritzt man unter die Tunica communis ein, wodurch nicht nur alle zum Hoden verlaufenden sensiblen Nerven getroffen, sondern auch das folgende Lösen der einzelnen Gebilde sehr erleichtert wird.

Bei beiden Operationen drohen, wenn sie von nicht geschulten chirurgischen Ärzten ausgeführt werden, die Gefahren der Nachblutung und die der Wundinfektion. Sie lassen sich durch genaue Befolgung der heutigen Operationsregeln vermeiden. Wundinfektionen bleiben häufig mit ihrer Auswirkung nicht örtlich beschränkt, denn der einmal befallene Venenplexus des Samenstranges oder nach der Hodenentfernung seines Stumpfes neigt zu Thrombophlebitis und diese zu embolischen Vorgängen (Lungenembolie und Allgemeininfektion mit Metastasen).

Hämatome des Hodensackes werden sehr langsam aufgesaugt, ihre Entleerung durch Spaltung ist wegen der großen Infektionsmöglichkeit tunlichst zu vermeiden. Abszesse und Phlegmonen erfordern große Einschnitte.

Schriften:

Bauer, Über Technik und Methodik der Sterilisation beim Mann. Archiv f. klin. Chir. Bd. 183 (Kongreßbericht) 1935, S. 611, Aussprache S. 30.

Bauer u. Mikulicz, Die Praxis der Sterilisierungsoperationen. Leipzig 1935.

Fromme, Über Sexualoperationen. Der Chirurg. 1934. S. 665 mit Schriften.

Naujoks und Boeminghaus. Die Technik der Sterilisierung und Kastration. Enke, Stuttgart 1934.

Schörcher, Zentralbl. f. Chir. 1935. S. 2946.

Hans Boeminghaus: Die operativen Eingriffe zur Kastration und Sterilisation des Mannes, Vorwort und Artikel aus „Die Technik der Sterilisation und Kastration" von Naujoks und Boeminghaus (Ferdinand Enke Verlag, 1934), Repro Pugge.

DIE TECHNIK DER STERILISIERUNG UND KASTRATION

VON

PROF. DR. H. NAUJOKS
OBERARZT DER UNIV.-FRAUENKLINIK, MARBURG/L.
UND
PROF. DR. H. BOEMINGHAUS
OBERARZT DER CHIRURGISCHEN UNIV.-KLINIK, MARBURG/L.

MIT 18 ABBILDUNGEN

1 · 9 · 3 · 4

FERDINAND ENKE VERLAG STUTTGART

Druck der Hoffmannschen Buchdruckerei Felix Krais, Stuttgart

Vorwort

In Ausführung des Gesetzes „Zur Verhütung erbkranken Nachwuchses" werden die Eingriffe zur Unfruchtbarmachung sowohl des Mannes, wie der Frau zweifellos in den nächsten Jahren eine große Rolle spielen, so daß Art, Umfang, Gefahren und Sicherheit dieser Maßnahmen von weitreichendem Interesse sein dürften.

Bei der Aufforderung des Verlages, einen kurzen Abriß der Technik der Sterilisierungsoperationen zu geben, hatten wir zunächst einige Bedenken, weil diese Eingriffe im allgemeinen einem geübten Operateur keine Schwierigkeiten machen werden. Wir gewannen dann aber doch den Eindruck, daß die Berechtigung und Notwendigkeit bestünde, eine ganz kurze Übersicht über die gebräuchlichen, modernen und zuverlässigen Methoden dieser Operationen zu geben, weil sie sich sonst nur zerstreut in größeren Lehrbüchern finden, weil sie bisher relativ selten ausgeführt wurden, weil die Zuverlässigkeit und die etwa vorkommenden Mißerfolge jetzt von großer, praktischer Bedeutung sind, und weil auch über den Kreis der operierenden Ärzte hinaus, z. B. bei Juristen, lebhaftes Interesse an diesen Fragen besteht.

Natürlich mußten wir uns möglichster Kürze befleißigen, konnten daher nicht alle Modifikationen, alle Ansichten und Gegenargumente der verschiedensten Autoren berücksichtigen und mußten weitgehend auf Literaturzitate, Statistiken usw. verzichten.

Die Indikationsstellung lag außerhalb unseres Aufgabenkreises und fand daher keine Erörterung.

Marburg/L., April 1934

Die Verfasser

Inhaltsverzeichnis

Die operativen Eingriffe zur Kastration und Sterilisierung des Mannes

von

Prof. Dr. **H. Boeminghaus**

Sowohl die Kastration wie die heutigen sog. Sterilisierungseingriffe heben die Fortpflanzungsfähigkeit auf. Das Altertum und das Mittelalter kannte zur Sterilisierung nur die Kastration. Da diese besonders bei jungen Männern sehr eingreifende Veränderungen in körperlicher und seelischer Hinsicht zur Folge hat und der Eingriff als solcher in einer Zeit, in der die Asepsis unbekannt und die Frage der Blutstillung nur unbefriedigend gelöst war, auch eine sehr hohe Mortalität hatte, ist es begreiflich, daß die Kastration zu eugenischen Zwecken gar nicht oder nur ausnahmsweise Anwendung gefunden hat.

Es zeugt sicher von hoher staatsmännischer Klugheit, wenn man hört, daß die Königin Semiramis die Kastration von kränklichen und elenden Männern empfohlen habe, um auf diese Weise eine schwache Nachkommenschaft zu verhüten. Es ist dies einer der wenigen Fälle, wo in früherer Zeit Eingriffe zur Aufhebung der Zeugungsfähigkeit aus bevölkerungspolitischen Rücksichten angeregt worden sind.

Die den modernen Sterilisierungsgesetzen zugrunde liegenden Überlegungen und Forderungen konnten erst praktische Formen annehmen, nachdem an Stelle der eingreifenden Kastration einfache und ungefährliche Methoden der Sterilisierung gefunden waren. Die Kastration kommt heute nur noch bei Sexualverbrechern zur Anwendung in der Absicht, durch Fortnahme der Hoden auch den die Sittlichkeit gefährdenden krankhaften Trieb zu beheben; dort, wo lediglich die Ausschaltung der Zeugungsfähigkeit Erbminderwertiger erwünscht bzw. notwendig ist, kommt sie nicht in Frage.

Kastration

Die Kenntnis operativer Methoden zum Zweck der Kastration kann man bis in die ältesten geschichtlichen Zeiten der Menschheit zurück verfolgen. Zu allen Zeiten war es im Orient Sitte, daß sich Fürsten und Vornehme entmannte Diener hielten. Dabei bestand allerdings die V e r s c h n e i d u n g der Eunuchen nicht nur in der Entfernung der Hoden, sondern meist in der Abtragung der ganzen Genitalien einschließlich des Penis (Entmannung). Nur zu einem geringen Teil wurden die Hoden allein entfernt, abgeschnitten oder durch Zerquetschung vernichtet. Auch im alten China wurde die Kastration zum gleichen Zwecke geübt. Es gab verschiedene Methoden, blutige und unblutige Verfahren; die unblutige Methode bestand darin, daß das Skrotum mit samt seinem Inhalt im Laufe von 15—20 Tagen zunehmend torquiert wurde und so die Testikel mit einem Teil des Skrotums zum Absterben gebracht wurden.

Bei den Frühgermanen war die Kastration des Mannes unbekannt. Dagegen wurde sie am Tier (Widder, Rind und Pferd) geübt, und zwar nahm man bis etwa zur Zeit Karls des Großen die Zertrümmerung der Hoden durch Schlag oder durch Abbinden der Testikel vor. Die Schnittkastration wurde erst in späteren Zeiten eingeführt und findet sich dann auch im germanischen Recht als Strafmaßnahme bei sexuellen Vergehungen.

Entgegen der großen Rolle, die die Kastration im Altertum spielte, findet man bei Hippokrates keine Beschreibung der Kastration. Im alten Rom hatte diese Sitte dagegen auch Eingang gefunden, was man daraus schließen kann, daß Cäsar und die Kaiser nach ihm bis auf Konstantin wiederholt die Kastration verboten und mit Strafe belegten. In Italien wurde die Kastration trotz wiederholter Verbote auch im Mittelalter geübt als ein Mittel zur Erhaltung der Sopranstimme.

Die erste ausführliche Beschreibung der Kastration aus ärztlicher Indikation, also zum Zwecke der Heilung, hat uns Celsus übermittelt. Paulus von Aegina, der die blutige Methode der Kastration ebenfalls beschreibt, berichtet, daß bei Kindern im zarten Alter die Kastration unblutig durchgeführt werde. Die Kinder wurden in ein warmes Bad gesetzt und dann die Hoden mit den Fingern so lange gequetscht, bis sie als solche nicht mehr zu fühlen waren. Eine Methode, die sich übrigens im Orient bis in die jüngste Zeit gehalten hat. Auch besondere Instrumente hat man zur Kastration und zur Zerquetschung des Samenstranges angegeben.

Sehr fortschrittlich mutet eine aus dem Jahr 200 stammende Vorschrift in Alexandrien an, nach der nur auf Grund einer polizeilichen Erlaubnis kastriert werden durfte, wobei die Erlaubnis eventuell von einem amtsärztlichen Gutachten abhängig gemacht wurde.

Bei der Methode der Bruchoperation, wie sie das Mittelalter kannte, wurde mehr oder weniger regelmäßig der Hoden mit fortgenommen. Gegen diesen Mißbrauch wandte sich schon Celsus, später Paré, Franco u. a.; diese Gepflogenheit hielt sich jedoch bis in das 18. Jahrhundert.

In den späteren Beschreibungen der Operation spielt die Art und Weise, wie der Samenstrang unterbunden und durchschnitten werden soll, eine große Rolle; besonders die Blutstillung scheint Schwierigkeiten gemacht zu haben. Außer der Unterbindung wurde in der Regel das Glüheisen zur Blutstillung herangezogen. Paré unterband den Samenstrang zur Sicherung der Ligatur in 2 Portionen, und Heister erwähnt, daß manche Chirurgen zur Vermeidung der Blutung so vorgehen, daß sie den bereits aus dem Skrotum gelösten und am Samenstrang unterbundenen Hoden erst nach einigen Tagen abtragen. Während im allgemeinen die Freilegung des Hodens durch einen Schnitt im unteren Skrotalabschnitt vorgenommen wurde, empfahl Acquapendente, Anatom und Chirurg in Venedig, geb. 1537, zur Kastration einen Schrägschnitt in der Inguinalgegend, aus welchem der Hoden von unten herausgedrängt wurde. Acquapendente legte auch bereits zur Ableitung der Wundsekrete eine Gegeninzision am tiefsten Punkte des Skrotums an. Der Besonderheit halber sei erwähnt, daß Aumont 1882 die Freilegung von einem Schnitt auf der Rückseite des Skrotums vornahm, damit so der Abfluß der Wundsekrete bei Rückenlage des Patienten günstiger sei.

Dubois und nach ihm Weinhold versuchten die Kastration durch Verödung der Hoden mittels Unterbindung des Samenstrangs zu erzielen. In mehreren Fällen sahen sie danach eine völlige Resorption des Hodens. Auch die isolierte Unterbindung lediglich der Gefäße des Samenstrangs wurde zu diesem Zweck vorgeschlagen (Maunoir, v. Walther, Coster, Chelius u. a.), doch war der Erfolg dieser Maßnahmen nicht eindeutig.

Abgesehen von der Kastration aus ärztlichen Indikationen ist der Eingriff vielfach aus religiösem Fanatismus geübt worden. Es sind da hauptsächlich zu nennen die Sekte der Valesianer und der Skopzen. Letztere brannten sich die Hoden samt dem Hodensack mit Glüheisen ab oder sie verstümmelten sich mit schneidenden Instrumenten. Andere brachten nach orientalischem Vorbilde die Hoden durch Abschnürung zum Absterben. Bei vielen Völkern wurde die Kastration als Strafe bei schweren, meist Sittlichkeitsverbrechen ausgeführt (Inder, Assyrer, Ägypter, Chinesen, Malaien usw.).

Die heutige Technik der Kastration unterscheidet sich gegenüber der früheren durch die Anwendung zuverlässiger lokaler bzw. allgemeiner Betäubungsverfahren, durch die Ausschaltung der Wundinfektion und durch die Sicherheit der Blutstillung.

Die Betäubungsart kann man nach dem Wunsche des Patienten einrichten. Wenn eine Allgemeinnarkose (Äther, Evipan usw.) aus irgendwelchen persönlichen oder ärztlichen Gründen unerwünscht ist, wird der Eingriff in Lokalanästhesie nach der Vorschrift von Braun ausgeführt. Dabei wird das Skrotum an der Wurzel ringsherum umspritzt und außerdem der Samenstrang beiderseits oben in der Gegend des Austritts aus dem äußeren Leistenring infiltriert. Statt der Umspritzung genügt in der Regel auch eine einfache Infiltration des Schnittgebietes, man muß dabei allerdings auf die Blutstillung ganz besonders sorgfältig achten.

Zur Freilegung benutzt man beiderseits einen Schnitt, der in der Höhe des äußeren Leistenrings beginnt und der, dem Verlauf des Samenstrangs entsprechend, nach medial leicht konvergiert. Man kommt dabei mit einem etwa 5 cm langen Schnitt reichlich aus. Dieser hoch angelegte Schnitt hat gegenüber der Freilegung des Hodens im unteren Abschnitt des Skrotums insofern Vorteil, als hier die Vorbereitung des Schnittgebietes entsprechend den üblichen Forderungen der Hautdesinfektion besser durchzuführen ist als am Skrotum selbst. Die Vorbehandlung der Haut mit Äther und Alkohol, insbesondere aber mit der üblichen Jodtinktur, ist am Skrotum äußerst schmerzhaft und darf daher erst erfolgen, wenn die Anästhesie eingetreten ist. Davon abgesehen kommt es oft durch die Anwendung der Jodtinkturlösung zu sehr hartnäckigen Dermatitiden und endlich ist die Reinhaltung des Operationsgebietes in der Nachbehandlung in den unteren Abschnitten des Skrotums aus naheliegenden Gründen schwieriger als bei dem hoch angelegten Schnitt in der Gegend des äußeren Leistenringes. Nach Durchtrennung der Skrotalschichten gelangt man auf die, die Gebilde des Samenstrangs gemeinsam umscheidende Hülle (Tunica vag. com.). Zur Erhöhung der Asepsis ist es ratsam, jetzt nochmal durch neue Abdecktücher, die unmittelbar an die Wundränder angeklammert werden, das Wundgebiet gegen die Umgebung zu sichern.

Es ist nicht empfehlenswert, den Funikulus in Form einer Massenligatur zu unterbinden und zu durchtrennen. Bei derartigem Vorgehen erlebt man nicht selten Nachblutungen, weil die Ligatur abgleitet; auch hat man dabei gelegentlich Thrombosen und Embolien mehr oder weniger schwerer Art beobachtet. Deshalb wird ganz allgemein der Rat gegeben, die einzelnen Gebilde des Samenstrangs (Vas deferens, Arterien und Venen) isoliert doppelt zu unterbinden und zu durchtrennen (wie es schon Paré empfahl, siehe oben). Die peripheren Stümpfe werden dann gemeinsam mit einer Klemme gefaßt und an dieser der Hoden aus dem Skrotum in das Operationsgebiet vorgezogen (vgl. Abb. 1). Die Lösung des Hodens geschieht dabei allseitig stumpf und macht keine Schwierigkeiten, nur unten muß die Fixation des Hodens in Form des Lig. scrotale testis (Gubernaculum testis) scharf durchtrennt werden. In diesem Ligament befinden sich keine Gefäße, so daß sich in der Regel eine voraufgehende Ligatur erübrigt. Damit ist der Eingriff beendet.

Erfahrungsgemäß neigen alle Operationen am Skrotum leicht zu Nachblutungen, insbesondere dann, wenn die Eingriffe in Lokalanästhesie ausgeführt wurden, und infolgedessen die Blutung während des Eingriffs gering war. Bevor daher die Hodenhüllen durch eine zweireihige Naht verschlossen werden, ist nochmals das Wundgebiet auf etwa vorhandene Blutstellen zu revidieren. Aber auch dann erlebt man nicht selten ein postoperatives Hämatom im Skrotum, dessen Aufsaugung in der Regel relativ

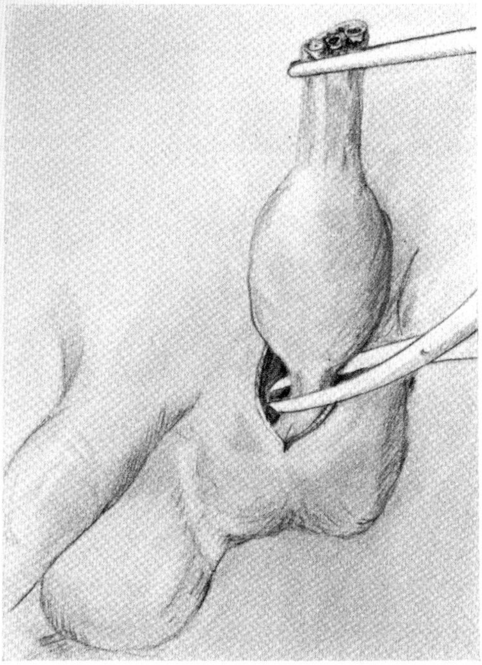

Abb. 1. Der Samenstrang ist in einzelnen Portionen unterbunden; der distale Stumpf wird mit einer Klemme gefaßt und an ihr der Hoden zur Wunde herausgezogen; das Lig. scrotale testis wird durchtrennt.

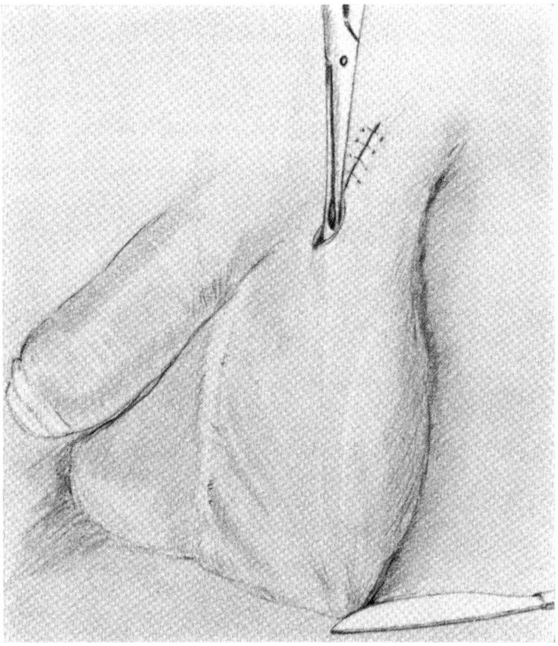

Abb. 2. Vor dem endgültigen Verschluß der Schnittwunde wird eine Kornzange zum distalen Punkt des Skrotums geführt und hier eine kleine Inzisionsöffnung zur Einführung des Drains angelegt.

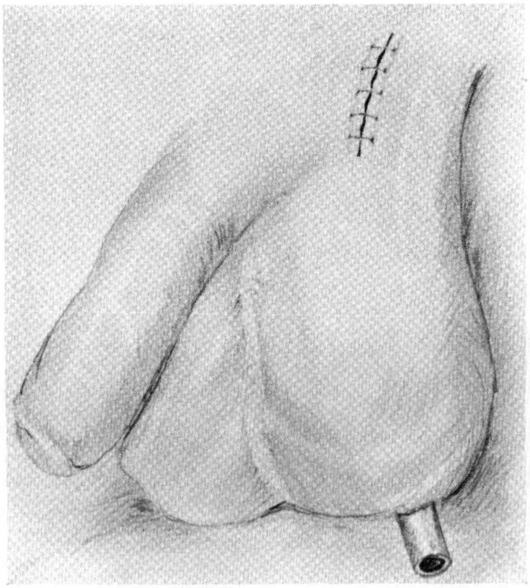

Abb. 3. Zustand nach beendigter Kastration.

lange Zeit in Anspruch nimmt und das, besonders wenn der Schnitt in der unteren Skrotalhälfte angelegt wurde, relativ leicht vereitert. Aus diesem Grunde pflege ich das Skrotum an der tiefsten Stelle für 1—2 Tage zu drainieren. Zu diesem Zweck führt man, kurz bevor der eigentliche Operationsschnitt ganz verschlossen wird, eine Kornzange in das Skrotum bis zum tiefsten Punkte ein, eröffnet hier das Skrotum mit einem kleinen Schnitt (vgl. Abb. 2) und legt, von unten nach oben oder aber von oben nach unten durchziehend, das Letzte ist der Asepsis halber vorzuziehen, ein schmales Drainrohr ein (vgl. Abb. 3). Diese Drainage am untersten Punkt ist zuverlässiger als die Einführung eines Drains vom Operationsschnitt aus.

Der Wundverband wird besser als durch Heftpflasterstreifen durch ein gut sitzendes Suspensorium fixiert. Das Suspensorium hat gleichzeitig den Vorteil, daß man mit ihm eine Kompression des Skrotums ausführen kann, die einen gewissen Schutz gegen die sekundäre Hämatombildung bietet. Bei dem oben beschriebenen hoch angelegten Schnitt in der Gegend des äußeren Leistenringes kann man den Verband selbstverständlich auch in der üblichen Weise mit Mastisol fixieren. Am Skrotum selbst muß man mit Mastisol vorsichtig sein, da auch hierdurch leicht Ekzeme entstehen.

Mit dem Suspensorium kann man die Patienten bereits nach einigen Tagen aufstehen lassen. Das Sicherheitsdrain wird spätestens nach 2—3 Tagen entfernt. Wenn keine Komplikationen eintreten, sind die Patienten durchschnittlich nach 10 Tagen entlassungsfähig.

Der Eingriff gestaltet sich bei gleichzeitigem Bestehen einer Hernie, Hydrozele oder Varikozele natürlich etwas komplizierter. Im allgemeinen empfiehlt es sich, einen vorhandenen Leistenbruch gleichzeitig zu beseitigen, wobei man sich selbstverständlich vorher der Einwilligung des Patienten versichern muß.

Sterilisierung

Operative Eingriffe, die unter Erhaltung des Sexualcharakters und der Potentia coeundi lediglich der Ausschaltung der Fortpflanzungsfähigkeit dienen, sind erst in neuerer Zeit ausgeführt worden.

Hier muß allerdings die sog. Mika-Operation (Subinzision) erwähnt werden, die bei den Naturvölkern in Süd- und Zentralaustralien geübt wird. Diese Operation besteht darin, daß den Männern die Harnröhre in Form einer Hypospadie vom Orificium externum bis zum Skrotum gespalten wird. Das hat zur Folge, daß bei der Ejakulation das Sperma außerhalb der Vagina zur Entleerung kommt. Ob, wie vielfach angenommen, diese Operation tatsächlich zur Verhütung übermäßiger Bevölkerungszunahme vorgenommen wird, ist nicht ganz sicher, weil andererseits berichtet wird, daß in Queensland und Neusüdwales, wo diese Operation auch ausgeführt wird, den jungen Männern bei Androhung der Todesstrafe der Beischlaf erst dann erlaubt wird, wenn die Mika-Operation vollzogen ist. Wie dem auch sei, diese Subinzision hat jedenfalls in der Praxis die Bedeutung einer Sterilisationsoperation. Alle anderen Sterilisierungsmethoden greifen beim Mann am Samenausführungsgang an, sie unterscheiden sich untereinander nur durch die mehr oder weniger differente Art, in der die Samenleitersperre vorgenommen wird.

Zum Zwecke der Sterilisierung aus eugenischen und bevölkerungspolitischen Gründen werden diese Samenleitersperroperationen erst in allerjüngster Zeit geübt. Der Eingriff als solcher ist dagegen unter anderer Indikationsstellung seit mehreren Jahrzehnten geläufig. Als erster scheint meines Wissens Lambert die isolierte Durchtrennung des Vas deferens vorgenommen zu haben in der Annahme, so eine Verödung des Hodens zu erzielen und die eingreifendere Kastration umgehen zu können. Später wurden solche Samenleitersperroperationen vielfach ausgeführt in der Absicht, auf diese Weise die sog. Hypertrophie der Prostata zur Verkleinerung zu bringen, nachdem man schon vorher zu diesem Zweck die Kastration empfohlen, aber wieder verlassen hatte. Da diese Voraussetzungen sich als irrig erwiesen und die Erfolge wenig befriedigend waren, wurde diese sog. palliative Operation der Prostatahypertrophie wieder verlassen. Die Vasotomie gewann dann durch Corbineau, Paschkis und besonders v. Haberer von neuem wieder Geltung als vorbeugende Maßnahme gegen die Epidydimitis der Prostatiker.

Die Steinachsche sog. Verjüngungsoperation stellt bekanntlich auch eine Samenleitersperroperation dar. Steinach unterband den Samenleiter teils unmittelbar am Abgang vom Nebenhoden, teils unterband er die Ductuli efferentes, d. h. die Samenkanälchen zwischen Haupt- und Nebenhoden. Der Zweck dieser Maßnahme war die Erzielung einer Spermastauung, die ihrerseits wieder eine Degeneration der samenbildenden Anteile des Hodens bei gleichzeitiger Hypertrophie der sog. Zwischenzellen zur Folge haben sollte.

In jüngster Zeit erst sind Samenleitersperroperationen in größerem Umfange ausschließlich mit dem Ziel der Sterilisierung vorgenommen worden. Die Vorgänge in Österreich (Graz) sind bekannt. Als erster scheint zu diesem Zweck der Chicagoer Arzt Dr. Ochsner (1898) die Unterbrechung des Samenleiters vorgeschlagen zu haben.

Zur Sterilisierung (Samenleitersperroperation) kann man sich der gleichen Schnittführung, wie sie vorstehend bei der Kastration angegeben wurde, bedienen, wobei der Schnitt aber etwas kürzer ausfallen kann. In der Regel führt man die sog. Vasotomie von 2 getrennten Schnitten in der Gegend des äußeren Leistenringes durch.

Zur Anästhesie genügt die Infiltration des Schnittgebietes, der man nach Freilegung des Samenstrangs eine Injektion in diesen hinzufügt. Durch die Infiltration des Samenstrangs wird dieser aufgeblättert und so die Gebilde des Samenstranges mehr oder weniger voneinander isoliert. Der Samenstrang liegt im Funikulus medial und hinten; durch feine längs geführte Messerstriche wird er isoliert und dann vorgezogen. Hernien, besonders angeborene, sowie Varikozelen, ferner die Hydrocele fun. sperm. komplizieren den sonst einfachen Eingriff, der unter diesen Umständen auch einer ausgiebigeren Anästhesie, entsprechend der Leitungsanästhesie für die Hernienoperation, bedarf.

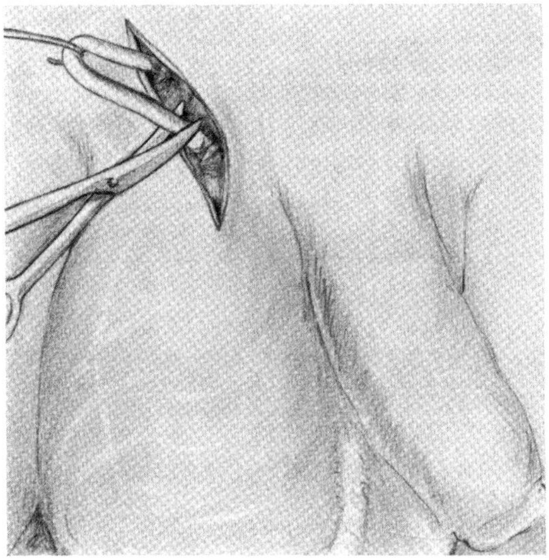

Abb. 4. Der in der Inguinalgegend freigelegte und gut isolierte Samenleiter wird möglichst weit hodenwärts abgetragen.

Für den Zweck der Sterilisierung genügt weder die Vasoligatur, noch die einfache Durchtrennung des Vas deferens (Vasotomie). Da die Möglichkeit einer spontanen Wiedervereinigung besteht, ist die einfache Durchtrennung des Samenleiters nicht zuverlässig genug. Man muß daher entweder das periphere Ende des durchtrennten Samenleiters in sich knoten oder ein Stück des Samenleiters (1—2 cm) resezieren (sog. Vasoresektion Lennander und Helferich) oder nach dem Vorgehen von Belfield und Voelcker den peripheren Stumpf des Samenleiters in die Haut einnähen, während man den zentralen Stumpf in die Tiefe des Skrotums zurückgleiten läßt. Um dabei eine unerwünschte Spannung des eingenähten Vas deferens zu vermeiden, muß man den Samenleiter eine kurze Strecke isolieren, möglichst weit hodenwärts durchtrennen (vgl. Abb. 4) und ihn dann im oberen Wundwinkel einnähen.

Diese Art des Vorgehens verhindert nicht nur mit Sicherheit eine unerwünschte spontane Wiedervereinigung der beiden Samenleiterstümpfe, sondern hat auch den Vorteil, daß, wenn der so Sterilisierte an einer Gonorrhöe leidet oder später sich eine solche zuzieht, die aszendierend intrakanalikulär fortschreitende Infektion nicht zu einer Infiltration bzw. Abszedierung in der Tiefe des Skrotums führt. Es ist das ein besonders zu beachtender Gesichtspunkt, wenn zur Zeit des Eingriffs entzündliche Vorgänge an der Prostata bzw. den Samenblasen vorliegen.

Den zentralen Stumpf des Vas deferens läßt man ohne Ligatur zurückgleiten. Auf diese Weise vermeidet man eine akute Sekretstauung im Nebenhoden bzw. Hoden, von der manche bekanntlich annehmen, daß sie unerwünschte Folgen haben könne. Die Spermien können so zunächst eine zeitlang bis zum definitiven narbigen Verschluß des Lumens in die Hüllen des Skrotums entleert werden.

Man kann diesen an sich schon einfachen Eingriff der Sterilisation mit einem Minimum an Zeitaufwand und Gewebsverletzung durchführen, wenn man das Vas deferens vorher auf irgendeine Weise unter der Haut fixiert. Zu dieser perkutanen Fixation des Vas deferens sind eine Reihe von Vorschlägen und Apparaturen, besonders von amerikanischen Autoren (z.B. Lespinasse) angegeben worden, allerdings nicht zum Zwecke der Sterilisierung, sondern zur perkutanen Spülbehandlung chronischer Samenblasenentzündungen vom Vas deferens aus, eine Behandlungsmethode, die bei uns wenig Eingang gefunden hat und die auch im Ausland wieder im Abklingen begriffen zu sein scheint. Von allen Vorschlägen zur Fixation des Vas deferens unter der Haut scheint mir das Verfahren, das ich seinerzeit (vgl. Der Chirurg 1930, S. 215) angegeben habe, am einfachsten und zuverlässigsten zu sein. Wir haben an der Marburger Klinik seither die Vasostomie (z. B. bei Prostatikern) stets in dieser Weise vorgenommen.

Technik: Der Funiculus sperm. wird auf der entsprechenden Seite in der oberen Hälfte des Skrotums zwischen den Fingern der linken Hand gefaßt und etwas vorgezogen. Dabei bleibt das Vas deferens stets am weitesten medial von den Gebilden des Samenstrangs, kann hier gut abgesondert und mit einem kleinen Zängchen (nach Art einer Tuchklammer) perkutan unter der Haut fixiert werden (vgl. Abb. 5). Diese perkutane, möglichst isolierte Fixierung des Samenleiters erfordert keinerlei Übung und bietet technisch keine Schwierigkeiten außer in Fällen von Deferentitis, wo die Gebilde des Samenstrangs untereinander verlötet sind, sowie bei irreponiblen Hernien und Hydrozelen des Funiculus sperm. Die Zange hat flache Greifflächen, um beim Anlegen unter dem vorgedrängten Vas deferens die Haut nicht zu verletzen. Durch eine entsprechende Anordnung der Cremarrière geschieht die Arretierung der Zange so, daß zwar das umklammerte Vas deferens nicht wieder zurückgleiten kann, andererseits aber eine Quetschung der gefaßten Hautstellen vermieden wird. Durch leichtes Anziehen der Zange überzeugt man sich, daß das Vas deferens gefaßt ist, denn nur dann, wenn dieses dicht unter der Haut fixiert bleibt, ist seine Freilegung durch einen allerkleinsten, 1 cm langen Schnitt möglich. Erst nachdem das Vas deferens auf diese Weise fixiert wurde, wird die Stelle zwischen den Branchen der Zange durch Injektion von 1 ccm eines Lokalanästhetikums unempfindlich gemacht. Anästhesiert man vorher die Haut, so mißlingt die Fixierung des Samenleiters in der Regel. Zwischen den Branchen der Zange wird dann der kleine Schnitt geführt, der sofort das Vas deferens freilegt. Durch einige feine Messerstriche in der Längsrichtung wird der Samenleiter sauber

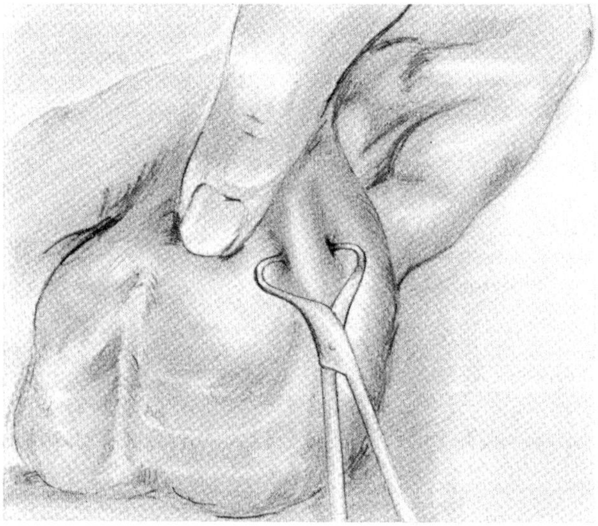

Abb. 5. Der Samenleiter, der am meisten medial liegt, wird nach vorn gegen die Haut gedrängt und hier, möglichst isoliert, perkutan fixiert.

isoliert, angeschlungen (vgl. Abb. 6), vorgezogen und möglichst weit hodenwärts abgetragen. Der zentrale Stumpf des Vas deferens gleitet in die Tiefe zurück und das periphere Ende wird in den oberen Winkel der kleinen Hautwunde, die durch 1 oder 2 Nähte geschlossen wird, fixiert.

Diese Art der Sterilisation ist in wenigen Minuten durchzuführen und so schonend, daß die Operierten nicht zu liegen brauchen und der Eingriff, wenn besondere Umstände es erwünscht machen, auch ambulant durchgeführt werden kann.

Wurde die Unterbrechung des Samenleiters zum Zwecke der Sterilisation vorgenommen, so ist dies Ziel mit beendigtem Eingriff noch nicht erreicht. Der so Operierte ist zunächst noch zeugungsfähig durch die in den ableitenden Samenwegen und in den Samenblasen gespeicherten Spermien. Wie lange sich die Spermien hier in der Ampulle des Vas deferens und in den Samenblasen lebensfähig bzw. befruchtungsfähig erhalten oder erhalten können, ist nicht genau bekannt. Es ist begreiflicherweise auch sehr schwer, hier exakte Unterlagen — wenigstens für den Menschen — zu gewinnen. Daß die Spermien in den Samenblasen lange Zeit (1/2 Jahr) lebensfähig bleiben können, scheint erwiesen, ob noch länger, bzw. wie lange, weiß man, wie gesagt, nicht; jedenfalls muß man damit rechnen, daß das Ejakulat in der ersten Zeit nach der Sterilisation noch zeugungsfähiges Material enthält. Dort, wo die Sterilisation den Zweck hat, Erbminderwertige von der Fortpflanzung auszuschließen, muß daher eine gewisse Quarantänezeit (Internierung) nach der Vornahme des Eingriffs gefordert werden. Es ist das Mißliche dabei, daß man über die notwendige Dauer dieser

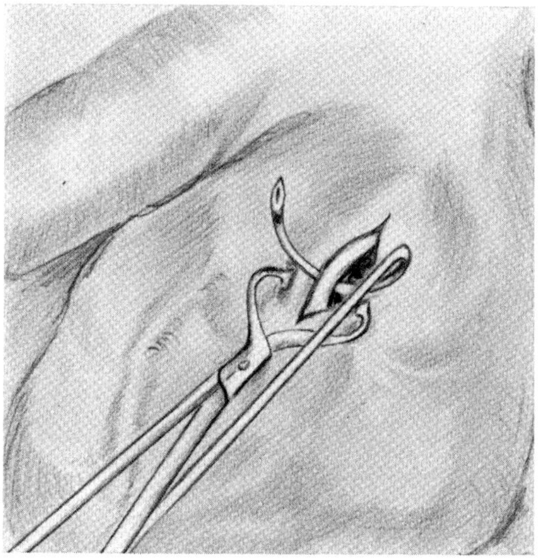

Abb. 6. Der von der Umgebung sauber isolierte Samenleiter wird angeschlungen.

Quarantäne nichts Genaues angeben kann. Da bei der Ejakulation der Inhalt der Samenblasen und der Ampulle des Vas deferens entleert wird, kann man erwarten, daß mit jeder nach der Sterilisation eintretenden Ejakulation die Möglichkeit der Befruchtung geringer wird. Da man aber begreiflicherweise diesen Vorgang nicht provozieren und natürlich auch zur Erreichung des Zieles keine Mindest- oder Höchstzahlen angeben kann, liegt es nahe, nach beendigter Operation die ableitenden Samenwege vom peripheren Stumpf des Vas deferens aus durchzuspülen, um so teils eine mechanische Entleerung, teils eine chemische Abtötung hier noch vorhandener Spermien anzustreben (vgl. Abb. 7).

Die eingangs schon erwähnte Spülbehandlung bei chronischer Samenblasenentzündung beruht darauf, daß Flüssigkeiten, die vom Vas deferens aus in peripherer Richtung injiziert werden, regelmäßig die Samenblasen füllen und auf dem Wege über die Ductus ejaculatorii in die hintere Harnröhre und von hier meist in die Blase, bisweilen auch durch die Harnröhre nach außen abfließen. Diese Verhältnisse werden durch Röntgenaufnahmen, bei denen zur Instillation eine Kontrastlösung (z. B. Abrodil oder Uroselektan) benutzt wird, anschaulich illustriert (vgl. Abb. 9).

Man kann so zunächst die abführenden Samenwege einschließlich der Samenblasen mit destilliertem Wasser mechanisch säubern und anschließend zur chemischen Abtötung 5—10 ccm einer die Spermien abtötenden Lösung instillieren. Ich halte diese Maßnahme für unbedingt erforderlich und bin der Ansicht, daß auf diese Weise die Quarantänezeit fortfallen kann. Wurde der periphere Samenleiterstumpf in der oben geschilderten Weise in die Haut

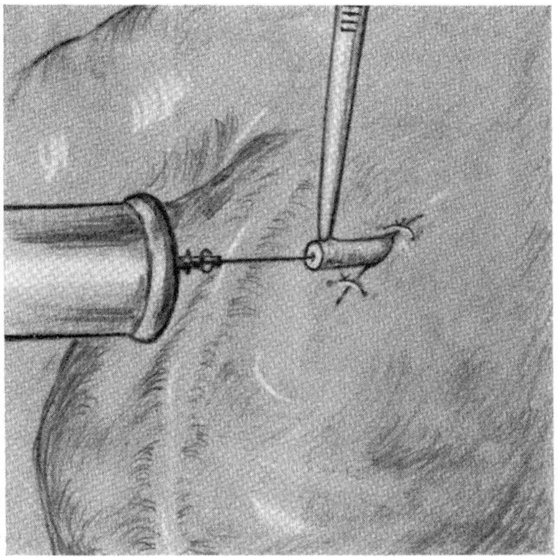

Abb. 7. Zustand nach beendigter Operation. Instillation in den zunächst absichtlich etwas lang gelassenen peripheren Samenleiterstumpf; die feine Kanüle ist am Ende stumpf (Olive).

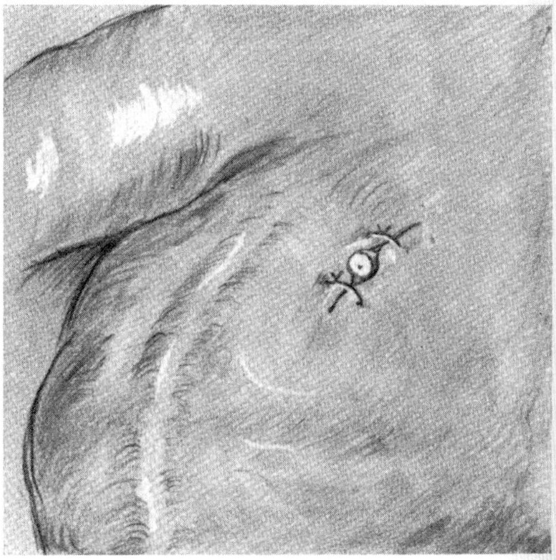

Abb. 8. Der überschüssige Stumpf des Samenleiters ist im Hautniveau abgetragen. Nach einigen Tagen ist die Wunde verheilt und von dem Samenleiterstumpf nichts mehr zu sehen.

eingenäht, so kann die Durchspülung der abführenden Samenwege bzw. die Instillation am Tage der Operation sowie am Tage darauf zur Sicherheit einige Male wiederholt werden.

Die vorstehenden Überlegungen machen die Suche nach einem geeigneten, die Spermien abtötenden, die Schleimhäute der ableitenden Samen- und Harnwege aber nicht angreifenden Mittel erforderlich. Entsprechende Untersuchungen, die gemeinsam mit Baldus durchgeführt wurden und über die an anderer Stelle ausführlich berichtet werden wird, ergaben, daß sich für den genannten Zweck Rivanol 1 : 1000,0 sowie alle Silbersalzlösungen, z. B. Arg. nitricum 1 : 1000,0, Choleval 0,25 : 100,0 usw., gut eignen.

Kurz soll hier noch die Frage gestreift werden, inwieweit es möglich ist, einem in der vorstehenden Weise Sterilisierten die Zeugungsfähigkeit wieder zu geben. Daß eine spontane Wiederherstellung der Samenleiterpassage bei der einfachen Vasoligatur und theoretisch auch bei der Vasotomie möglich ist, und daß daher diese beiden Methoden für die Zwecke der eugenischen Sterilisierung nicht ausreichen, wurde schon gesagt. Eine Wiedervereinigung der beiden Samenleiterstümpfe bei erhaltener Durchgängigkeit ist nach voraufgegangener Vasotomie übrigens nur in der allerersten Zeit nach dem Eingriff möglich, ehe eine narbige Obliteration die beiden Lumina verschlossen hat.

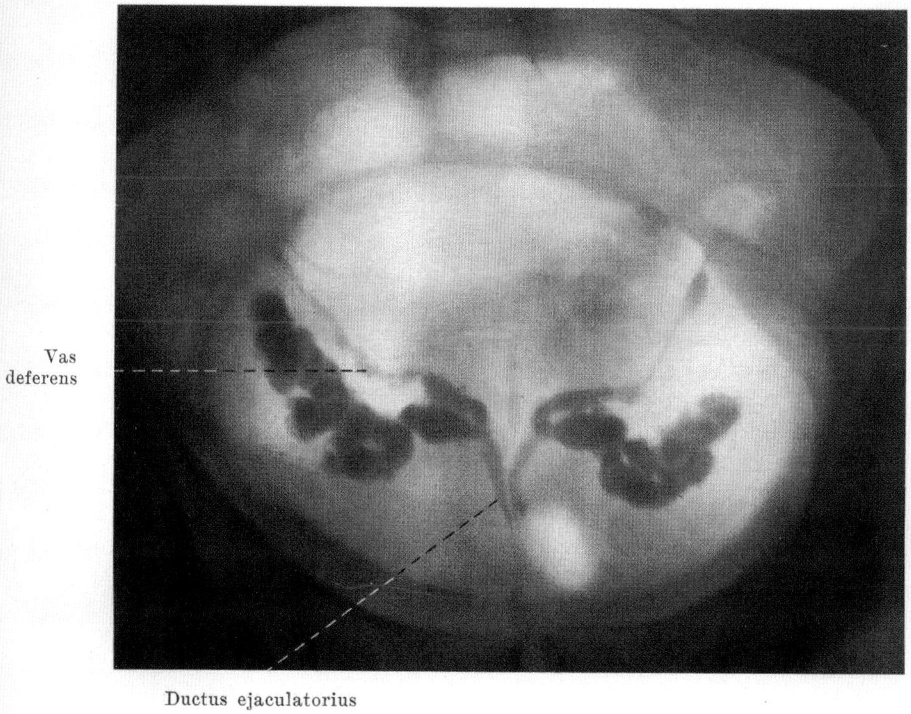

Abb. 9. Die abführenden Samenwege (Vas deferens, Ampulle, Ductus ejaculatorii und Samenblasen) sind durch Instillation mit einer Kontrastlösung gefüllt.

Wurde die Samenleitersperre in der vorstehend geschilderten zuverlässigen Weise vorgenommen, so ist die Wiederherstellung der Durchgängigkeit nur durch einen neuerlichen operativen Eingriff (sog. Rückoperation) möglich. Mit der Lösung dieses Problems haben sich zahlreiche Autoren im Tierversuch befaßt. Von den Versuchen der Reimplantation des Vas deferens in den Neben- oder Haupthoden (Bardenheuer, Bogoljuboff, Rasumowsky, Duval u. a.) soll hier abgesehen werden, da bei den Sterilisierungsoperationen die Unterbrechung nicht in der Gegend des Nebenhodens, sondern im skrotalen oder inguinalen Abschnitt des Vas deferens vorgenommen wird.

Zur Behebung von Hindernissen im skrotalen Abschnitt des Vas deferens hat man Resektionen und Wiedervereinigungen in Form der Seit-zu-Seit-vernähung oder der End-zu-Endnaht im Tierversuch, häufig auch mit nachgewiesenem Erfolg, vorgenommen (van Hook, Poggi, Enderlen, Wheeler, Schmerz, Moran u. a.). Dabei hat sich die Technik am erfolgreichsten erwiesen, bei der zur Erhaltung der Durchgängigkeit die End-zu-End-Vereinigung über einem Leitfaden (Roßhaar, Mandrin aus Aluminiumbronce usw.), der durch die Haut nach außen geführt und nach einiger Zeit entfernt wird, vorgenommen wurde. Christian und Sanderson, sowie Spath nehmen die Naht des Vas deferens über einem eingeführten Katgutfaden (Stärke 0) vor und ersparen sich durch dessen spontane Auflösung die Entfernung des Leitmaterials.

Da die Rückoperation im Tierversuch in mehr als der Hälfte der Fälle bei der letztgenannten Technik erfolgreich ist, so ist der Schluß berechtigt, daß beim Menschen, bei dem die anatomischen Verhältnisse für das Gelingen der Operation noch günstiger liegen, im gegebenen Falle wenigstens mit den gleichen Erfolgsaussichten gerechnet werden kann.

Der Erfolg der sog. Rückoperation hängt nun nicht allein von der Lösung des technisch-operativen Problems, also der Wiederherstellung der Durchgängigkeit des Samenleiters ab, sondern auch davon, ob nach der Wiederherstellung der Passage die Spermatogenese noch im Gange ist. Entsprechende Untersuchungen haben gezeigt, daß in dieser Hinsicht ein prinzipieller Unterschied zwischen der Samenleitersperre und der von Steinach vorgenommenen Unterbindung der Ductuli efferentes besteht (Welcker u. a.). Beide Maßnahmen rufen zunächst eine Stauungsatrophie des Samenepithels hervor. Der Unterschied besteht jedoch darin, daß bei der Unterbrechung des Samenleiters dieser primären Stauungsphase eine Regeneration des Samenepithels folgt und die Spermatogenese so erhalten bleibt, während es bei der Ligatur der Ductuli efferentes zu einer endgültigen Atrophie des samenbildenden Gewebes kommt.

Wenn diese Untersuchungen durch weitere Überprüfungen bestätigt werden, so besteht in der Tat die Möglichkeit, einem Sterilisierten auch nach Jahren noch seine Zeugungsfähigkeit wieder zu geben. Begreiflicherweise kann man aber den Erfolg einer solchen sog. Rückoperation nicht garantieren.

Mitteilungen zur 93. Versammlung der Gesellschaft Deutscher Naturforscher und Ärzte, Hannover, 16. bis 20. September 1934, aus „Zeitschrift für Urologie, Band 28" (Georg Thieme Verlag, 1934), Repro Pugge.

93. Versammlung
der Gesellschaft Deutscher Naturforscher und Ärzte
Hannover, 16.–20. September 1934

Sektion 36: Urologie

Der Unterzeichnete ist beauftragt worden, das Amt des Einführenden in der Sektion 36 (Urologie) zu übernehmen. Er erlaubt sich deshalb die nachstehende vorläufige Mitteilung an die Herren Fachgenossen.

1. *Die Tagung der „Gesellschaft Deutscher Naturforscher und Ärzte" beginnt am Sonnabend, dem 15. 9., 20 Uhr abends. Am Sonntag, dem 16. 9., findet nur nachmittags und abends eine feierliche Eröffnungssitzung und Begrüßung statt. Die eigentlichen Sitzungen beginnen am Montag, dem 17. 9. — Ich halte es nun für unzweckmäßig, unsere urologischen Zusammenkünfte auf die eigentlichen Sitzungstage zu verlegen. Denn einmal wird es wegen der zahllosen Unterabteilungen schwierig sein, in dieser Zeit geeignete Versammlungsräume zu finden; außerdem aber werden zweifellos viele Herren die Gelegenheit wahrnehmen wollen, den großen Sitzungen beizuwohnen, in denen zahlreiche Fragen von allgemeinem Interesse behandelt werden. Unter diesen Umständen möchte ich unsere urologischen Sitzungen auf Sonnabend, den 15. 9. festlegen. Wir könnten dann vormittags und nachmittags je eine Vollsitzung abhalten und hätten am Sonntag noch den Vormittag und Mittag übrig, um ihn nach Bedarf zu verwenden. Wir könnten also noch Vortragsmaterial erledigen, für das etwa am ersten Tage die Zeit nicht ausgereicht haben sollte; anderenfalls aber wäre auch Gelegenheit gegeben, Hannover oder einen der Badeorte der Nachbarschaft (Pyrmont, Oeynhausen, Nenndorf, Salzuflen) zu besichtigen.*
2. *Die urologische Sektionssitzung auf dem „Naturforschertage" kann und soll keinen Ersatz für die großen Tagungen der „Deutschen Gesellschaft für Urologie" darstellen, wohl aber im gewissen Sinne eine Ergänzung dazu, und zwar eine solche in kleinerem Rahmen und in zwangsloserer Form. Aus diesem Grunde (und auch aus anderen Gründen) möchte ich von der Aufstellung eines Hauptthemas Abstand nehmen, um die uns zur Verfügung stehende Zeit für Einzelvorträge bzw. Demonstrationen ausnutzen zu können. Besonderen Wert möchte ich auf eine ausgiebige Diskussion legen.*

Ich bitte also die Herren Kollegen — insbesondere auch die jüngeren Herren — um recht zahlreiche und recht baldige Anmeldungen (möglichst bis 31. 5.) von Vorträgen usw. — Ferner bitte ich auch die Herren, die nicht das Wort zu ergreifen gedenken, mir mitzuteilen, ob sie an der Tagung teilnehmen wollen. Gerade diese Anmeldungen sind unbedingt notwendig, damit ich mich um Bereitstellung eines geeigneten Versammlungsraumes bemühen kann.

Hannover (Rumannstr. 28), Ende März 1934.

G. Praetorius

Zeitschrift für Urologie. 1934. 21

Nachdem Rubritius im Juli 1933 den für Oktober geplanten Urologenkongress auf unbestimmte Zeit verschoben hatte, aufgrund zu erwartender nicht „genügender Anzahl von Teilnehmern" (Z. f. Urol. 1933 27 S. 658), kündigt Praetorius im Maiheft der „Zeitschrift für Urologie" eine wissenschaftliche Tagung im Rahmen der in Hannover stattfindenden Naturforscherversammlung 1934 an. (Z. f. Urol. 1934 28 S. 289). Im Juli wird dies dann auf eine Zusammenkunft ohne wissenschaftliche Vorträge reduziert (Z. f. Urol. 1934 28 nach 504 ohne Seitenzählung).

93. Versammlung der Gesellschaft Deutscher Naturforscher und Ärzte
Hannover, 16.-20. September 1934

Sektion 36: Urologie

(2. Mitteilung)

Die im Mai-Heft dieser Zeitschrift angekündigte wissenschaftliche Sektionssitzung kann leider nicht stattfinden, weil zu wenig Vortragsanmeldungen eingelaufen sind.

Dagegen halten der Unterzeichnete und mehrere andere Fachgenossen es angesichts der aus bekannten Gründen augenblicklich kritischen Lage der deutschen Urologie für dringend notwendig, daß die urologische Sektion zu einer allgemeinen Aussprache über lebenswichtige Fragen unseres Sonderfaches und seiner Organisationen — insonderheit auch über die Zukunft der Deutschen Gesellschaft für Urologie — zusammentritt. Zu dieser Aussprache sind sämtliche Fachgenossen eingeladen, auch diejenigen, die nicht Mitglieder der Deutschen Gesellschaft für Urologie sind.

Da die „Eröffnungssitzung" der Naturforschertagung am Sonntag, 16. September, 4^{30} Uhr nachmittags beginnt, dürfte es zweckmäßig sein, die urologische Sektionssitzung auf den Vormittag oder Mittag des gleichen Tages zu legen. Endgültige Mitteilung hierüber wird im nächsten Heft dieser Zeitschrift gemacht.

Ich bitte die Fachgenossen (auch die Herren, die sich bereits zu der geplanten wissenschaftlichen Sitzung angemeldet hatten), mir möglichst sofort per Postkarte mitzuteilen, ob sie an dieser Sitzung teilnehmen wollen.

Hannover (Rumannstr. 28), 29. Juli 1934.

G. Praetorius

B. Klose: Eröffnungsansprache, Rede gehalten in der Sitzung der Berliner Urologischen Gesellschaft am 28. November 1934, aus „Zeitschrift für Urologie, Band 30" (Georg Thieme Verlag 1936), Seite 53–55, Repro Pugge.

ZEITSCHRIFT FÜR UROLOGIE

ORGAN DER DEUTSCHEN GESELLSCHAFT FÜR UROLOGIE UND DER BERLINER UROLOGISCHEN GESELLSCHAFT

HERAUSGEGEBEN VON

W. ANSCHÜTZ-KIEL / A. BIER-BERLIN / V. BLUM-WIEN / A. DÖDERLEIN-MÜNCHEN / E. ENDERLEN-HEIDELBERG / R. FRONSTEIN-MOSKAU H. v. HABERER-KÖLN / J. v. HOCHENEGG-WIEN / R. HOTTINGER-ZÜRICH G. ILLYES-BUDAPEST / O. KNEISE-HALLE a. S. / F. KÖNIG-WÜRZBURG F. KROISS-WIEN / R. PASCHKIS-WIEN / E. PAYR-LEIPZIG / G. PRAETORIUS-HANNOVER / K. SCHEELE-ESSEN / F. SCHLAGINTWEIT-MÜNCHEN / C. R. SCHLAYER-BERLIN / H. SCHLOFFER-PRAG / C. SCHRAMM-DORTMUND / F. VOLHARD-FRANKFURT a. M. / K. ZIELER-WÜRZBURG

SCHRIFTLEITUNG:

H. BOEMINGHAUS-MARBURG / L. KIELLEUTHNER-MÜNCHEN / E. PFLAUMER-NÜRNBERG / E. REHN-FREIBURG i. Br. / O. RINGLEB-BERLIN / H. RUBRITIUS-WIEN / V. SCHMIEDEN-FRANKFURT a. M.

BAND XXX

MIT 372, ZUM TEIL FARBIGEN ABBILDUNGEN UND 18 KURVEN

1 9 3 6

VERLAG VON GEORG THIEME, LEIPZIG

Sitzung der Berliner Urologischen Gesellschaft
am 28. November 1934

Herr B. Klose:

Eröffnungsansprache

Meine Damen und Herren!

Ich eröffne die heutige Hauptversammlung, begrüße Sie herzlichst und danke Ihnen für Ihr Erscheinen.

Zuerst möchte ich Ihnen eine kurze Erklärung dafür abgeben, warum ich als geschäftsführender Vorstand hier fungiere.

Nachdem die politische Neuordnung vollzogen war, teilte mir Herr von Lichtenberg gelegentlich eines Besuches im Hedwig-Krankenhaus mit, daß der Vorstand der Berliner Urologischen Gesellschaft zurückgetreten sei und beschlossen hätte, mich mit der Führung der Geschäfte zu beauftragen. Ich habe mich in meiner Eigenschaft als 2. stellvertretender Vorsitzender dazu bereit erklärt unter der Voraussetzung, daß mir der Beschluß des Vorstandes schriftlich mitgeteilt würde. Dies ist dann auch durch ein Schreiben des stellvertretenden Vorsitzenden, das ich Ihnen vorlese, geschehen. Ich glaube, daß ich hierdurch bei Ihnen genügend legitimiert bin.

Bald darauf teilte mir Herr Heusch mit, daß er vom Ministerium des Innern beauftragt sei, die Berliner Urologische Gesellschaft neu zu gestalten.

Nach Überwindung mancherlei technischer Schwierigkeiten ist dies nun endlich gelungen und somit können wir uns nach langer Pause mit frischen Kräften an die Arbeit machen.

Bevor wir in die Tagesordnung eintreten, habe ich die traurige Pflicht zu erfüllen, Sie von dem in der Zwischenzeit erfolgten Ableben folgender Mitglieder in Kenntnis zu setzen: Es sind die Mitglieder Josef, Bodländer, Martens, Zondek, Richter, Nürnberg, Vogel-Wildungen und Böhme-Dresden. Bei der Bestattung des Prof. Josef habe ich die Berliner Urologische Gesellschaft vertreten und einen Kranz der Gesellschaft an seinem Sarge niedergelegt. Dr. Bodländer ist in aller Stille beigesetzt worden, ich habe seinen Tod erst 2 Tage nach seiner Bestattung erfahren.

Ich bitte Sie, sich zu Ehren der Verstorbenen von Ihrem Platz zu erheben.

Tagesordnung:

I. Vortrag der Satzungen. Dr. K. Heusch.
II. Annahme der Satzungen.
III. Wahl Prof. O. Ringlebs zum Vorsitzenden.
IV. Ernennung des Vorstandes durch den Vorsitzenden.

Wir kommen nun zum Punkt I der Tagesordnung. Herr K. Heusch: Vorlesung der neuen Satzungen.

I. Allgemeine Bestimmungen

§ 1

Die Berliner Urologische Gesellschaft verfolgt den Zweck, wissenschaftliche Bestrebungen auf urologischen und verwandten Gebieten durch Mitteilungen und Vorträge über spezialwissenschaftliche Fragen sowie durch Demonstrationen zu fördern und ein kollegiales Verhältnis unter ihren Mitgliedern anzubahnen und zu erhalten.

Um ihre Verbundenheit mit dem Praktiker zu erhalten und zu fördern, soll die Berliner Urologische Gesellschaft zu allen wichtigen, die Berliner Urologen interessierenden Problemen, wie kassenärztlichen Angelegenheiten, bevölkerungspolitischen und rassehygienischen Fragen, künftighin Stellung nehmen können.

II. Mitgliedschaft

§ 2

Die Gesellschaft besteht aus ordentlichen, korrespondierenden und Ehrenmitgliedern.

§ 3

Ordentliches Mitglied der Gesellschaft kann jeder in Deutschland approbierte Arzt werden. Zur Erwerbung der Mitgliedschaft bedarf es eines schriftlichen Vorschlages durch zwei Mitglieder der Gesellschaft. Über die Aufnahme resp. Ablehnung entscheidet der Vorstand ohne Begründung. Korrespondierende und Ehrenmitglieder können auf Vorschlag des Vorstandes durch den 1. Vorsitzenden ernannt werden. Der in § 6 genannten behördlichen Stelle steht ein Einspruchsrecht dagegen an.

Gäste können nur mit Genehmigung des amtierenden Vorsitzenden eingeführt werden. Eine Einladung der Tagespresse darf nur durch den Vorstand erfolgen.

§ 4

Die Mitgliedschaft erlischt:

a) durch den Tod,
b) wenn ein Mitglied trotz der ihm zugegangenen Mahnung seitens des Kassenführers mit seinem Beitrag länger als ein Jahr im Rückstand bleibt,
c) durch freiwilligen Austritt unter schriftlicher Aufkündigung an den Vorstand zum Schluß des laufenden Kalenderjahres,
d) durch Ausschluß auf Beschluß des Vorstandes nach vorheriger Anhörung des auszuschließenden Mitgliedes.

Eine Begründung kann gegeben werden.
Ausgeschiedene Mitglieder haben kein Anrecht auf das Vermögen der Gesellschaft.
Als Geschäftsjahr gilt das Kalenderjahr.

III. Organe der Gesellschaft

§ 5

Die Organe der Gesellschaft sind:
a) Mitgliederversammlung.
b) Vorstand.

Mitgliederversammlung

Die Sitzungen finden gewöhnlich jeden zweiten Dienstagabend der Semestermonate statt. Die Dauer der einzelnen Sitzungen soll $1\frac{1}{2}$ Stunde nicht überschreiten.

Die ordentliche Generalversammlung findet alljährlich gewöhnlich am Anfang des Wintersemesters statt.

Dort erfolgt:

1. Bericht des Kassenwarts und der Rechnungsprüfer über die Kasse,
2. Bekanntgabe des vom Vorsitzenden bestimmten Beitrages,
3. Bekanntgabe der Zusammensetzung des Vorstandes, sofern Veränderungen eingetreten sein sollten.
4. Wahl zweier Rechnungsprüfer.

Mitgliederversammlungen sind zu berufen durch den Vorsitzenden, insbesondere wenn 40% der Mitglieder die Berufung schriftlich unter Angabe des Zweckes und der Gründe verlangen.

Die Einladungen sind unter Mitteilung des Ortes und der Tagesordnung durch Bekanntgabe im jeweiligen Organ der Berliner Ärzteschaft zu erlassen, und zwar frühestens einen Monat, spätestens eine Woche vor dem Versammlungstage. In besonderen Fällen kann eine außerordentliche Generalversammlung mit kürzerer Frist vom 1. Vorsitzenden anberaumt werden. Die Beschlußfassung der Mitgliederversammlung erfolgt gemäß § 32, Abs. 1, Satz 2 und 3 des BGB. (Zur Gültigkeit des Beschlusses ist erforderlich, daß der Gegenstand bei der Berufung bezeichnet wird. Bei der Beschlußfassung entscheidet die Mehrheit der erschienenen Mitglieder. Bei Stimmengleichheit die Stimme des Vorsitzenden.)

Die Beschlüsse sind schriftlich niederzulegen und vom Vorsitzenden und einem weiteren Vorstandsmitglied zu unterschreiben.

§ 6

Vorstand

Die Geschäfte der Gesellschaft führt der Vorstand, der aus dem 1. Vorsitzenden, dem 2. Vorsitzenden und einem stellvertretenden, einem Schriftführer und einem stellvertretenden Schriftführer sowie einem Kassenführer und einem Bibliothekar besteht, der zugleich stellvertretender Kassenführer ist.

Zur Erledigung bestimmter Aufgaben kann der 1. Vorsitzende Mitglieder sowie Ausschüsse einsetzen, die ihm über das Ergebnis ihrer Arbeiten baldigst zu berichten haben.

Die ordentliche Generalversammlung wählt den 1. Vorsitzenden, der nach Möglichkeit Inhaber des amtlichen Lehrauftrages für Urologie an der Universität Berlin sein soll, auf die Dauer von vier Jahren. Der Vorsitzende bedarf der Bestätigung durch den Leiter der Medizinalabteilung im Ministerium des Innern resp. durch dessen Stellvertreter, dem auch jederzeit das Abberufungsrecht dem Vorsitzenden gegenüber zusteht. In diesem Falle wird der Nachfolger von der abberufenden Stelle ernannt.

Die Ernennung der übrigen Vorstandsmitglieder, die ebenfalls der jederzeit widerrufbaren Bestätigung durch die eben genannte ministerielle Stelle bedürfen, erfolgt durch den 1. Vorsitzenden auf die Dauer von vier Jahren.

Der Vorstand, der seine Beschlüsse mit einfacher Stimmenmehrheit faßt, ist nur in seiner Gesamtheit beschlußfähig. Bei dringender Abwesenheit sind vor der Beschlußfassung die fehlenden Vorstandsmitglieder nach Möglichkeit schriftlich zu hören.

Bei Stimmengleichheit entscheidet die Stimme des Vorsitzenden.

§ 7

Die Gesellschaft wird rechtsverbindlich nach außen vertreten durch den 1. und 2. Vorsitzenden.

§ 8

Ehrenrat

In Bedarfsfällen kann der Vorsitzende einen Ehrenrat berufen, der aus dem Vorsitzenden und zwei anderen von ihm zu bestimmenden Persönlichkeiten besteht. Jede der Parteien kann einen selbstgewählten nicht stimmberechtigten Obmann in dieses Gremium entsenden.

Das Urteil des Ehrenrats ist in einer urologischen Zeitschrift zu veröffentlichen, sofern der Ehrenrat dies beschließt.

§ 9

Satzungsänderungen erfolgen in einer eigens zu diesem Zweck einzuberufenden Mitgliederversammlung mit zwei Drittel Stimmenmehrheit der Anwesenden. Anträge auf Änderungen der Satzungen und der Geschäftsordnung müssen im Wortlaut auf der Tagesordnung stehen und vom Vorstand durchberaten sein.

IV. Auflösung der Gesellschaft

§ 10

Die Auflösung der Gesellschaft kann von einer außerordentlichen Mitgliederversammlung nur dann beschlossen werden, wenn in dieser Sitzung wenigstens die Hälfte aller Mitglieder anwesend ist und wenn von diesen mindestens zwei Drittel für die Auflösung stimmen. Liegt Beschlußunfähigkeit vor, so ist eine erneut einzuberufende außerordentliche Mitgliederversammlung ohne Rücksicht auf die Zahl der Erschienenen beschlußfähig, sofern in der Einladung darauf aufmerksam gemacht worden ist.

Bei der Auflösung der Gesellschaft etwa verbleibendes Vermögen darf nur zu gemeinnützigen Zwecken verwendet werden. Eine Verteilung unter die Mitglieder ist ausgeschlossen.

Herr Klose: Ich bitte, die Satzungen ohne Widerspruch anzunehmen, da jede Änderung oder jeder Zusatz erst wieder der Genehmigung der Regierung bedarf. Das würde aber eine Verzögerung bedeuten.

Herr Klose: Da kein Widerspruch erhoben wird, so sind die Satzungen einstimmig angenommen.

Berlin, den 28. November 1934.

Aus dem Reichsmedizinalkalender 1937, hrsg. v. J. Hadrich und H. Dornedden (Georg Thieme Verlag, 1937), Repro Bellmann.

Vorwort (Seite V) § 2

Vorwort

In der Reihe der bisherigen Auflagen des Teiles II des Reichs-Medizinal-Kalenders für Deutschland nimmt der vorliegende Band mit der neuen Bezeichnung „Verzeichnis der deutschen Ärzte und Heilanstalten (Reichs-Medizinal-Kalender 1937)“ eine Sonderstellung ein. Seit der letzten Ausgabe (1935) sind einschneidende Änderungen in der Stellung der deutschen Ärzteschaft eingetreten. Die Übernahme der Führung der freiwilligen Ärzteverbände durch den Vertrauensmann des Stellvertreters des Führers, den Reichsärzteführer, Herrn Dr. Wagner, der zugleich Hauptdienstleiter des Hauptamts für Volksgesundheit in der Reichsleitung der NSDAP., Leiter des NSD.-Ärztebundes und des Sachverständigenbeirates für Volksgesundheit ist, bereitete schon den Boden für die im Dezember 1935 erlassene Reichsärzteordnung vor, die die Einordnung der deutschen Ärzteschaft in den nationalsozialistischen Staat vollzog. Zugleich wurde die am 1. 4. 1936 errichtete Reichsärztekammer, in der sämtliche deutschen Ärzte mit Ausnahme der Sanitätsoffiziere erfaßt sind, zu einer Körperschaft öffentlichen Rechts; neben ihr behielt die schon früher begründete Kassenärztliche Vereinigung Deutschlands die gleiche Eigenschaft auch weiterhin.

Damit hat der deutsche Arzt und sein Beruf in Erkenntnis der großen Aufgaben der Gesundheitsführung des deutschen Volkes eine ganz neue und verantwortliche Stellung im Staat und im Gesundheitswesen vom Nationalsozialismus bekommen; sein Beruf ist kein Gewerbe und untersteht auch nicht mehr der Gewerbeordnung. Das vorliegende Verzeichnis ist daher auch nicht mehr nur ein Adreßbuch von Privatleuten, sondern ein Instrument amtlichen Charakters, zu dem auch alle dienstlichen Unterlagen des Reichsarztregisters und in den letzten Monaten auch des Reichsärzteverzeichnisses der Reichsärztekammer dank des Entgegenkommens der beteiligten Stellen maßgebend herangezogen werden konnten. Zu diesem Zweck war im Jahre 1936 die verantwortliche Bearbeitung des Ärzteverzeichnisses dem Leiter des Reichsarztregisters übergeben worden. Selbstverständlich sind die langjährigen Erfahrungen der bisherigen Schriftleitung für die Weiterführung des Verzeichnisses verwertet worden. Auch hat sich der Verlag stärker als bisher in die Bearbeitung des Handbuchs eingeschaltet. So darf erwartet werden, daß auch die wenigen, fast unvermeidlichen Unstimmigkeiten früherer Auf-

Der Reichsmedizinalkalender bildete in seinen verschiedenen Auflagen ein wichtiges Arbeitsmittel zur Identifikation der jüdischen oder weiterer vertriebener urologischer Kollegen.
Für das Jahr 1937 wurden exemplarisch Leopold Casper sowie die Hamburger Urologen Fürst und Fränkel ausgewählt. Die unscheinbaren „:“ vor dem Namen zeigen an, dass die Person Jude ist.

lagen weitgehend behoben sind. Der bisherige Schriftleiter der Abteilung B Dr. Dornedden hat seine verantwortliche Mitarbeit nunmehr beschränkt auf das Heilanstaltenverzeichnis, auf die Verzeichnisse der Gesundheitsämter, Erbgesundheitsgerichte und Krankenanstalten für Unfruchtbarmachungen, die Übersichten über die Reichsdienststellen, die Spitzenorganisationen auf dem Gebiete des Gesundheitswesens, die medizinischen wissenschaftlichen Vereinigungen, den ärztlichen Dienst im Reichsversorgungswesen und das Polizei-Sanitätswesen.

Eine schon seit 1933 wiederholt gewünschte und zuletzt parteiamtlich geforderte Ergänzung hat das vorliegende Handbuch durch die Kennzeichnung der im Sinne der Nürnberger Gesetze jüdischen Ärzte erfahren, vor deren Namen im Haupt-Ärzteverzeichnis ein Doppelpunkt (:) gesetzt worden ist. Es handelt sich dabei um eine Auswertung der für die Reichsärztekammer von jedem Arzt selbst ausgefüllten Fragebogen.

Mit den neu aufgenommenen Verzeichnissen der leitenden Ärzte des Reichsarbeitsdienstes, der SS. und der Reichsjugendführung sowie den auch schon früher aufgeführten Reichsversorgungsärzten, Polizeiärzten und leitenden Ärzten der SA. und der übrigen Parteiorgane enthält der Band eingehende Aufstellungen über den Aufbau der in Frage kommenden Staats- und Parteidienststellen und die daran beteiligten Ärzte. Außerdem konnte auch unsere neuerstandene Wehrmacht, bei deren Ärzten im Hauptverzeichnis als Kennzeichen das Eiserne Kreuz (✠) neu eingeführt worden ist, im vorliegenden Bande wieder erscheinen.

Selbstverständlich sind die Zusammensetzung der Reichsärztekammer, der örtlichen Ärztekammern, der Bezirksvereinigungen und der Kassenärztlichen Vereinigung Deutschlands sowie die Arztregisterbezirke mit allen Einzelangaben erschöpfend dargestellt worden. Zudem sind im Haupt-Ärzteverzeichnis bei den unteren Verwaltungsbezirken die zuständigen Ärztekammern und Bezirksvereinigungen mit angeführt worden.

In diesem Haupt-Ärzteverzeichnis wurden wie auch in allen anderen Teilen des Buches die Neugliederungen in Baden und Groß-Hamburg sowie sonstige Umgemeindungen und gemeindliche Umbenennungen weitgehend berücksichtigt. Ferner sind im Ärzte- und im Heilanstalten-Teil bei den Ortsnamen die Leitpostämter und in den Orten mit mehreren Zustellpostämtern diese selbst nunmehr lückenlos bei jeder einzelnen Anschrift angegeben, was den Wert dieser Verzeichnisse besonders für den Werbe- und den Zeitschriftenversand ganz wesentlich erhöht, zugleich aber auch Aufschlüsse über die Lage unbekannter Orte zu den ihnen nächstgelegenen größeren Gemeinden vermittelt.

Die Ärztestatistik ist dahin erweitert worden, daß sie neben den Übersichten über die Anstaltsärzte, die Allgemeinärzte, die verschiedenen Fachärzte und die Ärztinnen in den größeren Verwaltungsbezirken und Städten nunmehr auch die entsprechenden hauptsächlichen Angaben für die Gemeinden bis zu 10000 Einwohnern herab enthält und damit für die jüngeren Ärzte wichtige Hinweise auf Niederlassungsmöglichkeiten bringt.

Das Heilanstalten-Verzeichnis, das die Anstalten mit 10 und mehr Betten umfaßt, ist gänzlich neu aufgestellt worden und bringt jetzt folgende Angaben:

Name, Anschrift und Träger der Anstalt,
Bettenzahl, Betten für Männer, Frauen und Kinder sowie Betriebsdauer im Jahr,
Zahl der Ärzte und Medizinalpraktikanten,
Art und Größe der Fachabteilungen und die Namen der sie leitenden Ärzte,
Verbandszugehörigkeit der Pflegepersonen,
Pflegesätze in der II. und III. Klasse und für Kinder,
Behandlungseinrichtungen.

Eine straffer geordnete Reihenfolge der Anstalten und eine Vermehrung der Bildzeichen wird das Auffinden bestimmter Fachanstalten und -abteilungen erleichtern. Von einer Kennzeichnung der jüdischen Anstalten ist abgesehen worden, da durch die Nennung der dirigierenden Ärzte im Heilanstaltenverzeichnis und die Kennzeichnung der jüdischen Ärzte im Haupt-Ärzteverzeichnis die Erkennung der Anstalten und Abteilungen mit jüdischer ärztlicher Leitung ohne weiteres möglich ist, zumal bei jedem Anstaltssitz die zugehörige Abschnittsziffer des Ärzteverzeichnisses angegeben ist. Trotz seiner knappen Form wird das neue Heilanstaltenverzeichnis für die ihre Patienten einweisenden Ärzte und Organisationen ebenso aufschlußreich sein wie für die die Anstalten beliefernden Industriefirmen, die Behörden aller Art, die Anstalten selbst und die übrigen an Anstaltsbetrieben interessierten Benutzer des Verzeichnisses.

Das Namen- und das Ortsregister sind ebenfalls völlig neu aufgestellt worden; dabei wurden auf vielseitige Anregungen hin im Namenregister zur leichteren Auffindung bei allen mehrfach vorkommenden Familiennamen die Vornamen eingefügt.

Der Band ist diesmal, um saubere handschriftliche Nachtragungen und Abänderungen zu ermöglichen, auf tintenfestes Papier gedruckt worden.

Dem Verlag Georg Thieme und allen übrigen Mitarbeitern am Werk danken wir für ihre treue Hilfe. Berichtigungen und Ausgestaltungsvorschläge nehmen wir jederzeit gern entgegen.

Berlin, im Juni 1937.

Die Herausgeber

(Berlin) ferner:

Buchholz ○, Walter 22, d. Abt d. Kh Wilmersdorf, ∼Wilm., Wittelsbacherstr. 35
Buchmann ○, Rudolf 84, SR, ∼Spandau, Seegefelder Str. 61
Budczies ♀, Johanna 22, ∼NW 87, Turmstr. 51
v. Budde, Hans Hermann 24, , , RegMR a. d. VUSt, ∼NW 21, Turmstr. 78
Bücher, Hermann 28, ∼N 54, Rosenthaler Str. 43
Bügler ♀, Katharina 25, , ∼Wilm., Emser Str. 16
Bügler, Werner 34, zZ SchiffsA d. Hapag, ∼Charl. 5, Sophie-Charlotte-Str. 65/66
Bühler, Engelhardt 34, Ass a. Kaiser-Wilhelm-Inst, ∼Dahlem, Ihnestr. 22
Bühler, Karl 34, AssA a. d. UnvKlin, ∼N 24, Ziegelstr. 5
v. Bülow ♀, Anna Sophie 25, , ∼W 50, Würzburger Str. 5
Bültemann, Hans 24, , ∼Lichterf., Unter d. Eichen 38
Bültemann ♀, Lina, geb. Rectanus 26, , ∼Lichterf., Unter d. Eichen 38
Bünger, Paul 91, SR, ∼Wilm., Hohenzollerndamm 189
Bünger, Werner 34, ∼O 34, Königsberger Str. 22
vom Bürck, Ernst 36, HilfsA a. Städt. Kh Neukölln, ∼Britz, Rudower Str. 56
Büren, Karl-Gerhard 32, AssA a. UrbanKh, ∼Lichtenb., Kielblockstr. 6
Bürger ○, Bernhard 11, , Prof u. AbtLeiter a. d. Preuß. LAnst f. Wasser-, Boden- u. Lufthyg., ∼Dahlem, Unter den Eichen 77
Bürger, Leopold 03, PrivD, , ∼NW 7, Luisenstr. 42 (Prax: ∼W 50, Passauer Str. 1)
Bürger, Ludwig 21, ∼Zehl., Teltower Damm 25
Bürkner ♀ ○, Inga 31, , FürsÄ d. Stadt Bln, , ∼Stegl., Klingsorstr. 29
Bürmann, Erich 36, HilfsA a. Horst-Wessel-Kh, ∼NO 18, Landsberger Allee 159
Büsing, Helmut 34, , MarO-AssA
Büsselberg ♀, Ella 12, ∼Stegl., Schloßstr. 129
Büttner ○, Adolf 22, A b. d. Iduna-VersichGes, ∼Tegel, Tile Brüggeweg 55
Büttner, Heinz 35, VolA a. Robert-Koch-Kh, ∼NW 21, Turmstr. 21
Büttner, Reimund 36, HilfsA a. Kh Westend, ∼Charl. 9, Spandauer Chaussee 1
Büttner, Rudolf 90, SR, ∼Hohenschönhn., Berliner Str. 1
: Bujakowski, Hans 22, ∼Neuk., Bergstr. 46
Bularczyk, Leonhard 36, AssA a. Städt. Kh, ∼Weiß., Schönstr. 87/90
Bullerdick ○, Alfred 32, , A a. GesundhAmt Tiergarten, ∼Charl. 5, Suarezstr. 63
Bullinger ♀, Gerda 36, HilfsÄ a. d. II. Abt d. Städt. Kh Westend, ∼Charl., Spandauer Chaussee 1
Bumke, Erich 14, ∼Reinickend., Scharnweberstr. 64
Bumm, Erich 23, , ∼N 31, Brunnenstr. 133
Bunne, Franz 26, , OA a. Oskar-Ziethen-Kh, ∼Lichtenb., Hubertusstr. 4
Bunning ♀, Caecilia 30, ∼SW 19, Niederwallstr. 15
Bunz ○, Fritz 14, , AmtsA f. d. Bez. Neukölln, ∼Treptow, Kiefholzstr. 367
von der Burg, Hugo 33, , OA a. Rudolf-Virchow-Kh, ∼N 65, Augustenburger Platz 1
Burgmann, Wilhelm 31, OA a. Horst-Wessel-Kh, ∼NO 18, Landsberger Allee 159
Burkard, Josef 25, ∼Buch, Schönower Str. 79
Burkardt, Albrecht 19, ∼W 15, Kurfürstendamm 37
Burkardt, Ludwig 13, , A a. d. vertrauensärztl. Dienststelle Lichtenberg, ∼Treptow, Am Treptower Park 47
Burkhardt ○, Bruno 84, GRegR, aD, , ∼Stegl., Kniephofstr. 24
Burkhart, Oskar 91, SR, ∼NW 40, Alt-Moabit 10b
Burlage, Wilhelm 20, , a. Sanat Heidehaus Zepernick, ∼W 50, Budapester Str. 53
: Burlin, David 22, ∼Wilm., Prinzregentenstr. 82
Burmann ♀, Anneliese, geb. Gruber 27, ∼Stegl., Mariendorfer Str. 46
Burmeister ○, Richard 25, , hauptamtl. VertrauensA, ∼Charl. 4, Mommsenstr. 23
Busch, Franz 34, VolA a. St. HedwigKh, ∼N 4, Gr. Hamburger Str. 5/11
Busch, Hans 99, , , ∼Spandau, Schönwalder Allee 61
Busch, Hans-Olaf 28, , ∼O 112, Frankfurter Allee 91
Busche ♀, Hilde 36, AssÄ a. Rudolf-Virchow-Kh, ∼N 65, Augustenburger Platz 1
: Buschke, Abraham 91, Prof, , ∼W 35, Lützowstr. 60a
Buschmann ○, August 94, , ∼Wilm., Badensche Str. 15
Buschmann, Paul 16, , ∼W 30, Berchtesgadener Str. 12
Buse, Herbert 35, AssA a. Horst-Wessel-Kh, ∼NO 18, Landsberger Allee 159
Buske ♀, Charlotte 35, AssÄ a. d. HPf ∼Buch
Busse, Arthur 20, , , a. Städt. Kh Reinickendorf, ∼Stegl., Schloßstr. 121
Busse, Erwin 20, , , ∼W 30, Eisenacher Str. 35
Bussenius ○, Walther 89, , ∼Zehl, Schaedestr. 12
: Buttenwieser, Samuel 17, , ∼O 34, Frankfurter Allee 340
Buttermann, Adolf 02, , , ∼Spandau, Friedrichstr. 3
: Buttermilch, Max 97, ∼SW 29, Blücherstr. 33
v. Buttlar ♀, Elisabeth, geb. Hitzeroth 30, Vertreter, ∼Hal., Westfälische Str. 27 (ständ. Anschrift)
: Byk, Leopold 90, SR, , ∼Charl. 4, Wielandstr. 15
Caffier ○, Paul 24, PrivD, , OA a. d. Unv Klin, ∼N 24, Artilleriestr. 18
: Cahn, Philipp 19, , ∼Charl., Preußenallee 36
: Callmann, Georg 20, ∼NW 21, Havelberger Str. 5
: Caminer, Erich 20, , ∼Wilm, Kaiserallee 44
Cammann, Otto 31, AssA a. d. Unv Klin, ∼NW 7, Schumannstr. 2
Cancik, Josef 32, , ∼NO 55, Prenzlauer Allee 17
Canon ♀, Hildegard, geb. Felsch 07, ∼Schöneb., Kolonnenstr. 47
Capelle, Kurt 14, , OStA (E) i. Heer,
Carlile, Hugo 25, ∼Lankw., Marienstr. 12
Carnarius, Helmut 32, , StA d. LPol, ∼NW 40, Scharnhorststr. 13
Carney, Johannes 99, ∼N 58, Kastanienallee 3
: Caro, Alfred 10, , ∼Charl. 9, Ahornallee 29
: Caro, Ernst 13, , ∼Charl. 5, Lietzensee-Ufer 2
: Caro, Felix 08, , ∼W 62, Kurfürstenstr. 99
: Caro, Leo 97, , ∼Wilm., Motzstr. 84
: Caro ○, Leopold 86, SR, ∼W 30, Stübbenstr. 3
: Caro, Wilhelm 98, ∼W 15, Konstanzer Str. 59
: Carow, Siegfried 98, ∼SO 16, Michaelkirchstr. 7
Carpentier, Erich 25, , ∼Wilm., Kaiserallee 41
: Carsten, Paul 98, Prof, , ∼W 62, Kalckreuthstr. 17
Carstens, Heinz 33, ∼N 65, Grenzstr. 7
Casemir ○, Walter 09, , AmtsA d. Bez. Mitte, ∼Spandau, Neuendorfer Str. 72
: Caspari, Paul 93, SR, ∼NO 55, Metzer Str. 41
: Casper ○, Leopold 84, GSR, Prof, ∼W 35, Matthäikirchplatz 4
: Cassel, Josef 11, , ∼W 8, Friedrichstr. 192
: Cassel, Norbert 20, , ∼SO 36, Köpenicker Str. 195
Casterra, Heinz 35, HilfsA a. Städt. Kh Westend, ∼Charl. 9, Königin-Elisabeth-Str. 57
Cauer ♀, Charlotte 18, , ∼W 50, Marburger Str. 12
Chaoul, Henri 26, aoProf, , d. RöntgenInst d. UnvKlin d. Charité, ∼W 15, Kurfürstendamm 64
Charlton ♀ ○, Etta, geb. Rosenthal 17, ∼Dahlem, Griegstr. 33
Charlton ○, Willy 16, Revisions-A d. Allianz-LebensversAG., ∼Dahlem, Griegstr. 33
: Chasatzky, Isaak 32, ∼Schöneb., Innsbrucker Str. 1
: Chraplewski, Willy 12, ∼SO 36, Wrangelstr. 21
v. Chrismar, Eugen 02, , ∼NO 43, Neue Königstr. 55
: Cires, Boruch 30, ∼Charl. 2, Grolmanstr. 22
: Citron, Hans 27, , A a. Sanat Berolinum, ∼Lankw., Lessingstr. 27
: Citron, Heinrich 88, SR, , , ∼W 50, Augsburger Str. 48
Classmann, Paul 21, ∼SW 11, Kleinbeerenstr. 9
Clauberg ○, Karl Wilhelm 21, , aoProf, a. Horst-Wessel-Kh, ∼Schlacht., Wannseestr. 87
Claus, Georg 19, Prof, , ∼O 27, Blumenstr. 18
Claus, Hans 98, Prof, , a. FranziskusKh, ∼Charl., Bismarckstr. 107
Claus, Martin 14, , ∼Weiß., Wölckpromenade 7
Clausnitzer ○, Conrad 34, , A a. GesundhAmt Schöneberg, ∼Lichterf., Brahmsstr. 47
Clauß, Ludwig-Johann 35, AssA a. d. Städt. HPfAnst Herzberge, ∼Lichtenb., Herzbergstr. 79
: Cohen, Fritz 20, , ∼Charl., Wilmersdorfer Str. 53
: Cohen, Helmut 28, , ∼W 62, Lutherstr. 4
: Cohn, Albert 24, , ∼Mariend., Attilastr. 118
: Cohn, Alfred 23, ∼O 34, Warschauer Str. 32
: Cohn, Bruno 01, , ∼SO 36, Cottbuser Str. 19
: Cohn, Ernst 02, , ∼SW 61, Belle-Alliance-Platz 9
: Cohn, Ernst 26, ∼Wilm., Motzstr. 83
: Cohn, Fritz 13, , ∼SO 16, Köpenicker Str. 76
: Cohn, Fritz 24, , ∼Wilm., Hohenzollerndamm 201
: Cohn, Georg 14, , ∼W 30, Westarpstr. 1
: Cohn ♀, Gertrud, geb. Pincsohn 14, ∼Charl. 4, Sybelstr. 61
: Cohn, Hans 13, ∼Wilm., Augustastr. 6

(Hamburg) ferner:

: Cohn, Curt 97, ~11, Rödingsmarkt 3
: Cohn, Felix 14, ~Fuhlsbüttel, Hummelsbütteler Landstr. 92
: Cohn, Julius 22, ~22, v.-Essen-Str. 62
: Conitzer, Lesser 89, ~19, Tornquiststr. 9
Cordua, Rudolf 19, , d. Kh Bethesda, ~5, Holzdamm 48
Cornelsen, Fritz 25, , ~6, Schäferkampsallee 36
: Corten, Martin-Heinrich 14, ~36, Klopstockstr. 22
Creutzberg, Erich 19, Vertrauens-A b. d. AOK, ~1, Blumenau 76
Creuzberg ♀, Gertrud 30, ~13, Grindelallee 100
Crone, Bernhard 83, SR, ~6, Carolinenstr. 6
: Cronheim, Alfred 25, , ~36, Stadthausbrücke 29
Cupey ♀, Hildegard 35, AssÄ a. Allg Kh Barmbeck, ~33, Rübenkamp 148
Czyrnick, Werner 35, AssA a. d. Staatl. Klin, ~22, Finkenau 35
: Dahns ○, Fritz 90, , ~39, Sierichstr. 158
Dammermann, Hans-Jürgen 35, AssA a. Allg Kh Barmbeck, ~33, Rübenkamp 148
Danckwardt, Erwin 20, , OStA (E) i. Heer
Dangel ○, Max 05, , OStA b. d. SchutzPol, ~13, Beim Schlump 50
Danniger, Hubert 33, ~23, Fichtestr. 28 (zZ SchiffsA) (ständ. Anschrift)
Daust ○, Walter 26, , OA a. Allg Kh Barmbeck, ~33, Rübenkamp 148
Degkwitz, Rudolf 16, Prof., , a. d. Unv Klin, ~37, Rothenbaumchaussee 159
Dehn, Emil 93, ~37, Isestr. 31
Deidesheimer, Hans 34 AssA a. UnvKh Eppendorf, ~21, Uhlenhorster Weg 44
Deidesheimer ♀ ○, Liesel, geb. Hanssen 34, ~21, Uhlenhorster Weg 44
Dekker, Luto 14, ~5, Kreuzweg 12
Demme, Hans 25, PrivD, , a. Allg Kh Barmbeck, ~36, Gänsemarkt 44
Deneke, Theodor 84, Prof, , ~37, Mittelweg 68
Deppermann, Adolf 33, AssA a. Allg Kh St. Georg, ~5, Lohmühlenstr. 5
Derwahl, Karl 26, , ~19, Fruchtallee 13
Desenіß, Paul 98, , ~24, Papenhuder Str. 41
Deutschländer, Karl 97, , , ~37, Brahmsallee 9
Deutz ○, Paul 01, MarGenOA aD, StadtA aD, Petkunerstr. 19

Dickmann, Theo 36, AssA a. Allg Kh St. Georg, ~5, Lohmühlenstr. 5
Dienst, Friedrich 92, SR, ~4, Reeperbahn 116
Dietel, Hanns 31, , AssA a. UnvKh Eppendorf, ~20, Martinistr. 52
Disselbeck, Leo 34, AssA a. MarienKh, ~25, Alfredstr. 9
Dissen ○, Anton 34, Vertrauens-A d. LVersichAnst, ~24, Birkenau 2
Ditges, Ernst 33, AssA a. MarienKh, ~25, Alfredstr. 9
Dittmer, Hermann 21, , ~22, Am Markt 38
Döhmen, Helmuth 34, AssA a. Allg Kh Barmbeck, ~33, Rübenkamp 148
Döring, Gerhard 34, AssA a. UnvKh Eppendorf, ~20, Martinistr. 52
Döring, Heinrich 17, ~27, Vierländerstr. 11
Doerth, Friedrich 37, VolA a. UnvKh Eppendorf, ~20, Martinistr. 52
Dörries, Helmut 31, AssA a. d. Unv- u. -Klin, ~22, Friedrichsberger Str. 60
Dohmann, Hans 23, ~26, Süderstr. 312
Dohmen, Arnold 33, AssA a. UnvKh Eppendorf, ~20, Martinistr. 52
Dorn ♀, Ida, geb. Franke 27, , ~26, Hammer Landstr. 43
Dräseke, Johannes 00, SchulA, , ~36, Esplanade 17
: Dreifuß, Albert 03, , ~36, Große Theaterstr. 14
: Driels, Adolf 19, , ~1, Mönckebergstr. 5
Droßart, Paul 28, Dr med et phil, , ~24, Lübecker Str. 102
Dummler, Franz 24, ~Fuhlsbüttel, Pfeiffersweg 2
: Durlacher, Hermann 97, ~5, Koppel 106
: Durlacher, Max 98, ~30, Kottwitzstr. 20
Ebert ♀, Marianne 32, AssÄ a. d. HAnst, ~25, Baustr. 2
Ecke, Walter 36, AssA a. UnvKh Eppendorf, ~37, Oberstr. 110
: Einstein, Fritz 22, ~20, Niendorfer Str. 91
Einstmann, Hans 13, ~Fuhlsbüttel, Wacholderweg 36
: Eisenberg, Curt 18, , ~6, Schulterblatt 132
Elchlepp, Oskar 08, , ~19, Tornquiststr. 56
: Elias, Franz 22, ~11, Admiralitätsstr. 52 (Wohn: ~20, Haynstr. 9)
Elkeles, Gerhard 14, Bakteriol., ~6, Weidenallee 25
Elle, Rudolf 36, VolA a. Kh Barmbeck, ~33, Rübenkamp 148
: Embden, Heinrich 93, , Prosektor, ~37, Hagedornstr. 49

: Emmerich ○, Emil 07, Prof, Pathol., Bakteriol., Anat. a. Kh d. Israel. Gem., ~39, Barmbecker Str. 133
Emmrich, Josef 34, AssA a. d. Unv Klin, ~20, Martinistr. 52
: Engel, Heinrich 07, ~30, Hoheluftchaussee 64
: Engel-Blumenfeld ♀, Toni 06, ~1, Neuerwall 16/18
Engel, Rudolf 29, , AssA a. UnvKh Eppendorf, ~20, Martinistr. 52
Engels, Albert 24, , ~24, Lübecker Str 31
Engels, Gerhardt 17, ~6, Altonaer Str. 2
Engels, Walter 95, ~13, Rothenbaumchaussee 36
Engler, Alfred 14, SchulA, ~36, Holstenwall 20
Engler, Rudolf 22, ~33, Fuhlsbütteler Str. 309 (Wohn: ~33, Hartzloh 28)
Englmann, Karl 26, , ~6, Kl. Schäferkamp 43
Erbguth ○, Hugo 22, ~35, Süderstr. 168
Ergang, Ernst 20, ~36, Klopstockstr. 6
Erichsen, Heinz 33, AssA a. HafenKh, Am Elbpark 1
Erichson ○, Ernst 86, ~26, Sievekingsallee 83
Erichson, Kurt 23, , ~23, Marienthaler Str. 165
Eser ♀ ○, Lieselotte 32, Ä a. d. NSKLZentrale f. Säuglingsschutz, ~21, Hebbelstr. 6
Esk, Edgard 37, VolA a. Allg. Kh Barmbeck, ~33, Rübenkamp 148
Eskuchen, Karl 12, Prof, , ~36, Esplanade 40
Esser, Michael 24, , ~1, Steinstr. 12
Etzold, Fritz 35, AssA a. Allg Kh St. Georg, ~5, Lohmühlenstr. 5
Evelbauer, Carl 30, AssA a. Allg Kh Barmbeck, ~33, Rübenkamp 148
Eversmann, Julius 98, , a. Kh d. Roten Kreuzes, ~36, Esplanade 40 (Wohn: ~39, Blumenstr. 54)
Ewald, Paul 02, , ~13, Schröderstiftstr. 29
Ewers, Karl-Heinz 34, AssA a. Allg Kh Barmbeck, ~33, Rübenkamp 148
Fähndrich, Karl 26, , StA i. Heer, ~21, Haideweg 2
Fahl, Aloysius 36, AssA a. MarienKh, ~25, Alfredstr. 9
Fahr ○, Theodor 02, , oProf, Pathol., d. Pathol. UnvInst, ~13, Feldbrunnenstr. 40
Fauß, Ernst 22, ~20, Haynstr. 26
Fehlandt, Otto 02, ~23, Wandsbeker Chaussee 154
Fensterer, Richard 26, ~23, Wandsbeker Chaussee 7
Ferber, Alfred 33, SchiffsA, ~24, Mühlendamm 41

Fettweiß, Karl 23, ~30, Gärtnerstr. 32
Finsterwalder ○, Carl 13, , Wissenschaftl. R, ständ. Mitarb. a. Hyg. Staats-Inst, ~ 39, Gottschedstr. 24
Fischer, Hans 32, AssA a. Allg Kh Barmbeck, ~33, Rübenkamp 148
Fischer, Hugo 91, ~39, Leinpfad 30
Fischer, Jürgen 29, , ~36, Esplanade 42
Fontheim, Hans-Kurt 37, AssA a. UnvKh Eppendorf, ~20, Martinistr. 52
: Fraenkel, Ernst 98, , ~24, Lübecker Str. 147
: Fraenkel, Max 06, , ~36, Dammthorstr. 14
Framm, Werner 22, , ~19, Osterstr. 120
Franckenstein, Reinhold 36, AssA a. Allg Kh St. Georg, ~5, Lohmühlenstr. 5
Frank ♀, Luise 36, AssÄ a. d. Unv Klin, ~20, Martinistr. 52
Franke, Rudolf 26, , ~33, Fuhlsbütteler Str. 105
Franke, Ulrich 36, AssA a. HafenKh, ~3, Am Elbpark 1
: Frankenberg ♀, Margarete 20, , ~20, Eppendorfer Landstr. 9
Franz, Gerhard 35, Ass a. Pathol. UnvInst, ~20, Martinistr. 52
Franz ♀, Helga 36, AssÄ a. Allg Kh Barmbeck, ~33, Rübenkamp 148
Frederking, Walter 15, , ~36, Alsterterrasse 11
Freitag, Werner 34, SchiffsA d. Hamburg-Süd, ~8, Holzbrücke 8
Freßel, Julius 81, Prof, , ~5, An der Alster 43
: Freundlich, Kurt 19, , ~37, Isestr. 115
Freytag, Helmut 34, SchiffsA d. Hamburg-Süd, ~8, Holzbrücke 8
Freyvogel, Hans 17, , ~5, Steindamm 65
Fricke ○, Carl 92, ~24, Lübecker Str. 61
: Friedheim ♀, Ilse 31, , AssÄ a. Israel. Kh, ~4, Eckernförder Str. 4
: Friedländer, Emil 17, , ~1, Bieberhaus
: Friedländer, Ernst 31, , AssA a. Israel. Kh, ~4, Eckernförder Str. 4
Friedländer ♀, Marguerite 31, ~20, Curschmannstr. 35
: Friedmann, Bernhard 83, ~6, Weidenallee 58
Friedmann ♀, Lotte 27, , ~4, Eckernförder Str. 4
Fritzsche ♀, Lotte 35, VolÄ a. Jugendamt, Abt. B, ~21, Averhoffstr. 7
Froboese ♀, Felicia, geb. Thiele 15, , ~24, Birkenau 26

Sonstige Zeichen und Abkürzungen: siehe Seite 102. Allgemeine Gebrauchs-Anleitung: hinter dem Vorwort

(Hamburg) ferner:

Fromm, Max 09, DistrA, SchulA, ~Finkenwärder, Foxweg 5

Fronius, Hans 30, AssA a. Allg Kh Barmbeck, ~33, Rübenkamp 148

Fuchs ♀ ○, Emilie, geb. Krüger 24, ~26, Hammer Landstr. 117

: Fuchs, Erwin 25, ~26, Hammer Landstr. 117

Fuchs, Richard 08, ~21, Goethestr. 29

: Fürst, Moritz 90, ~1, Adolf-Hitler-Platz 19

Funk, Egon 25, ~23, Wandsbeker Chaussee 155

: Gabriel, Gerhard 20, a. Inst d. Israel. Kh, ~39, Gryphiusstr. 84

Gaehtgens ○, Walter 05, Prof, Wissenschaftl. R, Abt, Vorst a. Hyg. StaatsInst, ~36, Jungiusstr. 1 (Wohn: Bergedorf, Jacobstr. 17a)

: Gans, Richard 24, ~22, Desenisstr. 1

Gebauer, Paul 06, ~25, Burgstr. 22

Gehrke, Adolf 20, ~5, Kirchenallee 57

Geißler, Hermann 98, ~35, Süderstr. 157

Gelhausen, Rudolf 04, ~5, Lindenstr. 8

Geller, Wilhelm 23, SchiffsA d. Hapag, ~36, Postschließfach 73

Geppert, Fritz 11, a. Kh Elim, ~36, Esplanade 39

Gerlach, Joachim 34, SchiffsA d. Hapag, ~1, Alsterdamm 25

Germershausen, Alfred 35, AssA a. Allg Kh Barmbeck, ~33, Rübenkamp 148

Giffhorn, Heinrich 36, AssA a. Allg Kh Barmbeck, ~33, Otto-Speckter-Str. 27

Giesewetter, Wilhelm 30, SchiffsA d. Hapag, ~1, Alsterdamm 25

Gilbert, Wilh. 03, Prof, ~23, Wandsbeker Chaussee 5

Gildemeister, Hermann 35, AssA a. Hyg. StaatsInst, ~23, Hagenau 25

Giller, Walter 20, ~25, Burgstr. 24

Glaevecke, Carl 12, ~39, Maria-Louisen-Str. 43

Glaevecke, Hans 19, SchiffsA d. Hapag, ~1, Alsterdamm 25

Glaevecke ♀ ○, Maria, geb. Traudt 12, ~39, Maria-Louisen-Str. 43

Glage ♀ ○, Eleonore 35, ~Fuhlsbüttel, Farnstr. 105

Glaser, Alfred 14, ~33, Pestalozzistr. 55

: Glaser, Friedr. 14, ~4, Reeperbahn 100

: Glaß, Ernst 09, ~37, Klosterallee 49

Gleiß ♀, Maria 01, ~21, Papenhuder Str. 41/43

Gleiß, Wilhelm 90, ~24, Mundsburger Damm 12

Glinzer, Otto 95, ~24, Lübecker Str. 74

Glogner, Edgar 31, ~33, Elligersweg 4

Glüh ○, Georg 99, a. StaatsKh Friedrichsberg, ~22, Eilbecktal

Gmelin, Ludwig 23, d. Säugl.H, ~13, Hallerstr. 43

Gnant, Erich 19, ~15, Hammerbrookstr. 80b

Göbbels, Hans 20, ~1, Speersort 4

Göbel, Alfred 32, AssA a. Allg Kh St. Georg, ~5, Lohmühlenstr. 5

Goebel, Walther 20, ~22, Am Markt 37

Goerke, Wolfgang 34, ~39, Skagerrakstr. 32 (Alsterdorf)

: Goetze, Siegbert 09, ~22, Hamburger Str. 136

Goldeck, Johannes 37, AssA a. MarienKh, ~25, Alfredstr. 9

: Goldschmidt, Ludwig 03, ~22, Hamburger Str. 201

: Goldschmidt ○, Moses 00, ~Fuhlsbüttel, Kleekamp 13

: Goldschmitt, Salomon 05, ~37, Klosterallee 80

: Goldstein, Georg 94, ~19, Heußweg 39

: Gordon, Max 91, ~39, Krohnskamp 74

Goslich, Hans 20, SchulA, ~22, Richardstr. 1

Gossler, Karl Oscar 31, AssA a. Allg Kh St. Georg, ~5, Lohmühlenstr. 5

Gottesbüren, Hermann 28, StA i. Heer

Gottschalk, Eduard 25, ~4, Annenstr. 20

Gotzes, Theodor 37, AssA a. Kh d. Roten Kreuzes, ~13, Beim Schlump 84

v. Grabe, Eduard 92 (Dorpat 91), Prof, ~23, Rückertstr. 56

Gräff, Siegfried 12, Prof, Pathol. Anat. Histolog., Leiter a. Allg Kh Barmbeck, ~36, Jungfernstieg 30

Graetz ♀, Edith 23, ~37, Rothenbaumchaussee 136

Graetz, Friedrich 05, Prof, Serolog., AbtVorst a. Allg Kh Barmbeck, ~24, Schwanenwitz 32

Grahn ○, Rudolf 92, ~23, Marienthaler Str. 119

Granier ○, Ludwig 94, ~37, Hochallee 99

Grauert, Clemens 98, ~20, Godeffroystr. 10

Greiner, Eugen 09, ~25, Oben-Borgfelde 18

Greiser, Helmut 36, AssA a. Allg Kh Barmbeck, ~33, Rübenkamp 148

Grell, Reinhold 03, SchulA, ~19, Osterstr. 26

Gremler, Hans 14, ~6, Feldstr. 40

Greunuß, Werner 35, SchulA, ~23, Wandsbeker Chaussee 237

: Griesbach, Walter 12, Prof, Pharmakol., ~36, Dammthorstr. 12

Grieve ○, Hans 31, Phys. d. Staatl. GesundhAmts, ~1, Besenbinderhof 41

Groebbels, Franz 14, Prof, Physiol., Ass a. Physiol. UnvInst, ~30, Bismarckstr. 106

Groh ○, Hermann 89, ~30, Bismarckstr. 116

Groß, Wilhelm 02, ~39, Scheffelstr. 17

Grosse-Oetringhaus, Hellmuth 34, AssA a. d. Unv Klin, ~20, Martinistr. 52

Groth, Willy 14, ~39, Mühlenkamp 34a

Grothe, Ludwig 35, AssA a. ElisabethKh, ~6, Kl. Schäferkamp 43

Grüber ♀, Edith 31, AssÄ a. Kh Rothenburgsort, ~27, Marckmannstr. 129

Grund, Walther 20, ~11, Graskeller 6

Grunwaldt, Emil 19, ~30, Hoheluftchaussee 26

Gümpel, Georg 19, ~23, Wandsbeker Chaussee 199

Günther, Erich 18, ~33, Elligersweg 26

Gütschow, Arthur 20, ~26, Hammer Landstr. 12

Guhr, Gustav 36, AssA a. Allg Kh Barmbeck, ~33, Rübenkamp 148

Haack, Ernst 33, AssA a. Allg Kh St. Georg, ~5, Lohmühlenstr. 5

Haack, Karl 25, ~24, Lübecker Str. 59

Haars, Franz 03, Ass a. d. StaatsImpfAnst, ~39, Sierichstr. 137

: Haas, Wilhelm 01, ~36, Neuer Wall 26/28

Habermann, Rudolf 10, Prof, ~1, Mönckebergstr. 4

Habs, Hubert 29, AssA a. UnvKh Eppendorf, ~20, Martinistr. 52

Hack, Robert 07, ~36, Dammtorstr. 14

Haeckermann ○, Ernst 81, ~5, Lohmühlenstr. 19

Häckermann, Lorenz 17, ~33, Fuhlsbütteler Str. 109

Haefke, Werner 25, ~4, Silbersackstr. 66/68

Haenisch, Fedor 01, aoProf, d. Abt d. Allg Kh Barmbeck, ~27, Billhorner Röhrendamm 36

Haenisch, Günther 32, Vertreter, ~39, Wentzelstr. 6 (ständ. Anschrift)

Hafner ○, Otto 20 (a.ZA), ~1, Alsterdamm 4/5

Hage, Walter 35, AssA a. UnvKh Eppendorf, ~20, Martinistr. 20

Hagemann, Bernhard 21, ~20, Eppendorfer Landstr. 42

Hagena, Gerjet 21, ~27, Neuer Deich 375

Hagenah ○, Adolf 96, ORegMR i.R., ~6, Carolinenstr. 6

Hahn, Gustav 23, ~36, Klopstockstr. 23

Hahn ♀, Jakoba, geb. Jolles 29, ~36, Alsterterrasse 11

Hain, Adolf 24, ~26, Hammersteindamm 119

Hamann ♀, Anna 22, AssÄ a. Allg Kh St. Georg, ~5, Lohmühlenstr. 5

Hamann, Josias 23, SchulA, ~33, Fuhlsbütteler Str. 105

Hamel, Otto 02, Prof, a. Allg Kh St. Georg, ~24, Uhlandstr. 59

Hammer, Ferdinand 17, ~5, Lange Reihe 29

Hammer, Friedrich 01, ~19, Lappenbergsallee 15

: Hammerschlag, Fritz 24, ~26, Süderstr. 293

Hampel, Eberhard 31, AssA a. UnvKh Eppendorf, ~20, Martinistr. 52

Hanauer, Anton 14, ~27, Billhorner Deich 52

Handke, Gottfried 35, AssA a. Hyg. StaatsInst, ~13, Grindelallee 157

Handtmann, Georg 20, ~35, Ausschlägerweg 85

: Hannes, Berthold 09, ~21, Schenkendorffstr. 3

Hansen, Anton 19, ~27, Billhörner Röhrendamm 76

Hansen ○, Friedrich 92, PolMR aD, ~26, Hirtenstr. 38

Hansen, Georg 35, AssA a. Allg Kh St. Georg, ~5, Lohmühlenstr. 5

Hanssen, Richard 89, Prof, ~36, Esplanade 39

Hantschmann, Gerhard 34, AssA a. Allg Kh St. Georg, ~5, Lohmühlenstr. 5

Happel ♀, Clara geb. Pincus 15, ~21, Adolphstr. 75

Happel, Paul 20, a. Allg Kh Barmbeck, ~21, Adolphstr. 75

Harder, Hans 26, ~19, Fruchtallee 85

Hardt, Georg 14, ~22, Dehnhaide 6

Harloff, Erich 20, SchulA, ~33, Fuhlsbütteler Str. 97

Harmstorf, Ernst 28, OA a. Allg Kh Barmbeck, ~33, Rübenkamp 148

Harting, Karl 23, ~36, Stadthausbrücke 41

Hartjen, Adolf 30, AssA a. Allg Kh St. Georg, ~5, Lohmühlenstr. 5

Hasche, Hugo 93, ~37, Benedictstr. 46

Hasebroek, Karl 85, Prof, ~24, Graumannsweg 59

Haselmayer, Heinrich 32, ~13, Tesdorpfstr. 4

Ortsnamen für Briefverkehr: fette Schrift. Zeichen ° und Zusätze in [ ] gelten nur für Postzeitungsverkehr

Werner Forssmann: 1. Tagung der Gesellschaft Reichsdeutscher Urologen vom 1. bis 3. Oktober 1936 in Eisenach, Bericht aus der Sitzung in „Klinische Wochenschrift 16, Nr. 10" vom 6. März 1937 (Springer, 1937), Repro Pugge.

Kastanie als Säuglingsnahrung. Von F. WEISS. Med. Klin. **1936 II**, 1332.

Die Vorzüge des einfach zuzubereitenden Kastanienbreies (Edelkastanie, Castanea vesca) sind 1. hoher Caloriengehalt, 2. Anwesenheit von pflanzlichem Fett und Eiweiß sowie Aschebestandteilen, 3. hoher Gehalt an Kohlehydrat, 4. beträchtlicher Rohrzuckeranteil gegenüber der nur wenig überwiegenden Stärke. Indiziert ist die Kost im 2. Lebenshalbjahr und später bei allen milchfreie Ernährung erfordernden Krankheitszuständen, insbesondere Ekzem, Neurodermitis, Milchnährschaden, Spasmophilie, Kuhmilchintoleranz, ferner bei nervöser Inappetenz und bei hohem Calorienbedarf zum Zweck der konzentrierten Ernährung.

SPERLING.

Das Milcheiweiß in der Krankenkost. Von S. BOMMER. Dtsch. med. Wschr. **1936 II**, 1161.

Da das Milcheiweiß alle für die Ernährung notwendigen Aminosäuren enthält, steht es hinsichtlich seiner biologischen Wertigkeit an erster Stelle. Beträgt diese 100, so ist die biologische Wertigkeit von Fleischeiweiß 90, von Kartoffeleiweiß 80, von Weizeneiweiß 50 und von Bohnen- und Erbseneiweiß nur 25. Pflanzliche Nahrungsstoffe sind im Vergleich mit Milcheiweiß verhältnismäßig arm an Mineralien. Die Bekömmlichkeit der Milch kann durch vorheriges Vermischen mit Fruchtsäure enthaltenden gezuckerten Obstsäften gesteigert werden, da hierdurch eine feinere Flockung im Magen erreicht wird.

A. HERMANN MÜLLER.

VERHANDLUNGEN ÄRZTLICHER GESELLSCHAFTEN.

I. Tagung der Gesellschaft reichsdeutscher Urologen vom 1. bis 3. Oktober 1936 in Eisenach.

Die Tagung wurde eröffnet mit einer Feier am Grabe MAX NITZES (geb. 18. IX. 1836, gest. 22. IX. 1906), bei der O. RINGLEB, Berlin, die Gedenkrede hielt. Er würdigte die bahnbrechende Erfindung MAX NITZES, mit der es gelungen ist, Körperhöhlen durch ihre natürlichen Öffnungen zu betrachten. Er wies eindringlich auf die Tragik in MAX NITZES Leben hin, der bis in sein Alter um Anerkennung ringen mußte, da er von einer einseitig und engherzig eingestellten Fachwelt verkannt und als Außenseiter behandelt wurde. MAX NITZE teilt damit das Schicksal vieler Entdecker und Erfinder, die kampfmüde und verbittert starben und nicht mehr erlebten, wie die reichen Früchte ihrer Saat zur Reife kamen. Und so ist es gerade Pflicht des deutschen Arztes, sich dieses Mannes zu entsinnen und sein Werk zu pflegen.

In der ersten Versammlung sprach K. HEUSCH, Berlin, über **Urologie und Volksgesundheit.** Er wies auf die Bedeutung hin, die die fachgemäße Behandlung der Leiden der Harnorgane für den Bevölkerungsbestand und den Gesundheitszustand unserer Bevölkerung hat und zeigte an Hand von statistischem Material, daß die urologische Wissenschaft durchaus nicht die Stellung, die sie sich in anderen Ländern erobern konnte, in ihrem Mutterlande einnimmt. Daran seien Mißverständnisse schuld, insofern, als man annehme, daß die Urologie anderen Fächern der Medizin das Wasser abgraben und in deren Rechte eingreifen wolle. Das will die deutsche Urologie aber keineswegs, wenn die ordnungsgemäße Versorgung der urologischen Kranken an allen Orten des deutschen Reiches gewährleistet ist. Das Ziel läßt sich aber nur verwirklichen, wenn auch allen Studenten und Ärzten tatsächlich Gelegenheit gegeben ist, in ihrem Studium und später an ausschließlich der Erforschung der Harnorgane und ihrer Erkrankungen dienenden Anstalten ihr geistiges Rüstzeug und die erforderliche Handfertigkeit zu erwerben. Nicht die Besetzung jeden kleinen Ortes und Krankenhauses mit einem Fachurologen könne unser Ziel sein, sondern die allgemeine Durchdringung der deutschen Ärzte mit gediegenen urologischen Kenntnissen.

H. HAEBLER, Berlin: **Urologie und soziale Versicherungsträger.** Geschichtlich rückblickend bis in die Zeit vor dem Jahre 1300 („Büchsenpfennig der Bergleute", „Brüderschaftskasse der Gesellen für die Wechselfälle des Lebens") behandelte er die Fortentwicklung der deutschen Sozialversicherung bis zum heutigen Tage unter besonderer Hervorhebung des tatkräftig sanierenden Eingreifens der nationalsozialistischen Staatsführung. Es folgte die Kennzeichnung der vielfachen Aufgaben der deutschen Ärzte und Fachärzte gegenüber der gesamten Sozialversicherung, von der etwa $^2/_3$ des deutschen Volkes erfaßt werden, insbesondere ihre Mitwirkung bei Inanspruchnahme gesetzlicher (Renten) oder freiwilliger (Heilverfahren) Leistungen, die unter das Motto: „Anerkennen, was anerkannt werden kann, und ablehnen, was abgelehnt werden muß!" gestellt werden. Der unschätzbare Wert des nunmehr wieder verstärkten Wirkens der gesundeten großen deutschen Sozialversicherung liegt — ganz abgesehen von den erfreulichen Leistungen für den einzelnen Volksgenossen — in den Jahr für Jahr fortlaufenden, eingehenden ärztlichen und fachärztlichen Untersuchungen und Beobachtungen, wodurch Schäden an der Volksgesundheit rechtzeitig aufgedeckt und häufig beseitigt werden und somit die Gesunderhaltung des deutschen Volkes, ganz besonders seine Wehrfähigkeit tatkräftig gefördert wird.

W. RICHTER, Greifswald: **Gonorrhöe und Ehe.** Die Gesundheitspolitik hat sich mit der Unfruchtbarkeit in der Ehe eingehend zu befassen, denn 25% unserer Ehen sind unfruchtbar und ergeben so einen Ausfall von 35000 Geburten im Jahr. Hier spielt die Gonorrhöe, die leichtsinnigerweise immer noch häufig genug als „Kavalierkrankheit" bezeichnet wird, die größte Rolle. Die Folgen der Gonorrhöe sind häufig genug so verheerend, weil die Behandlung und Untersuchung nicht den Maßstäben entspricht, die man an sie anlegen muß. Beim Manne ist eine genaue Untersuchung und Behandlung nicht nur der Harnröhre und Prostata, sondern auch der Littreschen und Cooperschen Drüsen erforderlich. Eine Rolle bei der klinisch abgeheilten Gonorrhöe, die zur Unfruchtbarkeit führt, spielen nicht immer Verklebungen und mechanische Behinderungen in den Nebenhoden und im Samenleiter, sondern klinisch häufig nicht feststellbare entzündliche Vorgänge, die die biologischen Eigenschaften des Samens verändern. Bei der Frau erwachsen dem Arzt noch weitere Aufgaben, da hier in erster Linie die Infektionsquelle auszuschließen ist. Hier darf neben dem Cervixabstrich nie auf einen Analabstrich und auf eine Untersuchung der Bartholinischen Drüsen verzichtet werden. Fallen diese Untersuchungen negativ aus, so soll eine Untersuchung während der Menstruation (2. Tag) durchgeführt werden, und zwar mindestens während dreier Menstruationen. Provokationen mit Gonokokkenvaccinen müssen 4—5 mal vorgenommen werden. Bei der enormen Wichtigkeit dieses Problems darf die Zeitfrage der Untersuchung keine Rolle spielen. Beim Heiratskonsens ist eine allervorsichtigste Terminsetzung zu fordern.

G. K. F. SCHULTZE, Berlin, berichtete über die Beurteilung der Zeugungsfähigkeit des Mannes auf Grund systematischer Spermauntersuchungen bei 900 sterilen Ehen.

G. B. GRUBER, Göttingen, behandelte die Entwicklungsstörungen im Rahmen der Urologie und Vererbungsfrage (vgl. Originalarbeit).

Schließlich sprachen H. BOEMINGHAUS, Marburg, und G. K. F. SCHULTZE, Berlin, über die Sterilisation beim Manne und bei der Frau. Sie würdigten dabei eingehend Anzeige, Gegenanzeige, Gefahren und Ergebnisse.

Der 2. Sitzungstag war den **Erkrankungen der Prostata,** insbesondere der Prostatahypertrophie, gewidmet. Nach einem sehr eingehenden Referat: „Anatomie, Physiologie und Pathologie des Blasenausgangs" von E. BRACK, Hamburg, sprach W. FORSSMANN, Berlin, über Klinik und Technik der Elektroresektion. Er versuchte, neben einer Besprechung der eigentlichen Technik des Verfahrens, vor allem seine Anzeigestellung und seine Erfolgsmöglichkeiten herauszuarbeiten. Nach ihm gab O. RINGLEB, Berlin, eine Übersicht über „Die Geräte zum Stanzen am Blasenausgang". Dieser Vortrag war vor allen Dingen den hier gelegenen optischen Schwierigkeiten und ihrer Überwindung gewidmet.

Zu den Fragen der Elektroresektion wurde von K. TSCHIRNTSCH, Iserlohn (Zur Elektroresektion bei obstruierenden Blasenhalsveränderungen), H. VIETHEN, Berlin (Die Gefahren der Elektrotomie und ihre Vermeidung), E. KRAAS, Halle (Fehler und Mißerfolge bei der endourethralen Prostataresektion) und K. SCHNEIDER, Göttingen (Die Anzeigestellung zur Elektroresektion bei Prostatahypertrophie und deren Durchführung in der Göttinger Klinik), eingehend Stellung genommen. Alle Vortragenden stimmten darin überein, daß die Elektroresektion wohl die bedeutendste und wertvollste Bereicherung ist, die der Urologie in den letzten Jahren geschenkt wurde. Sie sei aber keinesfalls, wie es im Schrifttum noch häufig dargestellt wird, die Allheilmethode, sondern neben ihr bleiben die alten bewährten Behandlungsverfahren in ihrem Indikationsbereich uneingeschränkt bestehen. Jedes Überschreiten der der Elektroresektion gezogenen Grenzen bedeutet eine Gefährdung des Kranken und eine Schädigung des Ansehens der jungen vielversprechenden Methode. Weiterhin berichtet E. KRAAS, Halle, über die endovesicale Exstirpation der Cystadenome der Blase. — TH. WOHLLEBEN, Hamburg (Primäre Blasennaht bei Prostatektomie) setzte sich warm für die primäre Blasennaht bei Prostatektomie ein, während D. KULENKAMPFF, Zwickau, in seinem Vortrag (Zur Technik der suprapubischen Blasenoperationen) in dieser sehr umstrittenen Frage eine vermittelnde Stellung einnahm.

Der 3. Sitzungstag war verschiedenen Themen aus der Urologie gewidmet. Sehr bemerkenswert waren die Ausführungen von

F. HOLTZ, Berlin, über die biologischen Grundlagen der **Konkrementbildung.** Die gesunde Schleimhaut des Harnsystems besitzt dem Harn gegenüber praktisch keine Grenzflächenspannung und bietet infolgedessen dieser übersättigten Lösung keine Möglichkeit zum Auskrystallisieren. Geschädigte Schleimhaut sowie Bakterienhaufen und Blutgerinnsel erhöhen die Grenzflächenspannung. Außerdem vermindern hydrotrope Substanzen und Schutzkolloide die Ausfällung von Salzen. Der erste Kern eines sich bildenden Steines besteht aus Eiweiß, das von Salzen, die ihrer Schutzkolloide beraubt sind, inkrustiert wird. Ein solcher primärer Stein wächst durch seine hohe Grenzflächenspannung weiter. Vegetarische Ernährung vermindert, Fleischgenuß erhöht den Kolloidschutz. Harnstauung fördert die Steinbildung durch Fehlen des fortschwemmenden Stromes und durch alternde Kolloide. Das Zustandekommen von Urat- und Oxalatsteinen ist nicht auf einen Überschuß in der Ausscheidung dieser Stoffe zurückzuführen, sondern kommt auch dann zustande, wenn bei geringster Konzentration das Spiel der Schutzkolloide gestört ist. Alkalischer und Bakterien enthaltender Harn neigt zur Ausfällung von Phosphaten. Erhöhung der Calciumausfuhr bei Knochenerkrankungen und bei Nebenschilddrüsenüberfunktion führt bei disponierten Menschen zur Bildung von Nierensteinen. Das Fehlen des A-Vitamins in der Nahrung als Ursache einer Steinbildung ist noch sehr umstritten. Deshalb scheint die therapeutische Zufuhr von Vitamin A bei Steinbildung noch nicht angebracht zu sein. Eine bis ins einzelne spezialisierte Diät ist sinnlos und quälend für den Kranken, und infolgedessen ist es auch unmöglich, durch spezialisierte diätetische Maßnahmen die Steinbildung zu verhindern. Es genügt, dem Kranken eine vernünftige gemischte oder Fleischnahrung vorzuschreiben. Wesentlich ist die Durchspülung der Niere durch reichliches Trinken (mineralfreie Traubenzuckerlösung). Ferner muß bei Disposition zu Steinleiden jede Infektion der Harnwege vermieden werden.

E. PFLAUMER, Erlangen **(Systemerkrankung bei Cystitis)**, zeigte an Hand von Ausscheidungsurogrammen, daß klinisch bei reiner Cystitis sehr häufig Nierenbecken und Kelche sowie Ureteren verändert sind, und daß diese Veränderungen bei erfolgreicher Behandlung der Blasenentzündung restlos wieder verschwinden. Übliche Cystitisbehandlung. Wir sehen darin einen deutlichen Hinweis auf die biologische Einheitlichkeit des Harnsystems. Weiterhin sprachen T. ICHIKAWA, Tokio, über die Operation der tiefsitzenden Uretersteine und L. KIELLEUTHNER, München, über das Ausscheidungsurogramm bei Kindern. — G. WÜLLENWEBER, Köln (Die Dynamik der abführenden Harnwege im Lichte kymographischer Untersuchungen), hatte Ausscheidungsurogramme und kymographische Aufnahmen kombiniert, und dabei zeigte sich als erstes, daß die Tätigkeit der Harnleiter bestimmte regelrechte, „perlschnurartige" und pathologische Typen der Peristaltik aufweist. Ein weiterer Ausbau des Verfahrens dürfte wichtige Einblicke in die Physiologie des Harntransportes bringen. — L. SEIFERT, Neunkirchen/Saar (Indikation und Operationstechnik der „Darmsiphonblase", ihre Leistungsfähigkeit in Röntgenbild und Film), berichtete über Blasenersatz aus der obersten Jejunumschlinge bei Erkrankungen, die eine völlige Ausschaltung des erkrankten Organs erfordern. Die Ansätze dieser Arbeit sind vielversprechend, wenn man bedenkt, daß die Coffeyschen Harnleitereinpflanzungen in den infektiösestes Material enthaltenden Dickdarm durchaus keine ideale Lösung dieser schwierigen Frage darstellt. FORSSMANN, Dresden.

Berliner Physiologische Gesellschaft.

Sitzung vom 18. Dezember 1936.

FR. W. KRZYWANEK: **Die Bewegungen des Pansens und Labmagens beim Schaf und ihre Beziehungen zueinander und zum Wiederkauen.** An 5 Schafen mit Pansen- und Labmagenfisteln wurden in über 60 Versuchen die Pansen- und Labmagenbewegungen getrennt, meist aber gleichzeitig aufgeschrieben, so daß ihre gegenseitigen Beziehungen und auch ihre verschiedenen Beeinflussungen leicht festgestellt werden konnten. Dabei erwies sich die Registrierung mit der Brüggemannschen Doppelballonmethode als vorteilhaft, wobei die Ballons durch kleine Fisteln direkt in den Pansen bzw. Labmagen gebracht wurden. Die *Pansenbewegungen* des Schafes stellen sich mit dieser Methode, bei der die Druckschwankungen im obersten Gasraum registriert werden, als Kontraktionsphasen dar, die meist aus einer Haupt- und zwei Nebenkontraktionen bestehen und einen rhythmischen Verlauf zeigen. Die *Labmagenbewegungen* sind in der Hauptsache starke rhythmische Tonusschwankungen, auf denen kleinere Druckänderungen aufgesetzt sind, die teils auf die Atmung, teils auf die peristaltischen Bewegungen zurückgeführt werden. Zwischen dem *Wiederkauen* und den Pansen- und Labmagenbewegungen besteht ein deutlicher zeitlicher Zusammenhang, der sich vor allem darin bemerkbar macht, daß die Rejektion, also das Ansaugen des Wiederkaubissens, stets zu einem ganz bestimmten Zeitpunkt dieser Bewegung auftritt, nämlich kurz vor einer Pansenkontraktion und vor einer besonders deutlichen Tonusschwankung im Labmagen. Die Bewegungen beider Magenabteilungen zeigen sowohl während des Wiederkauens, als auch nach der Fütterung eine deutliche Zunahme der Frequenz, im Labmagen auch der Amplitude. Da die Bewegungen beider Magenabteilungen gegenseitig einen deutlichen Zusammenhang erkennen lassen, dürfte der Schluß auf eine centrale Verknüpfung derselben erlaubt sein. Im Anschluß an den Vortrag wurde ein kurzer Schmalfilm vorgeführt, der bei einem Schaf mit einer Pansen- und Labmagenfistel die Einführung der Ballons, die Zusammenstellung der Apparatur und schließlich die Registrierung der Bewegungen während des Wiederkauens zeigte. [Eine ausführliche Veröffentlichung des Vortrages ist inzwischen in Pflügers Arch. **238**, 330 (1936) erfolgt.]

M. H. FISCHER: **Pharmakologische Untersuchungen am „falschen Sehnenfaden" des Schafherzens.** Zur Untersuchung von Arzneimittelwirkungen an der Herzmuskulatur des Warmblüters eignet sich besonders der „falsche Sehnenfaden" (Moderatorband) aus der rechten Kammer des Huftierherzens, weil er ohne Verletzung dem Herzen entnommen werden kann und parallelfaserig ist. Er besteht zumeist aus Arbeitsmuskulatur; jedoch schwankt sein Gehalt an spezifischer Muskulatur. Das Herz muß dem Schafe gleich nach dem Entbluten entnommen werden und darf nur vorübergehend in Soejima-Lösung von etwa 30° aufbewahrt werden. Der ausgeschnittene „Sehnenfaden" wird an 2 Elektroden aufgehängt und in Soejima-Lösung von 24—37° eingetaucht, durch die reichlich Sauerstoff geschickt wird. Die Längenänderungen werden fortlaufend verzeichnet. Das so behandelte Präparat zeigt oft unregelmäßige Spontankontraktionen, die bei höheren Temperaturen häufiger sind. Manchmal sind über längere Zeit vollkommen regelmäßige Spontanzuckungen vorhanden, die verschieden (Gruppenbildung, Alternans usw.) ausklingen. Bei niederer Temperatur fehlen die Spontankontraktionen meist. Dann lassen sich durch starke Induktionsreize (Flüssigkeitsnebenschluß!) „Reizkontraktionen" zustande bringen; diese werden bald vollkommen regelmäßig und können über Stunden so bleiben. Ein Präparat kann 30—40 Stunden funktionsfähig erhalten werden. Der schon von PICK, ISHIHARA-NOMURA, STEIN u. a. zur Prüfung von Herzmitteln verwendete falsche Sehnenfaden wurde von uns zur Untersuchung der Wirkung verschiedener Kreislaufmittel und Analeptica benutzt. Die lange Versuchsdauer gestattete, die Wirkungen am hypodynamen Muskel zu studieren. Am wirksamsten ist das *Adrenalin, Suprarenin* usw. Es führt zu einer Erhöhung der Reizbarkeit, der Kontraktionsstärke und zum Auftreten von Spontankontraktionen. Durch Adrenalin konnte manches Präparat, dessen Funktionsfähigkeit zweifelhaft schien, gerettet werden. Ganz anders das *Sympatol.* Dieses blieb in kleinen sowie in größeren Dosen entweder einflußlos oder verminderte die Höhe der „Reizkontraktionen" und die Reizbarkeit. Nach längerer Einwirkung des Sympatols blieben dann die Reize ohne Beantwortung. Auch das *Ephedrin* erwies sich im allgemeinen als lähmend; nur in ganz kleinen Mengen (1 mg auf etwa 400 ccm Umspülungsflüssigkeit) wurden vorher unregelmäßige Reizkontraktionen regelmäßig und leicht erhöht. Das *Cardiazol* führte auch noch in ganz hohen Konzentrationen (bis zu 0,325% geprüft) zu einer Zunahme der Kontraktionshöhe; das ist eine Bestätigung der Versuchsergebnisse von STEIN (1930). Meist konnten fehlende „Reizkontraktionen" durch Cardiazol allmählich wieder erweckt werden, die Reizbarkeit wurde also gesteigert. Spontankontraktionen entwickelten sich unter Cardiazol nur in Ausnahmefällen. Das *Coramin* dagegen brachte unter ganz vorübergehender Erhöhung einzelner Zuckungen die Reizkontraktionen auch in kleinen Dosen regelmäßig rasch zum Erlöschen; es vermindert also auch die Reizbarkeit und ist hier ein ausgesprochen lähmendes Mittel. Den *Digitalis*präparaten (*Digipuratum*) wurde einstweilen keine größere Aufmerksamkeit gewidmet. In den wenigen Versuchen wurde eine Verbesserung der Höhe der „Reizkontraktionen" gefunden. Die Wirkungen aller geprüften Pharmaca waren im allgemeinen reversibel. Zur Vermeidung länger dauernder Schädigungen durfte allerdings mit dem Auswaschen nicht zu lange gezögert werden. Von Bedeutung sind die in den Versuchen gefundenen sicher wirksamen Minimalkonzentrationen: Adrenalin 0,000025%, Sympatol 0,00025%, Ephedrin 0,0003%, Cardiazol 0,0025%, Coramin 0,0025%, Digipuratum 0,0025% (pulvis). Das Verhältnis dieser Minimalkonzentrationen bildet die alleinige Grundlage zur Beurteilung. Wird das Volumen eines falschen Sehnenfadens mit etwa 1 ccm angenommen und vorausgesetzt, daß die Konzentration des Arzneimittels im Sehnenfaden schließlich jener der Umgebungsflüssigkeit entspricht, also vor allem keine Anreicherung stattfindet, dann bedeutet z. B. eine Konzentration von 0,0025% Cardiazol der Umgebungsflüssigkeit einen absoluten Cardiazolgehalt des Sehnenfadens von etwa 25 γ. Nach einer ganz groben Rechnung enthält bei einem 70 kg schweren Menschen nach einer Injektion von 0,2 g (2 ccm) Cardiazol (gleiche Annahmen wie oben vorausgesetzt) 1 ccm Herzmuskel etwa 3 γ Cardiazol.

Otto Ringleb: Begrüßung und Eröffnungsrede, Rede gehalten vor der Ersten Tagung der Gesellschaft Reichsdeutscher Urologen vom 1. bis 3. Oktober 1936, aus „Zeitschrift für Urologie, Band 30“ (Georg Thieme Verlag, 1936), Seite 821–822, Repro Pugge.

ZEITSCHRIFT FÜR UROLOGIE

ORGAN DER DEUTSCHEN GESELLSCHAFT FÜR UROLOGIE UND DER BERLINER UROLOGISCHEN GESELLSCHAFT

HERAUSGEGEBEN VON

W. ANSCHÜTZ-KIEL / A. BIER-BERLIN / V. BLUM-WIEN / A. DÖDERLEIN-MÜNCHEN / E. ENDERLEN-HEIDELBERG / R. FRONSTEIN-MOSKAU H. v. HABERER-KÖLN / J. v. HOCHENEGG-WIEN / R. HOTTINGER-ZÜRICH G. ILLYES-BUDAPEST / O. KNEISE-HALLE a. S. / F. KÖNIG-WÜRZBURG F. KROISS-WIEN / R. PASCHKIS-WIEN / E. PAYR-LEIPZIG / G. PRAETORIUS-HANNOVER / K. SCHEELE-ESSEN / F. SCHLAGINTWEIT-MÜNCHEN / C. R. SCHLAYER-BERLIN / H. SCHLOFFER-PRAG / C. SCHRAMM-DORTMUND / F. VOLHARD-FRANKFURT a. M. / K. ZIELER-WÜRZBURG

SCHRIFTLEITUNG:

H. BOEMINGHAUS-MARBURG / L. KIELLEUTHNER-MÜNCHEN / E. PFLAUMER-NÜRNBERG / E. REHN-FREIBURG i. Br. / O. RINGLEB-BERLIN / H. RUBRITIUS-WIEN / V. SCHMIEDEN-FRANKFURT a. M.

BAND XXX

MIT 372, ZUM TEIL FARBIGEN ABBILDUNGEN UND 18 KURVEN

1 9 3 6
VERLAG VON GEORG THIEME, LEIPZIG

Begrüßung[1])

von Prof. Dr. **O. Ringleb** in Berlin

M. H.! So sehr ich die Ehre zu schätzen weiß, die I. Tagung Reichsdeutscher Urologen zu eröffnen, so empfinde ich doch ein gewisses Bedauern, daß die alte deutsche Gesellschaft für Urologie, die nach Nitzes Tode gegründet war, in die Brüche ging. Aber die äußere Entwicklung nach dem Kriege hinderte die Urologen Deutschlands und Österreichs am Zusammenkommen. Darunter hatte gewiß der Nachwuchs besonders zu leiden. So kam es, daß im Juli 1934 nach der Tagung der süddeutschen Chirurgen Herr Kielleuthner Fachgenossen nach München rief, wo die vorläufige Trennung beschlossen wurde. Jetzt haben wir uns heute nach schwieriger Vorarbeit hier in Eisenach zum ersten Male versammelt, und ich freue mich, daß unserem Rufe verhältnismäßig viele Fachgenossen aus dem Reiche gefolgt sind. Ich freue mich aber auch, daß aus dem Bruderlande Österreich eine Reihe von Urologen gekommen sind; auch sie fühlen das Band nur vorläufig zerrissen. Ich begrüße Sie herzlich.

Weiter haben wir die Ehre, eine Reihe von Herren in offizieller Vertretung begrüßen zu können, Vertreter der Regierung, der Behörden und der Stadt Eisenach. Allen diesen Herren danke ich herzlich für ihre Anteilnahme an der Urologie. Den Nichtfachgenossen und den Kollegen wünsche ich, daß sie einen Hauch davon verspüren mögen, was Urologie bedeutet, und daß sie Nutzen von den Verhandlungen haben mögen.

O. Ringleb: Eröffnungsrede

M. H.! Wir haben vorhin das Grab unseres Meisters Nitze besucht und dort unsere Tagung mit einer bedeutsamen Feier eingeleitet. Wenn wir jetzt unsere erste Sitzung in Eisenach abhalten und nicht etwa in Anlehnung an eine chirurgische Klinik, beispielsweise in Berlin, so wollten wir damit nach außenhin eine Lücke in Deutschland aufzeigen: die Urologie wird an der Hochschule nur in Deutschland unter allen Kulturländern nicht als selbständiges Fach anerkannt. Und zwar waren es stets die Fakultäten, die unter dem Einfluß maßgebender Chirurgen standen und weite Beziehungen bis in die Ministerien hatten, die eine Verselbständigung unseres Faches verhinderten. Aber wir müssen bedenken, daß es nicht nur uns so geht, sondern es auch anderen Sonderfächern bei ihrer Entstehung so ergangen ist. Ich

[1]) Vortrag, gehalten auf der I. Tagung der Gesellschaft Reichsdeutscher Urologen zu Eisenach, 1. bis 3. X. 1936.

erinnere beispielsweise an die Gynäkologie. Als sie vor mehr als 50 Jahren selbständig auftrat, da forderten die Chirurgen eine mindestens 3jährige Ausbildung. Heute gehen die Chirurgen zu den Gynäkologen, um sich in der Gynäkologie auszubilden.

Selbstverständlich fällt bei uns ein Teil chirurgischer Maßnahmen, die von außen her gemacht werden, in das Gebiet der Chirurgie. Aber heute, wo diese Eingriffe an den Harnwegen alle schulmäßig ausgebildet sind, würde wirklich nur eine ungeschickte Hand sie nicht in verhältnismäßig kurzer Zeit erlernen können. Viel schwieriger liegt es bei den Eingriffen von innen her, die also mit Tastgeräten allein (Katheterung, Behandlung der Harnröhrenengen, das Steineknacken) oder mit dem Sichtgerät, dem Cystoskop, ausgeführt werden. Hier ist eine langjährige Schulung der Hand nötig. Das Tastgefühl muß geschult werden und eine lange und fleißige Einarbeit gehört zur Cystoskopie und zu den mit dem Cystoskop auszuführenden Eingriffen. Will der junge Arzt nur darauf hinaus, einen gewissen Zustand in der Blase festzustellen (etwa ob Steine oder Geschwülste darin vorhanden sind), so weit also nur, daß ihm die Betätigung des Messers möglich wird, dann mag er ein Chirurg werden. Will er aber die schwierigen Raumverhältnisse richtig beurteilen, will er sich in die Lage eines vernunftbegabten, einäugigen Kleintauchers versetzen können und die Perspektive verstehen lernen, unter der er den Blasenraum sieht, ja, will er ernstlich den schwierigen physiologischen und optischen Bedingungen gegenüber nicht verständnislos sein, dann mag er in jahrelanger, geduldiger und fleißiger Arbeit ein wirklicher Urologe werden.

M. H.! Noch eine Bitte möchte ich an Sie richten. Sprechen und schreiben Sie deutsch! Nehmen Sie sich ein Beispiel an den französischen Ärzten, an der Klarheit und Gepflegtheit ihrer Muttersprache. Manche Werke von ihnen sind ins Deutsche übersetzt worden. Aber nur zu oft kannten die Übersetzer wohl die französische, weniger indessen die deutsche Sprache. Da finden wir gleich die französische Bildung „Katheterisation“ und „Katheterisieren“. Wenn wir einmal annehmen, daß das Wort Katheter in den deutschen Wortschatz eingegangen ist, warum sagen wir nicht Katheterung und kathetern? Ein ganz böses Wort hat sich aus dem Französischen bei uns eingebürgert: „retrograd“. Da gab es ein retrogrades Cystoskop, warum nicht Rückblickgerät? Gerade in der letzten Zeit sind undeutsche Ausdrücke aufgetreten, wie retrogrades und instrumentelles Pyelogramm. Sprechen wir nur deutsch: Füllungsbild und Ausscheidungsbild klingen besser und sind verständlicher. Viele Bezeichnungen sind schlecht und überflüssig, z. B. Chromocystoskopie, womit wir die Blauprobe meinen. Ihr Erfinder erfand nur ein schlechtes Wort, kein neues Verfahren. Auch an Reflux für Rückfluß mag man erinnern.

Wenn sich jeder Urologe Mühe gibt, an der Sprache in den Vorträgen und Veröffentlichungen zu arbeiten und zu feilen, so wird unser Fachschrifttum mit der Zeit gepflegter erscheinen. Vor allem aber folgen wir hier den Richtlinien unseres großen Führers, dessen Wege wir mitgehen, wohin auch immer, und dessen Werke jeder von uns tatkräftig zu unterstützen hat. So wollen wir ihm auch treue Gefolgschaft geloben und mitarbeiten am Heil der uns anvertrauten Kranken, zum Wohl unseres Vaterlandes.

Mit dem Rufe: Unser Führer Adolf Hitler „Sieg Heil!“ eröffne ich hiermit die I. Tagung der Gesellschaft Reichsdeutscher Urologen.

Otto Ringleb: Rede am Grabe Nitzes, Rede gehalten auf der Ersten Tagung der Gesellschaft Reichsdeutscher Urologen vom 1. bis 3. Oktober 1936, aus „Zeitschrift für Urologie, Band 30“ (Georg Thieme Verlag, 1936), Seite 817–820, Repro Pugge.

ZEITSCHRIFT FÜR UROLOGIE

ORGAN DER DEUTSCHEN GESELLSCHAFT FÜR UROLOGIE UND DER BERLINER UROLOGISCHEN GESELLSCHAFT

HERAUSGEGEBEN VON

W. ANSCHÜTZ-KIEL / A. BIER-BERLIN / V. BLUM-WIEN / A. DÖDERLEIN-MÜNCHEN / E. ENDERLEN-HEIDELBERG / R. FRONSTEIN-MOSKAU H. v. HABERER-KÖLN / J. v. HOCHENEGG-WIEN / R. HOTTINGER-ZÜRICH G. ILLYES-BUDAPEST / O. KNEISE-HALLE a. S. / F. KÖNIG-WÜRZBURG F. KROISS-WIEN / R. PASCHKIS-WIEN / E. PAYR-LEIPZIG / G. PRAETORIUS-HANNOVER / K. SCHEELE-ESSEN / F. SCHLAGINTWEIT-MÜNCHEN / C. R. SCHLAYER-BERLIN / H. SCHLOFFER-PRAG / C. SCHRAMM-DORTMUND / F. VOLHARD-FRANKFURT a. M. / K. ZIELER-WÜRZBURG

SCHRIFTLEITUNG:

H. BOEMINGHAUS-MARBURG / L. KIELLEUTHNER-MÜNCHEN / E. PFLAUMER-NÜRNBERG / E. REHN-FREIBURG i. Br. / O. RINGLEB-BERLIN / H. RUBRITIUS-WIEN / V. SCHMIEDEN-FRANKFURT a. M.

BAND XXX

MIT 372, ZUM TEIL FARBIGEN ABBILDUNGEN UND 18 KURVEN

1 9 3 6

VERLAG VON GEORG THIEME, LEIPZIG

Rede am Grabe M. Nitzes[1])

von Prof. Dr. **O. Ringleb** in Berlin

M. H.! Ehe wir an unsere wissenschaftliche Arbeit gehen, habe ich Sie an das Grab unseres Lehrers und Meisters M. Nitze gebeten, der hier auf dem Eisenacher Friedhof neben seiner Mutter seine letzte Ruhestätte gefunden hat. Bevor wir ihm den verdienten Lorbeer niederlegen und ihm danken für alles, was er uns gab, sei an seinem Beispiel gezeigt, warum er bei den Chirurgen seiner Zeit keine Liebe fand, und warum wir, unter seinem Zeichen kämpfend, bestimmte, über die chirurgischen Eingriffe hinausgehende Forderungen aufzustellen haben.

Als er in der Zeit des Überganges von den siebziger zu den achtziger Jahren sein Blasenrohr in optischer Hinsicht einigermaßen abschließend ausgebildet hatte und die Hoffnung hegte, es bald in den Händen der Chirurgen zu sehen, da hatte die allgemeine Chirurgie einen gewissen Höhepunkt erreicht.

Die Einführung der Vollbetäubung — zunächst der Chloroformnarkose — hatte dem eingreifenden Arzt den Kranken in einem gefühl- und willenlosen Zustande überliefert, wodurch in mehrfacher Hinsicht der Eingriff erleichtert, wenn nicht gar erst ermöglicht wurde. Heutzutage lebt keiner mehr, der die Wahrheit des alten Wahrspruches für Chirurgen mit all seiner Schrecklichkeit erlebt hätte: Sis strenuus, audax, sollers et immisericors, dem die grauenvolle Bemerkung Manzonis noch Leben hätte, daß Tränen und Geschrei der Todesangst zwar gelegentlich den Dolch des Mörders, niemals aber das Messer des Wundarztes hemmen könnten.

Als nun im Gefolge der großen Entdeckung Listers und nach Entwicklung der anti- und später der aseptischen Verfahren das Wundfieber seine Schrecken verloren hatte, da fielen für den Chirurgen Schranken hinweg, die man früher als unüberschreitbar angesehen hatte. Meister vom Range Langenbecks und Billroths zeigten in unserm Sprachgebiet die Wege zu technischen Wundern, die nunmehr auch kleineren Köpfen und mindergeschickten Händen in greifbare Nähe rückten. Können wir uns wundern, wenn nicht allein die Fachwelt, sondern auch die Menge der „Gebildeten", beraten von einer ebenso schnell wie ungründlich urteilenden Presse das Wort Wagners „wie wir's so herrlich weit gebracht" bis zum Ekel wiederholten und abwandelten?

Einem Bahnbrecher wie Billroth war aber auch der äußere Erfolg gar nicht so sicher begründet. Seine früh begonnenen Bemühungen, die glücklich

---

[1]) Vortrag, gehalten auf der I. Tagung der Gesellschaft Reichsdeutscher Urologen zu Eisenach, 1. bis 3. X. 1936.

entlassenen Kranken noch im Auge zu behalten, ihr weiteres Lebensschicksal zu erfahren, reizten zu seinem Bedauern nicht zu weiterer Nachfolge, aber sie lassen erkennen, daß für diesen Meister mit der Entlassung des mit Messer und Meißel behandelten Kranken die Akten noch nicht geschlossen waren. In der Regel stand es damals anders: den eingreifenden Wundarzt beschäftigte in erster Linie der Ablauf des Eingriffes und die Schließung der Wunde. Überstand der Kranke den Eingriff nicht, so suchte man sich durch die Eröffnung der Leiche Rechenschaft von Ursachen des Mißerfolgs zu geben. Gewiß gewann man so an der Leiche wertvolle Einblicke in das Krankheitsbild, in die pathologische Anatomie des Falles, aber man scheint vielfach nicht beachtet zu haben, daß es sich dabei, aller Bedeutung ungeachtet, doch nur um eine Teilerkenntnis handelte.

Dem Nachfahren sieht es so aus, als ob mit der Bewertung des durch die Mitwirkung der bedeutendsten Wundärzte geschaffenen Erfahrungsschatzes sozusagen ein Fetischdienst getrieben worden sei. Andere Wege zum gleichen Ziele der Krankenheilung wurden verfehmt, wofür die Behandlung als Beispiel dienen mag, die Schleich 1902 mit seinen heute ganz anders beurteilten Neuerungen erfuhr. Ja, nehmen wir es sogar als erwiesen an, daß Schleich in der Form seiner Empfehlung fehlgriff, ist es selbst dann zu billigen, daß man eine segensreiche Abweichung vom Wege der Schule zu einem Vergehen stempelte? Und wenn man diesen Neuerer nur (!) kränkte und schädigte, so ging die Schulmeinung im Falle Them. Glucks so weit, daß sie ungewöhnliche Erfolge als Unwahrheiten erklärte, weil sie in ihren Büchern nicht standen, daß sie einen Forscher beleidigte, weil er erfolgreicher gewesen war als die Schule und ihre Lehrer.

Wir können uns unter diesen Umständen kaum wundern, daß auch unser Meister von der Schule mißachtet wurde, ganz ähnlich wie die beiden soeben erwähnten, ihm befreundeten Fachmänner. Das Wesen seiner Neuerung lag indessen auf einem anderen Gebiete: er machte Körperteile dem Auge sichtbar, die früher nur dem fein geschulten Tastgefühl Änderungen gezeigt hatten. Es ist den Leistungen an die Seite zu stellen, die wir bei der Erfindung des Augenspiegels bewundern. Und hier handelte es sich nicht allein darum, die erkrankten Teile sichtbar zu machen, sondern das neue Gerät wurde schon in den 90er Jahren des vorigen Jahrhunderts so entwickelt, daß man durch die natürlichen Wege hindurch gewisse Handhabungen in dem erkrankten Körperteil ausüben konnte. Dabei mochte es sich um die Katheterung der Harnleiter oder um Eingriffe im Blaseninneren zur Heilung (durch Greifen, Brennen, Abschnüren und Schneiden) handeln. — Aber noch anderes kommt bei diesen beiden Geräten hinzu:

So erkennt der Benutzer des Augenspiegels am Augenhintergrund bisweilen viel früher als der Innere oder Nerven- oder der Frauenarzt Veränderungen oder Erkrankungen, die in das allgemeine Gebiet der inneren Medizin hinübergreifen.

In der Blase war es Nitze allerdings nur vergönnt, mit seinen lichtschwachen Geräten bestimmte Zustände festzustellen. Er sah Steine, Gewächse, Geschwülste; er sah grobe Farbenunterschiede und auch wesentliche Veränderungen des aus dem Harnleiter kommenden Harnstroms besonders dann, wenn die Blutung, die Eiterung oder die Färbung in größerer Dichte auftrat. Viel weiter reichte seine Erkenntnis im Innern der Blase nicht, und es blieb der Zukunft vorbehalten, seine schon ganz bewußt angebahnten Bestrebungen weiter auszubauen (so wollte er beispielsweise die ihm noch gerade sichtbare Trübung des Nierenharns feststellen). So vermögen wir heute anzugeben, wieweit die neuen Blasenrohre den alten Zustand übertreffen. Die Steigerung der Öffnungszahl, und damit die Helligkeit, der Güte der Abbildung sowie der Vergrößerung gestattet jetzt, alle Stufen eines Katarrhs zu erkennen, ja die banalen Katarrhe von den spezifischen zu trennen. So verfolgen wir an der Tuberkulose in der Blase die ganze Stufenleiter vom ersten Anfang bis zu schweren Zerstörungen eindeutig, wir erkennen bei ihr den Charakter, das Alter und eine etwaige Neigung des Körpers, Schutzwehren gegen sie aufzurichten. Wir stellen die Erkrankung des Harnleiters fest und ziehen weitgehende Schlüsse auf die Veränderung in der Niere allein durch die Beobachtung von der Blase aus, freilich nur, wenn uns die lange Schulung nicht nur mit dem Cystoskop, sondern auch mit der Krankheit die Beobachtung lebendig werden läßt.

Es ließe sich manches anführen, um zu zeigen, daß das Blasenrohr den Augenspiegel in der Reichweite übertrifft und Krankheitszeichen zu deuten gestattet, derart, daß Allgemeinerkrankungen des Körpers weit über die Nieren hinaus früh erkennbar werden.

Bei einer rein verstandesmäßigen Betrachtung würde der folgende Schluß wohl gerechtfertigt gewesen sein: wenn die bloße Betrachtung des Augengrundes — und darauf lief vor Gullstrands Spaltlampe die Spiegelung des Auges hinaus — eine solche Anerkennung und Würdigung gefunden hatte, so wird die Sichtbar- und Zugänglichmachung eines im höchsten Sinne lebenswichtigen Körperteils nicht ohne eine entsprechende Bewertung aufgenommen werden. Der Verlauf der Geschichte zeigt indessen auch hier, daß das Schicksal einer bedeutenden Erfindung durch bloße folgerechte Schlüsse nicht ermittelt werden kann: der Gang des geschichtlichen Lebens ist nicht immer logisch.

Wenn man beachtet, daß 20 Jahre nach der Veröffentlichung des ersten Helmholtzschen Augenspiegels — die Verbesserungen von A. Coccius und Th. Ruete liegen merklich nach 1851 — jede wichtigere Hochschule nicht allein Deutschlands einen Lehrstuhl der Augenheilkunde hatte, so ist man doch enttäuscht, daß solch ein Lehrstuhl selbst für den Meister Nitze nie gegründet wurde, sondern daß es bei seiner Zulassung zum Lehrkörper blieb. Und diese Anerkennung war ein Zeichen der Dankbarkeit eines hochgestellten Kranken, nicht der Anerkennung durch die sich selbst zum Richter setzende Fachschaft!

Wenn man nun nach dem Grunde für diese Verschiedenheit der Aufnahme fragt, so wird man vermutlich hervorheben müssen, daß der Gebrauch der alten Handaugenspiegel eine gewisse Schulung des untersuchenden Arztes voraussetzte, die einfach genug, aber doch nicht des Chirurgen Sache war. Das Blasenrohr lieferte aber jedem Beschauer ein Bild, auch wenn es nur unter dem Weh und Ach des Kranken eingeführt worden war. Und auf Grund dieses Bildes glaubte sich der untersuchende Arzt zu einem Urteil über den vorliegenden Fall berechtigt, obgleich er es durchaus nicht immer richtig verstand. Vielmehr mangelte es bei uns im Gegensatz zu andern Ländern — ich erinnere an die alte französische Schule — an einer zweckmäßigen Ausbildung der jungen Urologen. Sie wurden vielmehr in einer ganz rückständigen Weise ohne wirkliche Schulung sozusagen abgerichtet. Das ist um so unverständlicher, als die Kenntnis des Blasenrohres in Deutschland allein entwickelt und ausgebaut worden ist. Aber die Hochschullehrer, die sich für die Urologen das Lehramt angemaßt hatten, waren — ein unwürdiger und schädlicher Zustand — mit der Lehre vom Cystoskop und der Verwertung seiner Bilder überhaupt nicht vertraut. Schon Meister Nitze wußte, daß dieses Bild den oberflächlichen und ungeschulten Beschauer leicht täuschen konnte, wiewohl auch er den Grund nicht deutlich angeben konnte. Seine Schule aber hat davon den Schleier gezogen und in langer und sorglicher Arbeit wirklich „oft geründet", für das im Blasenrohr Erscheinende einen Lehrbegriff geschaffen, der den lerneifrigen Schüler aufklärt.

Es handelt sich dabei um die Lehren der Perspektive, angewandt auf die Beobachtungen in einem besonders engen Raum, der, eröffnet und an der Leiche, unter grundsätzlich andern Bedingungen betrachtet wird, als sie beim Eingang durch die natürlichen Wege bei unverletzter Blasenwandung möglich sind.

Der Mann, der zu diesem Erkenntniszuwachs den Grund gelegt hat, Maximilian Nitze, ist — noch nicht 60 Jahre alt — in seinem Berufe gestorben. An klingendem Lohne hat es ihm nicht gefehlt, aber was er mit dem Sehnen seines Herzens erstrebte, eine anerkannte, der Lehre und der Forschung geweihte Heilstätte, ist ihm zu seiner bitteren Enttäuschung vorenthalten worden. Die sinnbildliche Darstellung an seinem Grabmal wird sein Gefühl richtig wiedergeben, seine Lehre könnte vergehen, wie lose Blätter im Winde verfliegen.

Wir wissen heute, daß die ihm gewordene Behandlung nicht nur undankbar, sondern auch unrecht war, denn nach menschlichem Ermessen hätte Nitze, der mit ganzem Herzen an seinem Fach hing, wohl manche unserer heutigen Wege früher eingeschlagen, andere vielleicht neu gebahnt. Wir alle, die wir auf seinen Schultern stehen, haben als Lehrer die Dankespflicht, unsern Schülern zu weisen, wie zahlreiche Keime der Meister dem Boden der Zukunft anvertraute, und das auch in den Fällen, wo der Schößling nachträglich noch veredelt wurde.

Gewiß, wir feiern sein Gedächtnis an dieser Stelle, wo seine sterblichen Reste beigesetzt wurden, aber wir wissen, daß sein bleibender Teil lebt, wo von seiner Schule die in den Nachfolgern zum Segen weiterwirkenden Werke gesammelt und betreut werden. Wir wünschen unsererseits kommenden Neuerungen nicht gleichgültig und teilnahmslos, sondern so zu begegnen, wie er es sich für sein Werk gewünscht hätte. Und das ist dann eine würdige Pflege seines Andenkens, weder der rechten Dankesschuld noch des Wohles der Kranken vergessend.

Otto Ringleb: Rede am Grabe M. Nitzes, Rede gehalten am 9. Oktober 1937, aus „Zeitschrift für Urologie, Band 32“ (Georg Thieme Verlag, 1938), Repro Pugge.

ZEITSCHRIFT FÜR UROLOGIE

ORGAN DER GESELLSCHAFT REICHSDEUTSCHER UROLOGEN
UND DER BERLINER UROLOGISCHEN GESELLSCHAFT

HERAUSGEGEBEN VON

W. ANSCHÜTZ-KIEL / A. BIER-BERLIN / A. DÖDERLEIN-MÜNCHEN
E. ENDERLEN-HEIDELBERG / H. v. HABERER-KÖLN / J. v. HOCHENEGG-WIEN / R. HOTTINGER-ZÜRICH / G. ILLYES-BUDAPEST / O. KNEISE-HALLE a. S. / F. KÖNIG-WÜRZBURG / F. KROISS-WIEN / E. PAYR-LEIPZIG
G. PRAETORIUS-HANNOVER / K. SCHEELE-ESSEN / F. SCHLAGINTWEIT-MÜNCHEN / C. SCHRAMM-DORTMUND / F. VOLHARD-FRANKFURT a. M.
K. ZIELER-WÜRZBURG

SCHRIFTLEITUNG:

H. BOEMINGHAUS-FRANKFURT a. O. / L. KIELLEUTHNER-MÜNCHEN
E. PFLAUMER-NÜRNBERG / E. REHN-FREIBURG i. Br. / O. RINGLEB-BERLIN
H. RUBRITIUS-WIEN / V. SCHMIEDEN-FRANKFURT a. M.

BAND XXXII

MIT 511 ABBILDUNGEN UND 21 KURVEN

1 9 3 8

VERLAG VON GEORG THIEME, LEIPZIG

Rede am Grabe M. Nitzes[k]

zur Weihe eines von der Argentinischen Gesellschaft für Urologie gestifteten Grabmals in Eisenach am 9. Oktober 1937

von Prof. Dr. **O. Ringleb** in Berlin

Als ich etwa vor einem Jahre die Fachgenossen am Grabe Nitzes begrüßte, handelte es sich darum, die erste Tagung reichsdeutscher Urologen nicht zu beginnen, ohne unserem großen Meister in Dankbarkeit und Verehrung die ihm gebührende Huldigung darzubringen: hat er doch mit seinem Blasenspiegel die Grundlage für unsere heutige Urologie geschaffen. Jetzt führt uns wieder zu einer Feier ein Anlaß zusammen, der so recht beweist, daß es für die Wissenschaft keine Landesgrenzen gibt, daß eine wissenschaftliche Tat, die den Harnkranken allgemein und überall zum Segen wurde, selbst in fernen Landen gewürdigt wird. Die Argentinische Gesellschaft für Urologie hat für das Grab Nitzes eine Tafel aus Erz gestiftet, die, in Granit eingefügt, ein dauerndes Zeugnis ablegen soll nicht nur für die große Leistung Nitzes, sondern darüber hinaus für die Verbundenheit der beiden Länder, die sich hier über dem Grabe Nitzes die Hände reichen. Somit bedeutet die Stiftung des Ehrenmals nicht nur eine wissenschaftliche, sondern auch eine freundschaftliche Verbundenheit beider Länder. Wir erinnern uns dabei anerkennend und dankbar, daß Argentinien im großen Kriege die Kraft, und, was mehr sagen will, auch den Mut besaß, trotz einer ungeheuren, durch Grimm und Haß geschürten Beeinflussung, die Kriegserklärung an Deutschland abzulehnen; keines der südamerikanischen Länder und nur wenige andere nahmen den gleichen Standpunkt ein. So soll denn die von politischer Freundschaft getragene Stiftung des schönen Grabmals auch unsere Fachwissenschaft, die Urologie beider Länder, in solcher Verbundenheit festigen und uns alle zu gemeinsamer Arbeit und Forschung für die Zukunft verbinden.

Über dem Widmungsschild, das in den Rahmen der Tafel eingefügt, nicht ganz ihre untere Hälfte einnimmt, ist in der flachen Vertiefung des Reliefbildes die in geringer Erhabenheit ausgeführte Gestalt eines Jünglings dargestellt. Er ist halb knieend von seinem Sitz, einem einfachen Sockel, hinabgeglitten, um, den rechten Fuß aufgestützt, indes das linke Bein der Erde aufliegt, sich vorbeugend einige Blumen niederzulegen. Aus dem ernsten, doch nicht trauernden oder klagenden Gesicht, aus der in sich versunkenen Miene des auf die Blüten hinabblickenden Genius lassen sich diese Blumen als Rosen der Verehrung und Andacht deuten. Mittelbar nur, aber um so eindrucksvoller, ist die Trauer um die Vergänglichkeit aus dem Bildwerk abzulesen: so erweckt der wehende, von einem Riemen um Brust und Rücken gehaltene Mantel, der nicht mehr als die Schenkel bedeckt und sich nur über der Schulter flatternd bauscht, die Vorstellung eines flüchtigen Besuchs; der Genius, aus weiter Ferne gekommen, mag hier nur verweilen für den Augenblick eines ehrenden Gedenkens. Der Efeuzweig in seiner Rechten deutet wohl die Unvergänglichkeit eines Ruhmes an, doch könnte man freilich bei ihm auch an ein Zeichen dafür denken, daß diese Ewigkeit nun allein dem Wirken der Natur überlassen bleibe. Darunter steht die einfache, würdevolle Unterschrift:

A
NITZE
LA SOCIEDAD ARGENTINA
DE UROLOGIA
9 — X — 1937.

Wir danken der Argentinischen Urologischen Gesellschaft, die sogar einen Vertreter zu dieser Feier entsandt hat, herzlich für die unserem Meister erwiesene Ehrung. Die Gesellschaft reichsdeutscher Urologen nimmt das Grabmal in ihre Obhut. Wir hoffen und wissen, daß die kommenden Urologen an das Grab Nitzes wallfahrten werden: denn er gehört zu den großen Ärzten, er ist ein Wohltäter der Menschheit, und man wird ihm das noch in Jahrhunderten danken.

Meine Herren! Die Urologie in Deutschland kämpft einen schweren Kampf. Schon Nitzes Wunsch, eine eigene urologische Klinik zu erhalten, blieb — auf das Eingreifen eines Chirurgen — unerfüllt. Wenn auch städtische und charitative Krankenhäuser die Notwendigkeit selbständiger urologischer Abteilungen anerkannt und Einrichtungen dafür getroffen haben, so glauben doch die heutigen deutschen Chirurgen, daß die Urologie zu den „kleineren Gruppen von Sondergebieten", zu den „kleinen Fächern" gehöre. Das ist gewiß unrichtig. Die erste Schulung und sogar die Fertigkeit in den äußeren Eingriffen — es ist das Gebiet, wo unser Fach an das chirurgische grenzt — macht noch nicht den Urologen aus. Alles das ist verhältnismäßig einfach zu erlernen, weil es schon längst schulmäßig ausgebildet ist. Solchen Eingriff aber als angezeigt zu erkennen, ist freilich schon viel schwieriger und erfordert eine lange Übung und Erfahrung. Und nun besonders die Inneneingriffe auf natürlichem Wege, die z. T. im „Blinden" — ich erinnere an das Steineknacken —, z. T. unter „Sicht" mit dem Cystoskop ausgeführt werden, setzen nicht nur eine wirkliche und lange Schulung der Hand voraus, sondern — namentlich für die Vor- und Nachuntersuchungen — auch eine Vertrautheit mit dem Cystoskop und seiner Leistung.

Dieser unserer Erinnerungsfeier wird es aber besser entsprechen, wenn wir die heutigen Angriffe der Chirurgen nur eben erwähnen, denn wir erhalten schon aus den ersten, sei es verkleinernd und ablehnend, sei es herablassend anerkennend gemeinten Äußerungen gewisser angesehener Chirurgen eine ganz gute Vorstellung von den später gegen uns gebrauchten Waffen, aber wir haben hier den selten angetroffenen Vorteil, daß ein allgemein als leitend anerkannter ganz großer Chirurg unsere Sache führte. Lassen Sie mich also jene Zeit kurz schildern.

Sie wollen beachten, daß Nitze seinen „Blasenleuchter" schon im Oktober 1877 in Dresden einem Kreise sächsischer beamteter Ärzte vorgeführt hatte. Gewiß war die Beleuchtung mit weißglühendem Platindraht in einer Federpose nicht so vollkommen, wie mit den heutigen Metalldrahtlämpchen, aber sie genügte doch, um einen Kollegen beim ersten Blick in das neue Gerät erkennen zu lassen, daß der Vorführende die Leichenblase mit Gallensteinen beschickt hatte. — M. Nitze siedelte Ende 1878 auf etwa ein Jahr nach Wien über, und über die Leistungen der neuen Beobachtungsgeräte wie am 9. V. 1879 wurde fortdauernd (namentlich aus der Dittelschen Klinik) berichtet, so daß, wer nur wollte, den damaligen Stand der Betrachtung der lebenden Blase aus der Fachpresse erfahren konnte.

Die erste, von einem Chirurgen Kramer im April 1886 veröffentlichte Geschichte der neuzeitlichen Steinentfernung erwähnte merkwürdigerweise das Nitzesche Cystoskop gar nicht, sondern verwies nur auf E. v. Bergmanns (Tagebl. der 57. Versammlung von Ärzten und Naturforschern, Magdeburg 1884, S. 101) Stellungnahme für die Litholapaxie und gegen die Lithotripsie, der er aber eine größere Leistungsfähigkeit des Steinschnitts gegenübergestellt hatte. Wir wollen hier nur soviel darüber sagen, daß die ältere Form der Lithotripsie größere Steine in mehreren Sitzungen entfernte, während die 1876 von H. J. Bigelow vorgeschlagene Litholapaxie dringend die Entfernung in einer einzigen Sitzung empfahl. Es scheint nicht, als ob E. v. Bergmann damals eine eingehende Kenntnis der hauptsächlich in Ländern englischer Zunge entwickelten Verfahren des Steineknackens gehabt habe.

1886 kam es im Zusammenhang mit dem Kramerschen geschichtlichen Vortrag zu deutlicheren Äußerungen im Druck.

Wir können hier auf die von Kramer (Chir. Tagung 86 II, S. 2) gebuchte Einstellung der Fachgrößen hinweisen: „... man gestand auch offen zu, daß die Ausführung der Litholapaxie eine solche Sicherheit und Geschicklichkeit in der Handhabung der Instrumente, wenn die Erfolge gut sein sollten, erfordere, daß nur wenige, während der größeren Zahl der Ärzte die nötige Übung fehlte, diesen Postulaten zu genügen imstande seien."

Es ist das merklich die gleiche Stellung, die Nitze (Z. Urol. 1925, 19, 488) erfuhr, als zur Handhabung seiner urtümlichen Lampe ein wirkliches Verständnis erforderlich war. Eine Reihe von Ärzten zogen nicht die Folgerung, sich dieses Verständnis zu erwerben, sondern machten dem Erfinder schwere Vorwürfe wegen der an die Handhabung zu stellenden Ansprüche.

Sehr kennzeichnend aber war die Einstellung von R. v. Volkmann (Chir. Tagung 86 I, 27/28) am 8. IV. 1886; sie erscheint mir so entscheidend, daß ich die wichtigeren Teile noch einmal abdrucke: „Ich hatte nämlich (vor ungefähr 1½ Jahren, also wohl im September 1884) gesagt, daß ja im großen und ganzen — mehr habe ich nicht gesagt — die Lithotripsie gar nicht recht in unsere antiseptische Zeit hineinpasse, wo wir einfach alle Organe aufschneiden und der Betrachtung mit den Augen zugänglich zu machen suchen." ...

... „Ganz besonders den Herren Spezialisten gegenüber muß ich aber als klinischer Lehrer und als Vorstand einer großen Klinik folgendes hervorheben: Die Herren Spezialisten besitzen im allgemeinen das, was die Epoche besitzt; das was wir momentan haben. Mehr nicht. Wir klinischen Lehrer und diejenigen, die große Institute dirigieren, in denen alle möglichen chirurgischen Krankheiten behandelt werden, und die wir es wenigstens versuchen müssen, Kunst und Wissenschaft ganz zu umfassen, haben auch die Verpflichtung, auf die weiteren Ziele der Wissenschaft hinzuweisen und auf die Wege, welche Versuche, Experimente, neue Operationen usw. einzuschlagen haben."

Ohne mich hier näher zu äußern zu dem Anspruch, den klinischen Lehrern und den Leitern größerer Krankenhäuser sozusagen die Neuerungen vorzubehalten, während der Spezialist nur das allgemein übliche wisse, macht das Folgende heute einen erstaunlichen Eindruck.

R. v. Volkmann erkennt für den operierenden Chirurgen der Betrachtung der inneren Teile mit den Augen einen großen Vorzug zu und läßt vollkommen außer acht, daß Nitze ja schon 1877 derartige Möglichkeiten geschaffen hatte, die einem zum ersten Male durch ein Cystoskop schauenden Arzte eine deutliche Formkenntnis von bestimmten, der Leichenblase eingelegten Steinen vermittelte. — Zunächst kommt uns eine solche Stellungnahme völlig unhaltbar und namentlich jeder Logik ermangelnd vor, und wir könnten sie uns ohne den glücklich erhaltenen, sogleich zu behandelnden Brief nach mehr als 51 Jahren gar nicht erklären.

Uns gibt nämlich ein Brief Th. Billroths an seinen Schüler und Freund V. Czerny vom 22. V. 1886 einen hier ganz unschätzbaren Aufschluß.

Bevor wir ihn abdrucken, erinnern wir uns, daß nach W. Langenbecks Rücktritt von seinem Lehrstuhl in Berlin die dortige Fakultät Th. Billroth unico loco vorgeschlagen hatte, ein unwiderlegliches Zeichen für die von der Ärzteschaft der einzigen Bedeutung Billroths gezollte Anerkennung.

Nun hatte Th. Billroth offenbar mündliche — uns nicht mehr zugängliche — Kunde von jener durch den Kramerschen Vortrag hervorgerufenen Erörterung, und diese Mitteilungen entrüsteten ihn in hohem Maße. Daher entschloß er sich, zu jenem selbstsicheren Auftreten der „klinischen Lehrer" die Antistrophe zu singen, und man kann heute nur auf das Lebhafteste bedauern, daß er 1886 am Besuch des Chirurgentages verhindert war. Dieser Brief hat in den uns wichtigen Teilen den folgenden Wortlaut gehabt:

„Was ich von der Blasenstein-Discussion in Berlin gehört habe, hat auf mich den Eindruck des Komischen gemacht. Keiner von den Sprechern hat auch nur eine mittlere Erfahrung über diese Dinge. Daß sich diese Herren zu Resolutionen aufgeschwungen haben, welche den Erfahrungen eines Thompson und Dittel so ziemlich schnurstracks entgegenlaufen, ist einfach komisch. Wer nur in wenigen Dutzend Fällen den Erfolg der Bigelowschen Operation kennengelernt hat, weiß auch, daß durch diese Methode alles Frühere auf den Kopf gestellt ist. Daß ein so nervöser Mensch wie Volkmann keine Lithotripsie machen kann, begreife ich freilich."

Billroth war also weit davon entfernt, die Spezialisten als eine sozusagen minderwertige Klasse von Ärzten anzusehen, sondern gab den Leistungen von Thompson und Bigelow seine auf Augenkenntnis gegründete Anerkennung, und erklärte jene Stellung der „klinischen Lehrer" von 1886 aus ihrer Unkenntnis heraus und in ihrer damaligen Haltung geradezu als komisch wirkend.

Wir erkennen also recht gut, daß Nitze für seinen Gedanken zu einem Kampf verurteilt war, den auch Götter vergebens gefochten hätten. Und wir wissen weiter, daß es ihm in den 1886 ihm noch beschiedenen 20 Lebensjahren nicht gelungen ist, im Hochschulwesen den Widerstand der stumpfen Welt zu besiegen, so dankbar ihm auch seine Patienten gewesen waren.

Auch heute gilt für die Wertung der Urologie in unserem Vaterlande noch das betrübliche Wort Uhlands „untröstlich ist's noch allerwärts".

Die starre Auffassung der Chirurgen, aus Unbeugsamkeit und Bequemlichkeit ein eingefahrenes Gleis nicht zu verlassen, ist auch für unser Fach ganz deutlich zu erweisen. Rechnen wir dazu, daß die jungen Chirurgen zunächst nur am gestorbenen Kranken — in der Pathologie — eine Ausbildung erfuhren, dann aber zur Narkose und zu kleineren Eingriffen herangezogen wurden, die sie dann später bis zur Cholecystektomie oder vielleicht zur Gastroenterostomie führte, dann gingen sie nach 6 Jahren in die Welt und waren jedenfalls auf dem Gebiete der Urologie, immer von nur wenigen Ausnahmen abgesehen, auf sich selbst gestellt, und mußten erst ihre Erfahrungen in der Praxis sammeln. Kein einziger von diesen war in der Lage, einen Stein im Blinden zu knacken, es blieb für sie eben bei dem hohen Blasenschnitt! Ich könnte diese Beispiele beliebig erweitern.

Aber wie, wird mancher fragen, jetzt haben doch August Bier und Ferdinand Sauerbruch in Nürnberg den höchsten Preis erhalten, den der Führer zu vergeben hat. Meine Herren! Ich war Zeuge der Verkündung des Preises und habe in unmittelbarer Nähe alles das miterlebt. Sie glauben nicht, mit welcher Freude und mit welchem Stolz ich die Kunde vernahm, waren es doch deutsche Ärzte, die jene Ehrung wirklich verdient hatten. Sie ragen noch mit einigen wenigen als die letzten Gipfel einer großen Vergangenheit der Chirurgie in die Gegenwart hinein, wie sich dem Bergsteiger die höchsten Bergspitzen über das Nebelmeer in die reine Luft erheben. Und mit der eingehenden, der Kulturpreisverleihung hinzugefügten Begründung kann man zufrieden sein, aber das, was vielen noch nicht deutlich genug erscheint, was nicht ausgesprochen wurde, aber später noch vielen klarer verständlich werden wird, ist ein anderes großes Verdienst der beiden Männer: Sie haben den Mut aufgebracht, die starre Chirurgie aus ihrer Bahn herauszudrängen, wieder zu betonen, daß nicht nur die Kenntnis des gestorbenen Kranken, sondern das Verstehen und Erleben der Krankheit am lebenden Menschen von größter Bedeutung ist. Aus dieser Forderung versteht man die Notwendigkeit einer gründlichen Ausbildung, besonders auf dem Gebiete der inneren Medizin. Und wir Urologen sind stolz und glücklich, daß uns gerade die Beschäftigung mit der Leistung beider Nieren und der Einzelniere schon immer auf das innere Gebiet geführt hat und daß wir davor bewahrt wurden, einen Weg mit starren Geleisen einzuschlagen, der etwa, wie Herr Stich in Göttingen auf dem jüngsten Chirurgenkongreß meinte, „in ein paar technischen Neuerungen und kleinsten Einzelkünsten" bestünde.

Doch wollen wir, wie schon gesagt, hier an dieser Stelle heute nicht unsere Not weiter klagen, die wir im Leben des Tages mit vielen engherzigen Vertretern der Chirurgie auszufechten haben. Selbst wenn es unseren Gegnern gelänge, die Urologie in Deutschland abzudrosseln und die Errichtung der dringend nötigen klinischen Abteilungen an den berufenen Lehrstätten zu verhindern, so würde man das eben nur lebhaft bedauern können, weil damit wertvolles deutsches Kulturgut vernichtet würde. Die Urologie würde nicht sterben, denn in anderen Ländern hat man schon längst zum Wohle der Kranken solche Anstalten. Ich erinnere hier nur an das Hôpital Necker in Paris, eine Stätte, an der ein Guyon, Albarran und andere hervorragende Urologen zum Segen der Harnkranken wirkten. Gerade diese Schule hat besonders die Urologie in den lateinischen Staaten Südamerikas befruchtet. Um so herzlicher freut uns heute die Würdigung deutscher Leistung und deutscher Arbeit in Argentinien, die hier in der Stiftung eines Ehrenmals für das Grab Nitzes zum Ausdruck kommt.

Ansprache am Grabe Maximilian Nitzes
zu Eisenach am 9. Oktober 1937

von Dr. **Dinu Zanne** in Bukarest
Beauftragter der Rumänischen Urologischen Gesellschaft

Die Rumänische Urologische Gesellschaft, die seit 28 Jahren besteht, hat mich aus dem Gefühl tiefer Dankbarkeit beauftragt mit einer Ehrung für denjenigen, der uns zum ersten Male durch die geniale Erfindung des Cystoskops neue Wege der Forschung auf dem Gebiete der Urologie gewiesen hat.

Mit dieser Erfindung beginnt einer der bedeutendsten Abschnitte in der gesamten Entwicklung der Urologie. Dieses muß besonders hervorgehoben werden, wenn man bedenkt, daß man selbst heute noch den Urologen das Recht auf Selbständigkeit inmitten der anderen Fächer der Medizin bestreitet, obgleich eine Reihe von diesen wesentlich jüngeren Ursprungs sind. Diese Tatsache bewegt uns besonders tief in einer so feierlichen Stunde, wenn wir Urologen uns versammeln, um einen unserer Größten zu ehren.

Und gerade deswegen soll unsere Anwesenheit hier vor dem Hügel, der den sterblichen Teil des großen Mannes birgt, erneut den Chirurgen zum Bewußtsein bringen, daß die Urologie in Wahrheit ein Sonderfach darstellt. Möge die uns nachfolgende Generation unserer Fachgenossen dieser unserer Ehrung weitere und schönere hinzufügen.

Die Rumänische Urologische Gesellschaft wird Maximilian Nitze ein dankbares Andenken bewahren, und sie versichert, daß dieses immer unter ihren Mitgliedern weiterleben wird.

G. Praetorius (Hannover):

Ich möchte nur ein kurzes Wort zur Verteidigung der Maisonneuveschen Urethrotomie sagen, die ich relativ häufig zur Anwendung bringe, vor allem bei sehr engen, sehr harten und resilienten Strikturen. Man erzielt in solchen Fällen durch die vorangeschickte Urethrotomie bei der nachfolgenden Bougiebehandlung einen sehr viel schnelleren und nachhaltigeren Erfolg als es mit alleiniger Bougierung möglich ist. Um eine ganz enge Striktur, also etwa Charr. 6—9, auf Charr. 24—25 zu erweitern, genügen uns meist 3—4 Sitzungen. Wenn man, wie wir das prinzipiell tun, immer die jeweils kleinste, grade noch ausreichende Klinge benutzt, also nur die innersten resilienten Narbenringe durchtrennt, dann erlebt man nur äußerst selten erwähnenswerte Komplikationen. Verloren habe ich nur einen einzigen Kranken, der aber sicherlich bei jeder Behandlungsart verloren gewesen wäre, und erst recht ohne jede Behandlung. Und zwar handelte es sich um einen Mann mit schwerster Urosepsis und schon seit Wochen tagtäglich auftretenden Schüttelfrösten. Diese Schüttelfröste setzten sich auch nach der Urethrotomie unverändert fort; und dieser Sepsis ist er eben eine Woche später erlegen. Nennenswerte Blutungen gehören zu den größten Seltenheiten, und sie lassen sich dann durch Einlegen eines Verweilkatheters prompt beseitigen. Für gewöhnlich legen wir nach unserem kleinen Schnitt keinen Verweilkatheter ein; auch nehmen wir den kleinen Eingriff fast immer ambulant vor.

Nach meiner auf jahrelanger Erfahrung beruhenden Überzeugung sollte der innere Harnröhrenschnitt mit kleiner Klinge in geeigneten Fällen viel häufiger ausgeführt werden, als es heutzutage der Fall ist. (Wir benutzen meist für uns besonders angefertigte Messer, die weit kleiner sind als die kleinste Original-Klinge.)

E. Pflaumer (Nürnberg):

Ich schließe mich den Ausführungen des Herrn Prätorius bezüglich der inneren Urethrotomie an. Im Lauf von 35 Jahren habe ich sie, wenn auch relativ selten, doch im ganzen in einer nicht geringen Zahl von Fällen ausgeführt, und nach ihr nie einen Todesfall erlebt. Im Falle des Herrn Rubritius wäre vielleicht auch bei anderer Behandlungsweise die letale Komplikation eingetreten.

K. Heusch (Berlin):

Nur in wenigen Sätzen möchte ich das kurze Geständnis öffentlich machen, daß ich ein Maisonneuvesches oder ähnliches Instrument nie gebraucht habe. Es mag an der anderen Schulung liegen, daß ich nie dazu kam. Aber ich habe auch nicht die Notwendigkeit empfunden, durch inneren Schnitt eine Striktur zu behandeln. Stets bin ich, wenn die Striktur überhaupt durchgängig war, mit der schonenden, langsamen Dehnung ausgekommen, notfalls mit Filiformschraubenkatheter. Die Patienten waren mit dieser Behandlung und mit den Ergebnissen ebenso zufrieden, wie ich selbst. Gewiß kam es gelegentlich zu Katheterfieber; aber ohne einen Todesfall oder eine schwere Schädigung irgendeines Kranken zu erleben, kamen wir mit dem einfachsten Verfahren, das in der Urologie meist auch das beste ist, aus.

H. Rubritius (Wien):

Die Urethrotomia interna ist eine Operation, welche ich schon seit einer langen Reihe von Jahren nicht mehr ausführe, weil ich einmal eine Sepsis mit einem metastatischen Hirnabszeß nach dieser Operation erlebt habe. Man kann nie wissen, wie die Harnröhre zentral von der Striktur aussieht. Dort sind sehr häufig gestaute Eitermassen, welche durch den Urethrotomieschnitt in die Blutbahn gepreßt werden können. Ich bin bei der Strikturbehandlung immer mit der langsamen Dehnung mit Bougies ausgekommen.

R. Allemann (Zürich)

betont, daß es eigentlich immer gelingt, auch engste Strikturen zu passieren, wenn die büschelförmige Sondierung nach vorheriger Anästhesie der Harnröhre und Einbringen eines guten Gleitmittels in die Harnröhre gemacht wird. Die feinste Bougie, die eben noch passiert, wird liegen gelassen und es wird nun sukzessive bei liegender Bougie, später bei liegendem Dauerkatheter, gedehnt. Dieses Dehnen der Harnröhrenstriktur

Meldung Otto Ringlebs an die SS-Personalkanzlei vom 4.3.1938, Bundesarchiv Berlin (ehem. BDC) RS Ringleb, Otto 38 DIN A4/AJ und 6 DIN A3 /AJ.

Dr. OTTO RINGLEB
O. PROFESSOR DER UROLOGIE
4-6 (außer Sonnabend)
- 91 05 65 -

BERLIN W 15 den 4.März 1938.
LIETZENBURGERSTR. 2

An die

SS - Personalkanzlei,

Berlin SW 11.

Prinz Albrechtstr.9.

Ich melde, daß ich Anfang November mit Wirkung ab 1.10.37 in das Beamtenverhältnis berufen und zum ordentlichen Professor der Urologie ernannt worden bin.

Heil Hitler!

Ringleb,
SS Sturmbannführer

SS-Personalkanzlei
Geh. Tgb. Nr. ....
Eingang
- 7. MRZ. 1938
Chef.
Anlagen:

Mitteilung von Ferdinand Sauerbruch an Otto Ringleb vom 22.1.1941, Bundesarchiv Berlin (ehm. BDC) SSO 103 DIN A4/AJ Otto Ringleb.

CHIRURGISCHE UNIVERSITÄTSKLINIK DER CHARITÉ
SCHUMANNSTRASSE 20-21

BERLIN NW 7, DEN 22.1.1941
FERNSPRECHER: 42 54 31

S/Ra.

Prof. Ringleb.

Herrn
Professor Ringleb, Ziegelstr. 2
Urologische Klinik der Charité.

Sehr geehrter Herr Professor !

Wie es nicht anders zu erwarten war nach den unerfreulichen Vorgängen zwischen Ihnen und Herrn Dr. Müller , ist nun ein militärisches Ehrengericht beschlossen . Da Sie, soviel ich weiss, nicht Sanitätsoffizier im Heer, sondern bei der SS sind, so bitte ich Sie, mir den Herren Ihres Offizierkorps zu nennen, den Sie als Ihren Vertreter und Sprecher bei dem Ehrengericht vorzuschlagen haben. Ich habe immer noch die Hoffnung, dass diese, für beide Teile sehr unerfreuliche Angelegenheit sich aus der Welt schaffen lässt durch eine Aussprache und ich würde mich freuen, wenn Sie in diesem Sinne Ihren Vertreter auswählen würden.

Ich bitte um rechtbaldige Nachricht, da dieAngelegenheit drängt.

Heil Hitler !

Sauerbruch.

Hans Haebler: Urologie und soziale Versicherungsträger, Rede gehalten auf der Ersten Tagung der Gesellschaft Reichsdeutscher Urologen vom 1. bis 3. Oktober 1936, aus „Zeitschrift für Urologie, Band 30" (Georg Thieme Verlag, 1936), Seite 832–841, Repro Pugge.

Urologie und soziale Versicherungsträger[1])

von Dr. **Hans Haebler** in Berlin
Urologe, beratender Urologe bei Reichs- und Staatsbehörden

M. D. u. H.! Wollte man das Thema „Urologie und soziale Versicherungsträger" erschöpfend behandeln, so würde das Ausmaß eines Lehrbuches kaum zur Aufnahme des hierhergehörigen Stoffes hinreichen. Der Rahmen eines zeitlich befristeten Referates läßt nur Überblick und Auswahl zu.

Ein kurzer historischer Rückblick auf das Werden und die Fortentwicklung des kostbaren und großen Volksgutes der deutschen Sozialversicherung, von der etwa zwei Drittel der deutschen Volksgenossen erfaßt werden und zu der sich der heutige, nationalsozialistische Staat nicht nur bekannt, sondern in der Zeit schwerster finanzieller Erschütterung tatkräftig sanierend eingegriffen hat, ist hierbei unerläßlich.

Schon Jahrhunderte vor dem Erlaß der berühmten Kaiserlichen Botschaft vom 17. XI. 1881, die, ein Werk Kaiser Wilhelms I. und des Altreichskanzlers Bismarck, als Beginn der großen, deutschen sozialen Arbeiter- und Angestelltenschutzgesetzgebung bezeichnet werden muß, hatten die Knappschaften die Versicherungsidee und das Unterstützungswesen für die Wechselfälle des Lebens in geradezu vorbildlicher Weise entwickelt.

Schon vor der ersten knappschaftlichen Vorschrift in der sog.

„Kuttenberger Bergordnung"

des Königs Wenzel II. von Böhmen aus dem Jahre 1300 sammelten die Knappen in Fällen von Erkrankung, Unglück oder Tod eines Berufskameraden freiwillige Geldbeträge unter sich zur Hilfeleistung für den Betroffenen selbst oder seine Hinterbliebenen durch Aufstellung von Büchsen an den Lohntagen. Als jedoch später diese freiwilligen Spenden nicht ausreichten, kam es mit der Zeit zur obligatorischen Erhebung des sog. „Büchsenpfennigs" von allen Bergleuten. Also dort, im frühen Mittelalter liegen die Uranfänge dessen, was etwa 100 Jahre später (seit dem 15. Jahrhundert) innerhalb der Grenzen des deutschen Reichsgebietes, und zwar in den Bergstädten Sachsens, Thüringens sowie des Harzes als Knappschaftsvereine, knappschaftliche Fürsorge im Erzbergbau, und dann im 18. Jahrhundert unter Führung Preußens im aufblühenden Kohlenbergbau anzutreffen ist.

Schon sehr früh sind Begriffe wie Mitgliedschaft, Versicherungszwang, Beitragspflicht, Anwartschaft, Selbstverwaltung usw. entwickelt und die knappschaftliche Fürsorgeorganisation der damaligen Zeit kann als Vorbild

[1]) Referat, gehalten auf der I. Tagung der Gesellschaft Reichsdeutscher Urologen zu Eisenach, 1. bis 3. X. 1936.

und Vorläufer der späteren und heutigen großen Reichsversicherung angesehen werden. Es würde zu weit führen, hierbei auf die fast gleichzeitige Entwicklung der gemeinsinnigen Fürsorgeeinrichtungen der damaligen Zünfte und um 1400 der — ursprünglich nur kirchlichen Zwecken dienenden — „Brüderschaften" der Gesellen näher einzugehen, die schon damals auf Kosten der „Büchse", also der „Brüderschaftskasse", ihre kranken Mitglieder in Hospitälern unterbrachten.

Es können die Zeiten des Merkantilismus und Liberalismus nur erwähnt werden, ebenso die Bestrebungen der Sozialreformer, unter welchen der — seiner Zeit und der Entwickelung weit vorauseilende — v. Stumm-Halberg schon im Jahre 1878 die Einführung einer Invaliden- und Hinterbliebenenversicherung forderte. Die fortschreitende Umgestaltung Deutschlands vom Agrar- zum Industriestaat, die durch ihre technische Entwicklung außer stärkerem und vorzeitigerem Verbrauch des Körpers infolge des beschleunigten Arbeitstempos die Zahl der Krankheits- und Unfallereignisse zwangsläufig vergrößern mußte, veranlaßte die damalige Regierung zu ganz neuen Maßnahmen, deren Einleitung durch die schon anfangs erwähnte „Kaiserliche Botschaft vom 17. XI. 1881" geschah.

Zur Verwirklichung und gesicherten Durchführung — nach Überwindung starker Widerstände — bedurfte es wiederholt des Einsatzes der gewaltigen Persönlichkeit eines Bismarck. Und so entstanden nacheinander in der Zeit von 1883—1911

das Krankenversicherungsgesetz (vom 15. VI. 1883),
das Unfallversicherungsgesetz (vom 6. VII. 1884),
das Invaliditäts- und Altersversicherungsgesetz (vom 22. VI. 1889).

Drei Gesetze, die bekanntlich am 19. VI. 1911 in der Reichsversicherungsordnung zusammengefaßt wurden unter Hinzufügung der Hinterbliebenenversicherung in Verbindung mit der Invalidenversicherung unter gleichzeitiger Regelung eines einheitlichen Verfahrens vor den oberen Spruchbehörden. Schon wenige Monate darauf — am 20. XII. 1911 — entstand nach dem Vorbilde des österreichischen Gesetzes vom 16. XII. 1906 betreffend die Pensionsversicherung der in privaten Diensten Angestellten das deutsche Versicherungsgesetz für Angestellte, welches am 1. I. 1913 in Kraft trat.

Der Weltkrieg sowie die Nachkriegs- und Inflationszeit brachten harte Proben für die Lebensfähigkeit der deutschen Sozialversicherung. Durch eine Fülle von Gesetzen und Verordnungen wurde versucht, den Verhältnissen jeweils zu entsprechen, auch der verhängnisvolle und verantwortungslose Versuch unternommen, die Leistungen zu erweitern, ohne dabei die Grundtatsache für jede Versicherung als Richtschnur im Auge zu behalten, daß nicht mehr ausgegeben werden darf, als eingenommen wird!

Und so trieben die wichtigsten Teile der deutschen Sozialversicherung der finanziellen Katastrophe entgegen.

Mit einer geradezu grausamen Genauigkeit waren selbst bei der noch jungen Reichsversicherungsanstalt, die in eine noch nicht so schwierige Lage wegen der verhältnismäßig noch geringen Anzahl ihrer Rentenempfänger gelangt war, die Zeitpunkte auszurechnen, an denen Zinsen und Rücklagen nur zur Deckung der laufenden gesetzlichen Leistungen angegriffen und aufgebraucht sein würden, geschweige denn zur Deckung der schon entstandenen Anwartschaften! In trostloser Lage befanden sich bekanntlich Invaliden- und Knappschaftsversicherung.

Die neue nationalsozialistische Staatsführung sah es als eine ihrer vordringlichsten und vornehmsten Pflichten an, die deutsche Sozialversicherung, die sie als staatlich organisierte Selbsthilfe von zwei Drittel des deutschen Volkes im Kampf gegen die Unsicherheit des Lebens bejaht, aus dieser furchtbaren Krise herauszureißen und durch zwei grundlegende und außerordentlich bedeutungsvolle Gesetze der Gesundung entgegenzuführen.

Es sind dies:

1. Das Gesetz zur Erhaltung der Leistungsfähigkeit der Invaliden-, der Angestellten- und der knappschaftlichen Versicherung von 7. XII. 1933 (RGBl. I, S. 1039), und
2. das Gesetz über den Aufbau der Sozialversicherung vom 5. VII. 1934 (RGBl. I, S. 577).

Im neuen, nationalsozialistischen Staat ist der Träger der Arbeitskraft, die mit dem Menschen und seiner Würde untrennbar verbunden ist, wertvolles Glied der deutschen Volksgemeinschaft, und somit ist es die Pflicht dieser großen Gemeinschaft — wie damals im frühen Mittelalter bei der kleinen Gemeinschaft der Bergleute — die Arbeitskraft zu schützen, gesundheitlich zu überwachen und zu betreuen und denjenigen, die sie im Dienste ihres Volkes verbraucht haben, die Sorgen des Alters zum überwiegenden Teile zu nehmen.

Der besonders in der Nachkriegszeit heftige Streit über die organisatorische Gestaltung der deutschen Sozialversicherung, die immer wieder auftauchenden Verschmelzungsideen, sind nun endgültig durch das Aufbaugesetz vom 5. VII. 1934 beseitigt; es wurden unter dem Vorsitz des Reichsarbeitsministers von dem hierzu eingesetzten Sachverständigenausschuß — gebildet aus hervorragenden Fachkennern der Ministerien, der nationalsozialistischen Bewegung, der Wissenschaft und der deutschen Arbeitsfront — alle Zentralisationsbestrebungen abgelehnt.

Nach zweckmäßiger Beseitigung der bisherigen Vielzahl der Versicherungsträger und durch Zusammenfassung gemeinschaftlicher Aufgaben, z. B. in der Krankenversicherung für den Bereich einer Provinz oder eines Landes, wurden an der Spitze der heute bestehenden Versicherungszweige, also:

die Krankenversicherung (mit ihren rund 5000 Krankenkassen),
die Unfallversicherung (mit ihren 102 gewerblichen, landwirtschaftlichen und 1 Seeberufsgenossenschaft),
die Invalidenversicherung (mit ihren 27 Landesversicherungsanstalten sowie 3 Sonderanstalten),
die Reichsversicherungsanstalt (mit ihren fast 4 Millionen Versicherten),
die Reichsknappschaft und die 16 Bezirksknappschaften, und
die Reichsanstalt für Arbeitsvermittlung und Arbeitslosenversicherung (mit ihren 13 Landesarbeitsämtern)

der Aufsichtsbehörde gegenüber allein verantwortliche Leiter — nach dem Führerprinzip — gestellt, denen ein Beirat mit grundsätzlich nur beratender Stellung zur Seite tritt. Diesem Beirat, gebildet aus der gleichen Anzahl von Versicherten und Betriebsführern gehört heute noch außer einem Vertreter der Gebietskörperschaft stets ein Arzt an!

Und damit sind wir bei der Erörterung der Frage: Was haben denn wir deutschen Ärzte und Fachärzte, insbesondere wir Urologen, mit dem kostbaren und großen Volksgut der gesamten deutschen Sozialversicherung zu tun?

Die generelle Beantwortung dieser Frage muß lauten: Außerordentlich viel!

Wenn man sich vergegenwärtigt, daß jeder dritte Deutsche, und mit seinen Familienangehörigen jeder zweite Deutsche, gesetzlich gegen Krankheit versichert ist, daß $37\frac{1}{2}$ Millionen deutscher Volksgenossen mit ihren Familienangehörigen Mitglieder der reichsgesetzlichen Krankenversicherung sind, daß von drei Neugeborenen fast zwei gewissermaßen unter dem Schutze einer Krankenkasse zur Welt kommen, daß sich die deutsche Ärzteschaft und in ihr wir Urologen um drei Viertel unserer Patienten im Dienste der gesetzlichen Krankenversicherung bemühen, daß ferner die deutschen Kranken- und Heilanstalten fast zu zwei Drittel mit Angehörigen der gesetzlichen Krankenversicherung belegt werden, so geht aus diesen gewaltigen Zahlen die Größe der Aufgabe — nämlich die Gesunderhaltung des deutschen Volkes — für die Träger der gesetzlichen Krankenversicherung einerseits und für uns Ärzte und Fachärzte andererseits deutlich hervor.

Erfreulicherweise ist das Zusammenarbeiten von Ärzten und Krankenkassen nach der Machtergreifung vielfach ein ruhigeres und verträglicheres geworden, nachdem die nationalsozialistische Staatsführung diese Versicherungsträger, die in der vergangenen Zeit ein ausgesprochenes Bollwerk der Sozialdemokratie waren, von marxistisch-jüdischem Geist gesäubert und unzweideutig auf die Ausführung lediglich der vom Gesetzgeber erlassenen Vorschriften zurückverwiesen hat. —

Da wir Urologen nur mit wenigen Ausnahmen täglich in reichlichem Maße mit Angehörigen der gesetzlichen Krankenversicherung zu tun haben, so erübrigt sich ein Eingehen auf Einzelheiten dieser bekannten Materie. Historisch dürfte es noch interessieren, daß nach einem kassenärztlichen Verzeichnis der Reichshauptstadt von 1893 zwei Fachurologen bereits zugelassen waren. In der Folgezeit bis zum Beginn des Weltkrieges erweitert sich für die allmählich zunehmende Zahl von Urologen entsprechend dem Inkrafttreten der übrigen Versicherungszweige, wie Unfall-, Invaliden-, Angestellten-, Knappschaftsversicherung usw., der Tätigkeitsbereich. Nach Maßgabe der gesetzlichen und freiwilligen Leistungen dieser sozialen Versicherungsträger tritt der Urologe ganz zwangsläufig zu ihnen in mehr oder weniger enge Beziehung, sei es als Aussteller eines fachärztlichen Zeugnisses für Versicherte, z. B. bei Betriebsunfall, bei Anträgen auf Invalidenrente oder Ruhegeld sowie bei Heilverfahrensanträgen, sei es als urologischer Fachgutachter und Vertrauensarzt oder als Obergutachter bei den oberen Spruchbehörden, sei es als behandelnder Facharzt im Auftrage einer sozialen Versicherungsbehörde (z. B. einer Berufsgenossenschaft, der Reichsversicherungsanstalt usw.) oder sei es als beratender Urologe einer solchen Reichs- oder Staatsbehörde selbst. Bei der außerordentlich großen und zunehmenden Bedeutung der deutschen Sozialversicherung auf dem Gebiete der Sozial- und Wirtschaftspolitik überhaupt ist es für den Urologen in gleicher Weise wie für jeden Arzt oder Facharzt eine gebieterische Notwendigkeit, sich mit den einschlägigen Gesetzen der Reichsversicherungsordnung zu beschäftigen, die bekanntlich als letzte Krönung des Neubaues der Sozialversicherung durch ein neues, klares und jedem verständliches Reichsversicherungsgesetz abgelöst werden wird. —

Angefangen vom frühen Mittelalter bis auf den heutigen Tag ist der Leitgedanke aller dieser sozialen Versicherungsträger zu helfen, und zwar in den Fällen von Krankheit und Unfall, Berufsunfähigkeit, Invalidität usw. Sie alle machen erhebliche Aufwendungen, nicht nur zur Verhütung dieser Wechselfälle des Lebens, sondern auch zur Bekämpfung von Volksseuchen und zur Erhaltung und Hebung des Gesundheitszustandes der Versicherten. Hierbei ist es interessant zu erfahren, daß alle Versicherungszweige der deutschen Sozialversicherung zusammen (ausgenommen die Arbeitslosenversicherung) von 1885, also dem Beginn, an bis 1934 nicht weniger als

55 643,4 Millionen Mark

an Leistungen aufzuweisen hatten.

Nach außen hin tritt nun am sichtbarsten und für den Versicherten am fühlbarsten die segensreiche Auswirkung der großen Versicherungsträger — jetzt abgesehen von den täglichen Leistungen der Kranken- und Unfallversicherung — durch die Gewährung von Heilverfahren und Renten. Während bei Kranken- und Unfallversicherung sowie Reichsknappschaft die fachärztliche und ärztliche Hilfe vorwiegend in Form von Krankenbehandlung und Berufsfürsorge in Erscheinung tritt, bildet das sog. „ständige oder planmäßige Heilverfahren", also die Kurbehandlung in geeigneten Badeorten oder Heilanstalten bei der Invalidenversicherung — wenn auch da erst wieder in den Anfängen — und in hervorragendem Maße bei der Reichsversicherungsanstalt einen Hauptfaktor der freiwilligen oder „Kannleistungen" in der Gesundheitsfürsorge, auf die bekanntlich keinerlei Rechtsanspruch besteht. Hierfür konnte z. B. die Landesversicherungsanstalt Berlin bereits 1 Jahr nach der Machtergreifung (1934) wieder — nach Abzug der von den Krankenkassen usw. geleisteten Erstattungen — über 3½ Millionen Mark aufwenden und die Reichsversicherungsanstalt im Jahre 1935 fast 24 Millionen Mark ausgeben. Das planmäßige Heilverfahren, z. B. bei Erkrankungen des Harnsystems wie auch bei Erkrankungen anderer Organe — mit Ausnahme der Tuberkulose —, von durchschnittlich 4wöchentlicher, falls erforderlich 6wöchentlicher Dauer dient zur Verhütung drohender Berufsunfähigkeit oder Invalidität eines Versicherten oder auch zur Wiederherstellung der Berufsfähigkeit oder Erwerbsfähigkeit eines Ruhegeld- oder Invalidenrentenempfängers.

Bei den Heilverfahrensanträgen von Versicherten wird sich — nach erfolgter Klärung des betreffenden Falles — der in Sprechstunde oder Klinik Zeugnis ausstellende Urologe daran erinnern, daß es sich bei der Sozialversicherung um öffentlich-rechtliche Belange handelt, daß öffentliche Gelder der Allgemeinheit hierfür in Anspruch genommen werden! Ferner, ob überhaupt begründete Aussicht auf tatsächliche Wiederherstellung von Berufs- oder Erwerbsfähigkeit im Sinne des Gesetzes für eine Reihe von Jahren besteht, ob nicht das Alter oder andere organische Leiden des Betreffenden einen baldigen Ruhegeld- oder Invaliditätsantrag erwarten lassen und ein Heilverfahren in einem der deutschen Nierenheilbäder nur noch kurz vorher „geschluckt" werden soll! Die neue nationalsozialistische Ausrichtung geht dahin, keine übertriebene und zwecklose Heilfürsorge mehr — wie früher in der marxistischen Zeit — am untauglichen Objekt zu verschwenden und geht ferner dahin, daß bei Wiederholungskuren — die nur in besonderen Fällen frühestens nach Ablauf von 2 Jahren gewährt werden, neuerdings grundsätzlich in erster Linie die Anträge derjenigen Versicherten Berücksichtigung zu finden haben, die bisher überhaupt noch kein Heilverfahren hatten! Bei Einhaltung des Grundsatzes: „Anerkennen, was anerkannt werden kann und ablehnen, was abgelehnt werden muß", kommt der Urologe — ob er will oder nicht — bei der Ausstellung seines privaten, fachärztlichen Zeugnisses häufig mit dem Versicherten, als seinen Patienten, in Konflikt oder auch mit sich selbst in Gewissenskonflikt. Bei ungenügendem objektiven Befunde wird es Temperamentssache des betreffenden Fachkollegen sein, den Patienten von der Aussichtslosigkeit seines Vorhabens zu überzeugen. Er wird auch eine Aufklärung des Versicherten dahingehend versuchen, daß entgegen der immer wieder auftauchenden irrigen Vorstellung zahlreicher Versicherter die Durchführung eines planmäßigen Heilverfahrens, z. B. in einem Nierenheilbade, kein Erholungs- oder Sommerurlaub auf Kosten der Allgemeinheit ist, sondern eine Heilmaßnahme, die in möglichst kurzer Zeit den bestmöglichen Kurerfolg erstrebt. Daß hierzu die genaue Befolgung der sich fast über den ganzen Tag hinziehenden Kurverordnungen und die Einhaltung der vorgeschriebenen Hausordnung selbstverständliche Dinge sind und während dieser Zeit der Besuch nächtlicher Tanzvergnügungen oder Alkoholexcesse in Gastwirtschaften des betreffenden Kurortes — bei disziplinarischer Entlassung — wegfallen, wird er beiläufig erwähnen. Drängt der Patient und Versicherte trotz ungenügenden urologischen Befundes weiterhin auf Ausstellung eines fachärztlichen Attestes, so bleiben dem Fachkollegen zwei Wege übrig: entweder die glatte Ablehnung, die natürlich zumeist den Verlust des Patienten zur Folge haben wird oder die Ausstellung des Zeugnisses mit der für die soziale Versicherungsbehörde und den beauftragten Fachurologen unmißverständlichen, zusätzlichen Bemerkung: „auf Wunsch" oder „auf besonderen Wunsch" und daran anschließend nur die Wiedergabe der subjektiven Beschwerden des Betreffenden, ohne präzisen urologischen Befund. Und der von der Behörde beauftragte und durch keinerlei seelische oder finanzielle Bindung mit dem Versicherten verknüpfte Fachurologe hat die selbstverständliche Pflicht, sowohl unter Berücksichtigung der Interessen des Versicherten, als auch im Hinblick auf die Belange der Gesamtheit größte Objektivität walten zu lassen, denn es ist keine Fabel, daß Versicherte in den vergangenen 14 Jahren es verstanden haben, erst ein Heilverfahren von 4—6 Wochen zu absolvieren und dann anschließend noch einen 4wöchentlichen Erholungsurlaub, also 8—10 Wochen auf Kosten anderer der Berufsarbeit fernzubleiben. Heute sind gegen solches Gebaren die notwendigen Riegel schon allein durch die Einrichtung des Betriebsführers vorgeschoben.

Hierbei ist ferner die Frage zu berücksichtigen: Was können denn die schon vielerorts im Reichsgebiet ansässigen Urologen durch ihre ambulante, Klinik- oder Krankenhausbehandlung an fachärztlicher Heilfürsorge leisten?

Beim Kapitel Heilverfahren ist eine bemerkenswerte Tatsache, daß der prozentuale Anteil bezüglich des Harnsystems im Vergleich mit den Erkrankungen der anderen Organe verhältnismäßig gering ist. Es entfallen auf die Erkrankungen der Nieren, Harnwege und Geschlechtsorgane nur etwa 4,5 %, während die Lungentuberkulose allein mit fast 28 % noch immer an der Spitze marschiert.

Zweifellos werden gute Kurerfolge in den deutschen Nierenheilbädern erzielt, zumal bei der ältesten Indikation für Trinkkuren, nämlich den Sand-, Grieß- und Steinbildungen, sowie besonders bei den chronisch-entzündlichen Erkrankungen der ableitenden Harnwege und den ein- und doppelseitigen hämatogenen, subakuten oder chronischen toxischen Nierenerkrankungen. Es wird nach Ausschaltung aller für Kurgebrauch kontraindizierten Fälle, abgesehen von der fachärztlichen lokalen Behandlung, die Mineralisierung des Körpers, des Blutes und der Gewebssäfte sowie des Nierensekretes, ferner das Zusammenwirken von seelischer und körperlicher Entspannung, Ortswechsel, fachärztlich überwachter und individuell angepaßter Ernährung und Ruhezeit zum Heilerfolge verhelfen.

Als selbstverständliche Forderung dürfte wohl allgemein die Vermeidung jeglicher überflüssiger und ungezügelter instrumenteller Polypragmasie gelten, z. B. ganz besonders in diagnostischer Hinsicht bei doppelseitigen, noch dazu schwer infizierten Korallenausgußsteinnieren, also bei Patienten, an denen sich kein erfahrener Urologe oder Chirurg noch operativ vergreifen wird und die günstigsten Falles im eben noch ausbalancierten Ausscheidungsgleichgewicht sind, zumeist jedoch schon mit mehr oder weniger schwerer Niereninsuffizienz ihr Dasein fristen. Hier sprechen bereits Leeraufnahme des Harnsystems, Reststickstoffbestimmung und Urin eine so eindeutige Sprache, daß doppelseitige Harnleiterkatheterung oder gar noch retrograde Pyelographie nicht nur als überflüssig, sondern als schädlich bezeichnet werden müssen!

Dasselbe gilt z. B. auch für alte Herdnephritiden. Die Forderung ähnlicher Zurückhaltung bei Einzelnieren dürfte ebenfalls gerechtfertigt sein! Als untersuchender Urologe wird man sich hierbei zweckmäßig daran erinnern, was man im gegebenen Falle an seinem eigenen Körper, an dem seiner Ehefrau oder an dem seiner Kinder überhaupt vornehmen lassen würde. In derselben Richtung gehen die jüngsten Veröffentlichungen von Halbfas-Ney-Brückenau und von Kneise-Halle. Durch geschickte Auswahl aus der Fülle urologischer Untersuchungsmethoden dürfte weitgehende Klärung zumeist ohne eingreifende und unangenehme Untersuchungsmethoden möglich sein.

Die Mitgabe von Diapositiven des Harnsystems an versicherte Patienten selbst ist ein sehr zweischneidiges Schwert! Bei Versicherten und Patienten mit labiler seelischer Einstellung oder neurotischer Bereitschaft werden sehr leicht Begehrungsvorstellungen geweckt und ein Krankheitsbewußtsein fixiert! Aus kleinen Ursachen, z. B. der nunmehr erworbenen Kenntnis vom Vorhandensein eines mäßig erweiterten Nierenbeckens einer Seite, entstehen nicht selten große Wirkungen, denn es geht ja nach Beendigung eines Heilverfahrens wieder an die Arbeit und der harte Daseinskampf erfordert Angriff und nicht Flucht in die Krankheit.

In dieser Hinsicht waren die Verhandlungen des letzten Kongresses der deutschen Gesellschaft für Unfallheilkunde, Versicherungs- und Versorgungsmedizin vom 18./19. X. 1935 in Berlin sehr bedeutungsvoll. Es wird also — um es zusammenzufassen — vielen Versicherten und Patienten durch die Gewährung von Heilverfahren in den deutschen Nierenheilbädern geholfen, der Eintritt drohender Berufsunfähigkeit oder Invalidität häufig auf mehrere Jahre hinausgeschoben oder bestehende Berufsunfähigkeit oder Invalidität beseitigt.

Andererseits begegnet man einer großen Anzahl von Fällen, bei denen ein solcher Kuraufenthalt nur ganz vorübergehenden oder keinen Erfolg hatte. Diese Versicherten pflegen gewöhnlich in spätestens 6—8 Wochen nach absolviertem Heilverfahren Ruhegeld- oder Invaliditätsantrag zu stellen, wie ja auch zahlreiche Versicherte, welche infolge wiederholter früherer urologischer Untersuchungen durch ihre behandelnden Fachärzte Kenntnis von ihrem schwerkranken Harnsystem haben, direkt auf die gesetzlichen Leistungen — also auf Rentenbezug — hinsteuern.

Für uns Fachärzte und Ärzte bedeutet die objektive Anerkennung und Zustimmung zum Rentenantrag — namentlich bei jugendlichen Versicherten — das betrübliche Eingeständnis: Wir können dich leider nicht wieder herstellen, du bekommst aber dafür eine finanzielle Abfindung. Bei der Unmöglichkeit, hierbei auf Einzelheiten einzugehen, kann allgemein gesagt werden: Je klarer der urologische Krankheitsbefund und die Vorgeschichte sind, desto weniger Schwierigkeiten entstehen bei der Beurteilung. Auch der Gesamteindruck und das ganze Gebaren eines Antragstellers vor, während und nach der fachärztlichen ambulanten oder klinischen Untersuchung werden Fingerzeige nach der anerkennenden oder ablehnenden Seite hin geben.

Es gilt immer noch die alte ärztliche und fachärztliche Erfahrungstatsache — sowohl beim Militär wie im Zivilleben —, daß der wirklich kranke und schwer leidende Mensch ganz im Gegensatz zum Demonstranten, im allgemeinen bei den Untersuchungen und klinischen Beobachtungen wenig spricht und man aus ihm gewissermaßen erst alles herausholen muß. Es bedarf im allgemeinen keiner großen Hellhörigkeit, um schon in der Sprechstunde den wirklichen, heilungsuchenden Patienten vom zunächst geschickt getarnten Rentenjäger zu unterscheiden. Während sich ein besorgter Patient über objektive regelrechte Organbefunde freut und beruhigt ist, sind diese für den rentenbegehrlichen Versicherten oder Unfallneurotiker oft mindestens unangenehm, wenn nicht niederschmetternd. Wenn er schon „das Unglück" hat, gesund zu sein, so wird er (wie sich Hermann Engel in seiner „Beurteilung von Unfallfolgen", S. 59, treffend ausdrückt) erstens dem Arzte zu einer unerwünschten Feststellung seiner Gesundheit keine tatkräftige Beihilfe leisten, und wenn er schon gesund ist, so soll es ihm wenigstens bewiesen werden! Daß sich Versicherte oder Kläger im Berufungsverfahren bisweilen zu ganz ungeheuerlichem Gebaren versteigen können, soll ein einziges, eindrucksvolles eigenes Erlebnis vor mehreren Jahren zeigen. Bei der urologischen Begutachtung eines Berufungsklägers vom Versorgungsgericht wegen harmloser, alter Herdnephritis warf sich dieser, als ich die Sprechzimmertüre öffnete, vom Stuhl aus lang auf die Erde. Ich stieg über ihn hinweg mit den Worten: „Wollen Sie bitte inzwischen wieder Platz nehmen!" Er kam dieser

Aufforderung ohne weiteres nach und die weitere Untersuchung und anschließende mehrtägige klinische Beobachtung verliefen ohne weitere Zwischenfälle.

Folgende Nebenumstände sprechen oft für die Richtigkeit und Berechtigung eines Antrages, wenn nämlich ein Heilverfahren in den klimatisch ungünstigsten Monaten, also ab November bis März, gewünscht wird, oder bei Rentenanträgen, wenn ein Versicherter eine lange Jahre innegehabte Stellung selbst wegen Krankheit gekündigt hat und die später von der Behörde aus angeforderte amtliche Arbeitgeberauskunft dies bestätigt. —

Bei Angehörigen solcher Berufsgenossenschaften, die in Wind und Wetter zu schweren körperlichen Anstrengungen gezwungen sind, also z. B. bei landwirtschaftlichen Arbeitern, bei denen es z. B. nach stumpfer Zerreißung der perinealen Harnröhre infolge Sturzes rittlings auf die Wagendeichsel mit aufsteigender Infektion schließlich zum Verlust einer Niere gekommen ist, wird nach abgeschlossener Behandlung und gesunder Einzelniere die Weitergewährung einer 25—30%igen Gefährdungsrente durchaus zu vertreten sein und höher zu bemessen sein, wenn auch diese Einzelniere erkrankt. Es können diesen Unfallverletzten für die weitere Zukunft wohl noch leichte und mittelschwere, jedoch keine schweren und schwersten körperlichen Arbeiten bei Witterungsunbilden mehr zugemutet werden. Anders dagegen liegen z. B. die Fälle einseitiger traumatischer Nebenhoden- und Hodenvereiterung mit Abscedierung, die mit einer mäßigen Atrophie des verletzten Hodens ausheilen. Hier wird nach beendeter Krankenhaus- oder Klinikbehandlung die Erwerbsbeschränkung unter 20% liegen.

Es sei zum Schlusse nur kurz erwähnt, daß in unzähligen Fällen in der Allgemeinpraxis bei Frauen sog. „Cystopyelitiden" diagnostiziert und attestiert werden, die bei näherem Zusehen gar keine sind. Die grundsätzliche Untersuchung des Katheterurins beim Weibe ist auch heute noch kein Allgemeingut geworden. —

Um es abschließend kurz zusammenzufassen, ist es wohl eine Selbstverständlichkeit, daß wir Urologen und in gleicher Weise die anderen Fachärzte und Ärzte des Reichsgebietes berechtigten und begründeten Ansprüchen von Angehörigen der deutschen Sozialversicherung zum Erfolge verhelfen werden.

Für den einzelnen Sozialversicherten bedeutet die Gewährung einer Leistung Freude und recht oft Befreiung von seelischem und wirtschaftlichem Druck. Für die Gesamtheit des deutschen Volkes aber liegt der unschätzbare Wert des Bestehens und des nunmehr wieder umfassenden und verstärkten Wirkens seiner großen und vorbildlichen Sozialversicherung darin, daß Jahr um Jahr fortlaufend Millionen deutscher Volksgenossen gesundheitlich überwacht, Schäden rechtzeitig aufgedeckt, gemindert oder beseitigt werden und somit die Gesunderhaltung des deutschen Volkes, seiner Arbeitskraft und ganz besonders seiner Wehrfähigkeit erhalten und tatkräftig gefördert wird.

Aussprache

O. Kneise (Halle a. S.):

Ich glaube, alle Anwesenden stimmen mir darin bei, daß wir den Herren Heusch und Haebler für ihre interessanten Ausführungen herzlichen Dank schulden. Sie haben uns allen aus der Seele gesprochen. Wenn ich zu ihren Darlegungen kurz das Wort ergreife, so deshalb, weil ich mich zur Tagung des VI. Internationalen Urologenkongresses in Wien in der Zeitschrift für Urologie mit dem gleichen Thema wie Herr Haebler befaßt habe, nur von einem anderen Gesichtspunkte aus, nämlich dem rein ärztlichen. Ich habe in meinem Artikel die Frage der Heilbehandlung in unseren deutschen Nierenheilbädern streifen müssen, weil ich, wie alle Fachkollegen, die Erfahrung machen mußte, daß Patienten, die wir zur Kur dorthin überwiesen, und die deshalb selbstverständlich bis in das letzte Detail durchuntersucht waren, von gewissen Stellen noch einmal alle Untersuchungsmethoden über sich ergehen lassen mußten, und zwar nicht immer zu ihrem Besten. Verurteilte Herr Haebler ein solches Vorgehen aus schwerwiegenden Gründen der sozialen Versicherung und aus Gründen der für unseren Staat gebotenen Sparsamkeit, so ich andererseits aus rein ärztlichen Gründen. Ich wies in meinem Artikel darauf hin, daß die armen Kranken nicht dazu da seien, daß der Arzt Experimente an ihnen vornimmt, selbst wenn er sie technisch meisterlich beherrscht. Ich habe den Eindruck, daß gerade diese technische Meisterschaft eine Anzahl Ärzte, besonders die jüngeren, dazu verleitet, alle die Untersuchungen durchzuführen, die die moderne Urologie in ihrem Rüstzeug beherbergt, selbst wenn sie vom rein ärztlichen Standpunkt völlig überflüssig sind. So wie wir Operateure sehr häufig diese und jene Untersuchung außer acht lassen können, weil andere Methoden den Krankheitsfall genügend geklärt haben, so müssen auch die Fachkollegen in den Nierenbädern nur die Untersuchungen durchführen, die der Heilplan unbedingt erfordert. Da dem aber leider nicht so ist, wie in meinem Artikel ausführlich dargelegt, so muß dieser Kongreß einmal Stellung nehmen und im Interesse des gefährdeten Ansehens der Ärzteschaft bekunden, daß derartige Methoden in unseren Nierenheilbädern verurteilt werden müssen, insonderheit in Anstalten, in denen Heilungsuchende auf Kosten der öffentlichen Hand untergebracht sind.

Karl Heusch: Urologie und Volksgesundheit, Rede gehalten auf der Ersten Tagung der Gesellschaft Reichsdeutscher Urologen vom 1. bis 3. Oktober 1936, aus „Zeitschrift für Urologie, Band 30" (Georg Thieme Verlag, 1936), Seite 823–841, Repro Pugge.

ZEITSCHRIFT FÜR UROLOGIE

ORGAN DER DEUTSCHEN GESELLSCHAFT FÜR UROLOGIE UND DER BERLINER UROLOGISCHEN GESELLSCHAFT

HERAUSGEGEBEN VON

W. ANSCHÜTZ-KIEL / A. BIER-BERLIN / V. BLUM-WIEN / A. DÖDERLEIN-MÜNCHEN / E. ENDERLEN-HEIDELBERG / R. FRONSTEIN-MOSKAU H. v. HABERER-KÖLN / J. v. HOCHENEGG-WIEN / R. HOTTINGER-ZÜRICH G. ILLYES-BUDAPEST / O. KNEISE-HALLE a. S. / F. KÖNIG-WÜRZBURG F. KROISS-WIEN / R. PASCHKIS-WIEN / E. PAYR-LEIPZIG / G. PRAETORIUS-HANNOVER / K. SCHEELE-ESSEN / F. SCHLAGINTWEIT-MÜNCHEN / C. R. SCHLAYER-BERLIN / H. SCHLOFFER-PRAG / C. SCHRAMM-DORTMUND / F. VOLHARD-FRANKFURT a. M. / K. ZIELER-WÜRZBURG

SCHRIFTLEITUNG:

H. BOEMINGHAUS-MARBURG / L. KIELLEUTHNER-MÜNCHEN / E. PFLAUMER-NÜRNBERG / E. REHN-FREIBURG i. Br. / O. RINGLEB-BERLIN / H. RUBRITIUS-WIEN / V. SCHMIEDEN-FRANKFURT a. M.

BAND XXX

MIT 372, ZUM TEIL FARBIGEN ABBILDUNGEN UND 18 KURVEN

1 9 3 6

VERLAG VON GEORG THIEME, LEIPZIG

(Aus der urologischen Abteilung des Städt. Rudolf-Virchow-Krankenhauses zu Berlin,
Dirigierender Arzt: Dr. Karl Heusch)

Urologie und Volksgesundheit[1])

von Dr. **Karl Heusch**
Dozent der Akademie für ärztliche Fortbildung, Berlin

Inmitten des grünen Herzens Deutschlands, auf diesem von der Natur, von Sage und Geschichte gleichermaßen gekrönten Gipfel treffen sich heute Ärzte aller deutschen Gaue, um einen bestimmten Teil ärztlichen Forschens und Wirkens zu verhandeln: Die Urologie. Wohl alle unternahmen diese Fahrt in dem Bestreben, in erster Linie ihrer Pflicht gegen Volk und Vaterland Genüge zu tun. Die Tage sind in Deutschland vorüber, da erfolgreiche Einzelgänger es versuchen konnten, eine Fundgrube zu eigenem Ruhm und Wohl auszuleeren. Allzu deutlich haben die Zeitläufe den Beweis erbracht, daß auch der geistig und künstlerisch Besitzende nur solange hochsteht, als er durch Taten beweist, daß er mit dem Volke und für das Volk zu schaffen bereit ist. Unter unseren neuen Fahnen ist es Pflicht und heilige Lehre, dem Volk zu dienen, wo jeder auch stehe. Die Größten der Nation seien hierin unser Vorbild.

Der Dienst des Arztes am Volke bedeutet: Erhaltung und Förderung der Volksgesundheit. Vielfältig sind die Wege, die hierzu begangen werden. Schicksal und Neigung lassen den einen als Landarzt, den anderen als Großstadtarzt, Wehrmachts- oder beamteten Arzt an seine Aufgaben herantreten. Alle diese vereinigt aber das gemeinsame Ziel, die Gesundheit des Volkes.

In Deutschland erkennen wir vor allem zwei Gruppen von Ärzten, die berufen sind, in innigster Berührung mit den Volksmassen zu wirken: Die praktischen Ärzte und die Fachärzte. Nicht immer war in den verflossenen Jahrzehnten die öffentliche und die amtliche Meinung wohlberaten und gerecht bei dem Urteil über Wege und Leistungen dieser Arztgruppen. Auswüchse und Mängel gab es zweifellos auf beiden Seiten, gefolgt von unvermeidlichen schädlichen Reibungen. Tempi passati! Seit 3 Jahren weht ein frischer Wind durch die deutschen Gaue. Das Notwendige wurde erkannt: „Der vollkommene praktische Arzt"; er soll dem deutschen Volke erstehen. Daneben wurde aber ohne besondere programmatische Verkündigung der „vollkommene Facharzt" in seiner vielfachen Gestalt aus der Taufe gehoben. Der „Urolog" ist einer dieser Täuflinge. Die Urologie, sein Wirkungsfeld, ist neuerlich und

[1]) Vortrag, gehalten auf der I. Tagung der Gesellschaft Reichsdeutscher Urologen zu Eisenach, 1. bis 3. X. 1936.

ausdrücklich durch den Reichsärzteführer und die höchste Reichsgesundheitsbehörde als Sonderfach bestätigt worden.

Wer ist „Urolog"? Ist es irgendein Arzt mit sogenannter urologischer Vorbildung? Ist es der Operateur, dem vom praktischen Arzt oder vom Internisten die Anzeige zum Eingriff frei Haus geliefert wird, und der nach Erledigung seines Auftrages im Vertrauen auf das Können seines Assistenten großzügig zu neuen Taten schreitet? Oder vielleicht jener andere, der eines Tages heiter und verwundert feststellt, daß sein Kranker am Leben blieb, obgleich er ihm die Prostata entfernte? Ist es der ganz Moderne, der alles „Schädliche" durch Beeinflussung der Saftströme „zur Auflösung bringt" und das Blut von Grund auf „reinigt" und „erneuert"?

Alle diese und noch viele andere sind typische akademische Gelegenheitsarbeiter auf dem weiten Felde der Urologie, irgendwo am Grenzrain. Ob sie das Feld jemals recht überschaut haben? „Urolog" ist nur, wer dieses Feld in allen Teilen kennt und zu beackern versteht. Nur der Schüler eines Meisters wird wieder Meister, nur der Schüler eines Urologen wird wieder Urolog, wird Meister der Urologie.

So bleibt uns die Frage: Was ist „Urologie"? Wie jedes Sonderfach eine Wissenschaft und eine Kunst. Die getreue Übersetzung des Wortes lautet: „Lehre vom Harn"; das ist sicher richtig und erscheint auch umfassend bei der für den Naturforscher selbstverständlichen Deutung in „die Lehre vom Harn und seinen Bedingungen", oder, das Gegenständliche mehr betonend, „die Lehre vom Harn, dem Harnstrom und dem Harnstromgebiet". Der Arzt, selbst ein „Spezialist" unter den Naturforschern, bleibt indessen nicht beschaulich; ihn drängt es zur Tätigkeit. Sein Wissen um die Dinge wird erst fruchtbar im Helfen. Die Kunst, unbekannte Zustände zu erforschen und nach freiem Willen zu verändern: Sie verleiht seinem Arzttum erst die Krone.

„Urologie" ist demnach die Wissenschaft vom Harn, dem Harnstrom und dem Harnstromgebiet, und die Kunst, diese Dinge zu erforschen und zu verändern.

Warum ist Urologie nun ein Sonderfach? Wie entsteht überhaupt ein Sonderfach? Sicher nicht nach der Vorstellung des Einfältigen durch Vereinsbeschluß. Ein solcher Versuch — man braucht das nicht wörtlich zu nehmen — wäre aussichtslos. Nein, die gesamte Medizin ist als Teil der Naturkunde dem ewig wechselvollen Leben verhaftet, somit selbst in allen Teilen etwas Lebendiges und hat wie jedes lebende Einzelwesen als Ganzes und in seinen Gliedern und Organen eine Entwicklungsgeschichte mit Vergangenheit, Gegenwart und Zukunft. Der hemmende Wille des einzelnen hat da wenig zu bedeuten; über den Vertreter der guten alten Zeit geht die Entwicklung, sei es in seinem Vaterlande, sei es jenseits der Grenzpfähle, achtlos hinweg. Wer Augen hat zu sehen, der sehe; und wer Ohren hat zu hören, der höre!

Dennoch ist, wie in der Politik, auch in der Wissenschaft und Kunst der Konservatismus, das sei zugegeben, nicht ohne Nutzen. Er sorgt dafür, daß die jungen Bäume nicht in den Himmel wachsen. Er verlangt, und zwar mit Recht, daß auf seinem Urgrund heranwachsende neue Pflanzen sich dem Ganzen harmonisch einfügen. Im wohlgepflegten Garten der Medizin soll die Menschheit gesunden; nicht sollen sich im Wildwuchs einer zerrissenen Ärzteromantik und Interessenwirtschaft die Geister verwirren und die Menschen verirren.

Die Urologie ist kein Wildwuchs. Sie erstand nach den Regeln, die jedem Sonderfach von Natur und Technik gesetzt sind. Die natürlichen Grenzen und Belange waren von jeher vorhanden. Eines Tages betritt der Techniker, der Erfinder, mit ungeahnten neuen Möglichkeiten das medizinische Niemandsland. Maximilian Nitze, so heißt der Erfinder, dem die Urologie seit 50 Jahren in allen Kulturstaaten der Welt die zwangsläufige und endgültige Ausrichtung zum Sonderfach verdankt. Nitze, der Erfinder des Blasenspiegels, braucht hinter Graefe und Helmholtz nicht zurückzustehen. Millionen von Menschen in allen Erdteilen verdanken ihm Leben und Gesundheit; Grund genug, auch in Deutschland die Wahrer der Volksgesundheit erneut und eindringlich auf den heute so ernst gefeierten Arzt-Erfinder und sein Werk hinzuweisen.

Sie vernahmen bereits, wie Nitze, gleich anderen begnadeten Deutschen, zu Lebzeiten gegen Miß- und Unverstand, gegen bösen Willen und Gleichgültigkeit erbittert zu kämpfen hatte, und wie er nach seinem natürlichen Tode im Lärm einer Hochflut sinnfälliger medizinischer Großtaten fast totgeschwiegen wurde. Heute haben wir sein Grab der Vergessenheit entrissen und bekränzt. Der treueste Schüler des Meisters, der Hüter seines geistigen Erbes, beschwor Nitzes Manen, dieser Tagung Weihe und Ziel zu geben.

Die Geschichte der Medizin wird einst die Aufgabe zu lösen haben, den mit Maximilian Nitze beginnenden neuen Abschnitt der Urologie frei von der Verwirrung aufzuzeichnen, die, nach einem Dichterwort, in der Parteien Haß und Gunst ihren Ursprung hat. Heute sieht man schon klar: Der Blasenspiegel ist für die Erforschung und Heilung zahlreicher Krankheiten ebenso unentbehrlich, wie der Augen- oder Kehlkopfspiegel. Schöpferisches Denken, Fleiß und edelste Werkmannsarbeit haben die Weiterentwicklung des Gerätes derart gefördert, daß man vom Blasenspiegel mit Recht als dem Kundschafter und dem Pionier im Gebiet des Harnstromes sprechen kann. Diese Entwicklung ist noch keineswegs abgeschlossen. Unsere Tagung wird ein Beweis mehr dafür sein, daß mit dem Cystoskop, mit seiner einzigartigen Diagnostik und den nicht mehr wegzudenkenden Eingriffsmöglichkeiten die Hauptachse der neuzeitlichen Urologie aufgerichtet wurde, die für alle Zukunft der Arbeitsweise in unserem Sonderfach die allgemeine Richtung festlegte.

Urologie erlernt sich nicht in wenigen Wochen. Die Handhabung der Geräte erfordert jahrelange Übung, der sich eine ebensolche Erfahrung zugesellen muß, um schnell und sicher das treffende Urteil für die Krankheitslage und die logische Anzeigenstellung zum erfolgversprechenden Heilplan zu finden. Die Ausführung des Heilplanes setzt wiederum technische Kenntnisse und Kunstfertigkeiten voraus, die den Rahmen der üblichen ärztlichen oder chirurgischen Ausbildung weit überschreiten. Wie auf anderen Gebieten, so hat auch hier die Technik längst das entscheidende Wort gesprochen, durch die das Sonderfach „Urologie" endgültig wurde. Wir sehen mit Freuden, wie in aller Welt, an den Hochschulen Amerikas und Asiens ebenso wie bei uns in Europa, an der Verbesserung und Verbreitung der segensreichen ärztlich-technischen Möglichkeiten, die ein deutscher Arzt schuf, emsig gearbeitet wird.

Wenn Deutschland heute nicht, wie es ihm auf Grund des Nitzeschen Werkes zustände, bei diesem das Wohl und die Gesundheit der Völker fördernden Vorgang in Führung liegt, so ist hierzulande vielleicht das Verhältnis des Chirurgen zum Urologen dafür verantwortlich zu machen. Viele Chirurgen scheinen zu glauben, daß ihnen ein Aufblühen der Urologie einen Teil ihres Faches nehmen könnte. Sie halten irrtümlich die Urologie für einen Teil der Chirurgie. Ganz abgesehen davon, daß Fragen der Volksgesundheit niemals vom Standpunkt des Prestiges angefaßt werden dürfen, ist auch aus der vorhin ausführlich erfolgten Begriffsbestimmung der Urologie der Irrtum auf seiten solcher Chirurgen klar erkennbar. Gewiß bedarf der Urolog einer chirurgischen Vorbildung; denn es kommt der Augenblick, wo er ebenso wie der Augenarzt, der Frauenarzt, der Orthopäde oder Ohrenarzt zum Messer greifen muß. Aber für ihn bleibt, wie entsprechend bei diesen, der chirurgische Eingriff nichts anderes, als die vorübergehende Fortsetzung der Urologie mit anderen Mitteln. Umgekehrt lassen es die vielfältigen Aufgaben des meist überbeschäftigten Chirurgen gar nicht zu, auf dem großen, nicht operativen Teil der Urologie, der etwa drei Viertel des Gesamtgebietes umfaßt, die für die Erfüllung aller urologischen Aufgaben erforderlichen Kenntnisse und Fertigkeiten zu erwerben oder zu erhalten. Und wenn man gelegentlich unter Berufsgenossen von chirurgischer Seite den Vorwurf hört, daß der oder jener Urolog hier und da in dem chirurgisch-operativen Tätigkeitsgebiet zu wünschen übrig lasse, so wird umgekehrt von urologischer Seite vielleicht noch öfter die Klage laut, daß der oder jener Chirurg einen bestimmten Eingriff zwar tadellos ausführe, daß aber Anzeigestellung und Vorbehandlung und vor allem auch die so wichtige Nachbehandlung mit den erprobten Grundregeln urologischen Denkens wenig vereinbar sei.

Gegenseitige Kritik, die sachlich und leidenschaftslos bleibt, kann nur fördern. Auch hier führt sie zu einem modus vivendi, welcher lautet:

Der Urolog bedarf der Vorbildung durch den Chirurgen, der Chirurg braucht aber ebenso notwendig die urologische Fortbildung.

Die Gerechtigkeit gebietet, festzustellen, daß eine Reihe namhafter Chirurgen sich für die Entwicklung besonders der operativen Urologie Verdienste erworben haben. Daraufhin haben spätere, für das urologische Fach weniger bedeutende Chirurgen in wirklich großzügiger, um nicht zu sagen überheblicher Weise eine Art Beschlagnahmerecht über die gesamte Urologie begründet. Dieses vermeintliche Recht wird in regelmäßigen Zeitabständen öffentlich proklamiert, und es wird Wert darauf gelegt, daß die zuständigen Behörden sowie die öffentliche Meinung von dieser Proklamation Kenntnis nehmen. Es kommen immer dieselben Schlagwörter von der „Splitterbildung" und dem „Weitblick, den der Arzt nicht verlieren darf," darin vor. Wo bleibt da die Sachlichkeit? Welche waren denn die ersten „Splitter"? Vielleicht läßt man auch einmal den sagenhaften „Weitblick" über den Kreis der eigenen Klinik und Kongresse hinausschweifen in jene weiteren Kreise des Volkes. Dort wird man erfahren, daß den kranken Leuten an gelehrten Streitereien nichts liegt, daß sie vielmehr eine wirkliche Hilfe erwarten nach neuzeitlichen Möglichkeiten und nicht nach denen des Jahres 1910. Glauben denn die Allzubesorgten im Ernst, den Fortschritt in der internationalen

Gliederung des Arztwesens mit Klagerufen aufhalten zu können? Erkennen die Rufer nicht das Tragikomische dessen, der jammert und sich verteidigt, obwohl er weder bedroht noch angegriffen wird?

Wir Urologen glauben den vielgerühmten „Weitblick" ebensowenig zu verlieren wie die Frauenärzte, Augenärzte, Orthopäden oder gar Chirurgen. Dafür sorgt neben dem persönlichen Streben und der Erkenntnis von der Unbegrenztheit des Harnstromgebietes bereits eine bewährte, neuzeitliche Pflichtfortbildung für Fachärzte. Wir erfreuen uns des besten nachbarlichen Verhältnisses mit den Internisten um Volhard und den Gynäkologen um Stoeckel. Auch mit den Dermatologen verbindet uns eine nunmehr schon traditionelle Forschungs- und Arbeitsgemeinschaft. Wir wünschen auch bei den Chirurgen jede mißverständliche Deutung unseres Fachstrebens auszuräumen. Wir haben es nie versucht und werden es nie versuchen, die praktische Ausübung der Urologie irgendeinem Arzt, am allerwenigsten — Gott behüte uns! — einem Chirurgen zu nehmen oder einzuschränken. Wir sind sogar entschieden dafür, daß die Urologie des praktischen Arztes ebenso wie die operative Urologie des Chirurgen weit sachgemäßer entwickelt werde, als das bis heute möglich war. Wir werden verlangen, daß der angekündigte „vollkommene praktische Arzt" auch sein Teil Urologie beherrscht. Wir müssen verlangen, daß nicht in jedem Jahr Tausende unserer Volksgenossen frühzeitig einer leicht zu behebenden Urämie erliegen, weil der einfachste urologische Eingriff, das Kathetern der Harnblase, in praxi weitgehend eine terra ignota ist. Von den Chirurgen verlangen wir Respekt vor dem Nierenparenchym. Die Entfernung einer Niere ist heute eine Kleinigkeit; die Erhaltung einer Niere: Das ist die Kunst! Wir verlangen Einschränkung der zahlreichen blutigen Eingriffe zu diagnostischen Zwecken, dafür Schulung der unblutigen urologischen Diagnostik. Wir verlangen in allen Dingen der von Ärzten, gleich welcher Art, betriebenen behelfsmäßigen Urologie, wegen der möglichen ernsthaften Folgen für die Volksgesundheit als Fachleute das letzte Wort. Endlich verlangen wir, und zwar mit Nachdruck, daß sich niemand als Fachmann auf dem Gebiete der Urologie auftut, der nicht die Meisterschaft dieses Faches nach den Standesregeln erarbeitet hat. Das verlangen wir im Namen der deutschen Volksgesundheit.

Die von uns beklagte Rückständigkeit in der praktischen Anwendung neuzeitlicher urologischer Richtlinien, Mittel und Methoden, wird grell beleuchtet durch eine Vergleichsgröße, die man den „Dozentenindex der Kulturstaaten" nennen könnte. Teilt man die Bevölkerungsziffern der Kulturstaaten durch die Anzahl der jeweiligen akademischen Lehrstühle eines Faches, so gewinnt man eine Skala, deren einzelne Stufen die Grundlagen für eine Breitenarbeit in dem betreffenden Fach und Staat veranschaulicht. Ein solcher Auszug, gewonnen aus dem „Minerva"-Handbuch der gelehrten Welt (1935), zeigt in der Urologie Ungarn an der Spitze. Dort entfällt auf 0,8 Millionen Einwohner ein Lehrstuhl für Urologie. Es folgen: Österreich (1,0), Amerika (2,2), Tschechoslowakei (3,0), Portugal (3,4), Schweiz (4,0), Frankreich (5,0), Rumänien, Brasilien, Griechenland (6,0), Belgien, Holland (8,0), Japan (10,0) und an 14. Stelle endlich das geistige Ursprungsland der neuzeitlichen Urologie, Deutschland mit 13,0, gefolgt von Italien, Jugoslawien und England. Das haben also die Widersacher der Urologie ex kathedra et officio in den letzten 30 Jahren erreicht: Jenseits der Grenzen ist man im Geschwindschritt an uns vorbeimarschiert. Kürzlich tagte der 4. Welt-Urologenkongreß in Wien; der 5. wird 1939 in New York stattfinden. Wien steht ja auch an 2., New York an 3. Stelle der Dozentenskala. Bescheiden warten wir an 14. Stelle im Hintergrund. Inzwischen dürfen wir, Entschuldigungen stammelnd, dem lebhaften Erstaunen unserer ausländischen Freunde wehren, die bei dem anerkannten Ruf der deutschen Medizin ganz andere urologische Einrichtungen, Kliniken und Forschungsstätten anzutreffen hofften. Enttäuscht sehen wir sie in Richtung Budapest, Wien, New York und Paris entschwinden.

Wir könnten diese betrüblichen Tatsachen in stillem Unmut verschmerzen, sofern sie nur einen Ehrenpunkt der deutschen Wissenschaft berührten. Wir müssen ja nicht unbedingt das tun, was andere taten. Aber die Pflichten gegen das Volk, die uns als Ärzte vorschweben, zwingen uns, über die Dinge nachzudenken, um hernach das Richtige zu tun. Die Teilverantwortung um die deutsche Volksgesundheit führt ja auch den Urologen an ganz bestimmte, nur von ihm zu lösende Aufgaben heran.

Lebensursprung, Lebensleistung, Lebensdauer: Diese drei wichtigsten Vorgänge im körperlichen Dasein des Volkes stellen täglich jedem Arzt und damit jedem Urologen neue Aufgaben.

Der Lebensursprung genießt im Dritten Reich den besonderen Schutz des Gesetzes. Dieser erstreckt sich, wie wir wissen, auf Rasse und Erbgut, auf Ungeborene, Schwangere und Mütter. Er bezweckt, einer gleichzeitigen Vermehrung und Verbesserung des Volkes buchstäblich ab ovo den Weg zu bahnen. Wichtige Aufgaben erwarten hier den Urologen. In Gemeinschaft mit den Dermatologen und Gynäkologen ist er berufen, der noch unbesiegten Volksseuche der Gonorrhöe entgegenzuwirken. In besonderem Maße liegt ihm die Erforschung und Behandlung postgonorrhoischer Dauerschäden beim Manne ob. Das gesteckte Ziel: Die Wiederherstellung der Potentia generandi beim Manne wurde bisher nur in wenigen Spitzenleistungen erreicht. Herr Richter-Greifswald wird noch den gesamten Fragenkomplex in seinem Vortrag „Gonorrhöe und Ehe" vor Ihnen aufrollen.

Viele Verluste an aufkeimendem Leben werden durch Schwangerschaftsschäden der Nieren herbeigeführt. Zu ihrer Vermeidung ist die schnelle und sachgemäße Hilfe des Urologen besonders wertvoll. Die vorsichtig angewandte Technik der Nierenbeckenableitung und -spülung hat oftmals zwei Leben, das der Mutter und das des Kindes, mit einem Schlage gerettet. Dem durch jahrelange Übung erworbenen Fingerspitzengefühl in der Handhabung urologischer Geräte muß sich in solchen Fällen die entsprechende Erfahrung für die Kenntnis der gesamten Krankheitslage zugesellen; denn im Notfalle muß der Urologe auch die rechtzeitige Anzeige zum Unterbrechen der Schwangerschaft stellen und damit das wertvolle Leben der Mutter erhalten.

Der weitverbreiteten Ansicht, daß dringende Ureter- und Nierensteinoperationen sowie die Entfernung tuberkulöser und sonst vereiterter Nieren erst nach vorheriger Unterbrechung ausgeführt werden sollen, kann hier entgegengetreten werden. Solche blutigen Eingriffe bei Schwangeren sind durchaus erfolgversprechend, falls keine besonderen organischen oder Allgemeinschäden sie verbieten. Nach Überstehen eines solchen Eingriffes treten die Kranken ja über zu den Gesunden, aus einer kranken Schwangeren wird also eine gesunde Schwangere, ein Wechsel, der dem Lebensursprung sicher zugute kommt.

Die neue gesetzliche Begutachtung der Anträge auf Unterbrechung der Schwangerschaft aus urologischer Anzeige hat durch sachgemäßige klinische Erforschung einer großen Anzahl verschiedenster Zustände bei uns die Ansicht gestärkt, daß in früheren Jahrzehnten manches keimende Leben bona fide aus übertriebener Ängstlichkeit vernichtet wurde. Einem großen Teil solcher Anträge konnte jetzt nicht stattgegeben werden; auch dadurch wurde manches neue Leben gesichert.

Zu den Fragen der Vererbungslehre, soweit diese das Harnstromgebiet betreffen, werden wir heute Herrn Gruber-Göttingen hören. Auch genügt es an dieser Stelle, die reichsgesetzlichen Maßnahmen zur Verhütung erbkranken Nachwuchses nur zu erwähnen, da die Herren Boeminghaus-Marburg und Schultze-Berlin noch eingehend dazu sprechen werden.

Die bei der ärztlichen Sorge um den Lebensursprung gewonnenen Ergebnisse liefern die Grundlage, auf der sich naturgemäß die Lebensleistung aufbaut und auswirkt. Diese mitzuschützen und mitzukräftigen: Das ist die zweite Hauptaufgabe des deutschen Urologen im Dienste an der Volksgesundheit. Die ansteigende Bevölkerungsziffer stellt ein „Potential“ dar, dessen Bedeutung uns die Weltpolitik täglich klarer macht. Ist dieses fruchtbare Volk außerdem noch im einzelnen Vertreter hochwertig, also besonders arbeits- und wehrfähig, so kann die zahlenmäßige Überlegenheit anderer Völker damit ausgeglichen werden.

Das Ziel, ein besonders leistungsfähiges Volk zu schaffen und zu erhalten, steht und fällt mit der Gliederung der deutschen Ärzteschaft, der Sozialen Versicherung und dem zielbewußten Einvernehmen und Zusammenwirken dieser beiden Körperschaften. Ohne den Ausführungen meines Nachredners, Herrn Haebler-Berlin, vorgreifen zu wollen, möchte ich nur kurz darauf hinweisen, wieviel Zehntausende von arbeitswilligen deutschen Menschen der mittleren Jahre durch nicht sachgemäß behandelte Steinerkrankungen, durch nicht oder nicht rechtzeitig erkannte, durchaus heilbare Harntuberkulose, durch die fast unbekannte und nur cystoskopisch nachweisbare Geschwürsblase, oder durch die immer wieder übersehene Wanderniere zu Halb- oder Ganzinvaliden werden. Der Urolog, der jahrelang inmitten dieser Leidenden zubringt, stellt sich weiter die Frage: Wieviel Millionen könnten an Rentenverfahren, an Rentenzahlungen, an nutzlosen Behandlungskosten, an Krankengeldern und Ähnlichem jährlich gespart, wieviel sinnlose Schmerzen und Leiden könnten aus der Welt geschafft, wieviele Simulanten und unwürdige Nutznießer der öffentlichen Gesundheitspflege könnten entlarvt werden; auf der anderen Seite: wieviel mehr Soldaten- und Arbeiterbataillone könnten in unserem Vaterlande antreten, kurz, wie sehr könnte die Lebensleistung des gesamten deutschen Volkes gesteigert werden, bei einer Planung der Urologie in Deutschland, die ihren Aufgaben und Möglichkeiten angemessen wäre?

Bleibt noch der Einfluß unseres Faches auf die Lebensdauer des einzelnen und die mittlere Lebensdauer in unserem Volke zu besprechen. Wir wissen es alle, und die Geschichte der Medizin beweist es, daß die Menschen in Deutschland heute ein weit höheres Durchschnittsalter erreichen als in den verflossenen Jahrzehnten und Jahrhunderten. Der Oberflächliche wird fragen: „Ja, ist denn das ein Nutzen? Wir haben da am Ende eine Menge alter Frauen und Männer, mit denen nichts anzufangen ist und die dem Staate nur zur Last fallen." Zunächst ist darauf zu erwidern, daß wir einer vorübergehenden Vergreisung unseres Volkes, die als eine Spätfolge des Weltkrieges anzusehen ist, nicht entgehen können. Sehen wir nun von den ethischen und familiären Erwägungen für den Einzelfall ganz ab, so kann es doch gerade im Hinblick auf die unvermeidliche Vergreisung von einem erheblichen Werte sein, wenn es gelingt, einen verhältnismäßig leistungsfähigen Typ gealterter deutscher Menschen zu schaffen und zu erhalten. Der volkswirtschaftliche Vorteil liegt auf der Hand. Eine rüstige Großmutter hat schon oft die fehlende Mutter ersetzt. Männer zwischen 50 und 70 Jahren sind, soweit sie ihren Jahren entsprechend gesund blieben, durchaus kein „altes Eisen". Als beachtliche Reservemannschaft treten sie, besonders in Katastrophenzeiten, an der Drehbank, auf dem Kutschbock, hinterm Pflug, im Kontor, kurz, wo es gilt, einen verwaisten Platz auszufüllen, zum Hilfsdienst an. Wir haben es erlebt, wie sie in Ehren ihren Mann stehen.

Diese Gedanken führen bei einem Urologen zwangsläufig zu dem medizinischen Problem der sogenannten Prostatahypertrophie. Zweifellos fallen ihr jährlich Hunderte und Tausende sonst noch schaffensfähiger Männer zum Opfer. Es ist ebenso zweifelsfrei, daß ein großer Teil dieser Opfer mit den vielfältigen Mitteln der neuzeitlichen Urologie zu retten wäre. Aber die allgemeine Schulung der praktischen Ärzte auf diesem wichtigen Gebiete ist ohne deren Verschulden notwendigerweise lückenhaft geblieben. Selbst bei der einfachsten, aber lebensrettenden Maßnahme, der Katheterung des Prostatikers, versagt der Durchschnittsarzt, wie er selbst in den Fortbildungskursen immer wieder bekennt, mangels rechtzeitig erworbener Schulung. Unsere Hörer in den Fortbildungskursen beklagen oftmals ihre Hilflosigkeit gegenüber Prostatakranken und zeigen sich äußerst dankbar, wenn ihnen Gelegenheit geboten wird, sich aus dem beengenden Gefühl der Unzulänglichkeit durch Übung langsam zu befreien. Selbstverständlich sollen diese Sätze nichts verallgemeinern; es muß anerkannt werden, daß ein Teil der praktischen Ärzte den urologischen Aufgaben in den gesetzten Grenzen tadellos gerecht wird. Leider scheint es der kleinere Teil zu sein.

Die Kenntnisse der Allgemeinpraktiker verlangen außerdem, soweit sie sich auf die Eingriffsmöglichkeiten bei Prostatikern beziehen, einer Auffrischung. Die meisten kennen außer dem längst abgehängten Irrtum von der beiderseitigen Vasektomie nur noch die Prostatektomie, diese aber nur zu oft als „ein furchtbar wütend Schrecknis", dem Todesurteil vergleichbar. Welch verheerender Irrtum, angstvoll verbreitet von nicht genügend vorgebildeten und darum erfolglosen Halb- oder Viertelsurologen! Diese falsche Meinung über einen segensreichen Eingriff, der naturgemäß wie jeder andere, wie jede Appendektomie oder Cholecystektomie, ein Risiko bedeutet, ist zum Schaden der Volksgesundheit breit in die Massen hineingeleitet worden. Man beliebt mit den Mortalitätszahlen aus der Frühzeit der Prostatektomie oder den jener Unzulänglichen zu jonglieren, die weder eine Ahnung von der Anzeigestellung, noch von der Vielfalt der Prostatabehandlung und erst recht nicht von der vital wichtigen Nachbehandlung haben. Man verwirft das, wovon man nichts versteht: Den Schaden hat das Volk.

Die Scholastiker unter den Prostatagelehrten streiten in Ärztevereinen nun schon mehrere Jahrzehnte lang um des Kaisers Bart, nämlich um die Belanglosigkeit, ob die Drüse suprapubisch oder perineal zu entfernen sei. Das ist ergötzlich und ungefährlich, weil hier Gleichwertiges einander gegenübergestellt wird. Natürlich macht jeder den Eingriff, wie er ihn am besten beherrscht. Verlassen wir darum endlich und endgültig dieses gute, alte Vereinsthema. Es gibt Wichtigeres aufzugreifen. Der morgige Tag unseres Kongresses steht ganz im Zeichen eines neuartigen Kampfes gegen die Leiden des Prostatikers. Möchten doch alle Ärzte, und von diesen beeinflußt auch die öffentliche Meinung in Zukunft die Aussichten des Prostatakranken etwas freundlicher und optimistischer betrachten! Möchten sie sich doch frei machen von den Vorurteilen, die vielleicht vor 20 Jahren teilweise berechtigt waren. Heute, das können wir versichern, ist dem Urologen auf den verschiedensten Wegen eine Lebensverlängerung des Prostatikers in die Hand gegeben.

Eine weniger sinnfällige, aber höher zu bewertende Lebensverlängerung winkt einer anderen Gruppe von urologisch Kranken. Es sind die im Leiden noch Glücklichen, bei denen die nur durch den Blasenspiegel erzielbare Frühdiagnose der Tuberkulose und der bösartigen Geschwülste in den Harnorganen gestellt wurde. Winzige Herde dieser verheerenden Krankheiten künden sich durch feine, nur dem geschulten Auge des Cystoskopikers erkennbare Zeichen in der Blase an. Der daraufhin erfolgende frühzeitige Eingriff bedeutet bei der bösartigen Geschwulst sehr oft, bei der beginnenden Tuberkulose wohl regelmäßig die Befreiung von einem aussichtslosen Siechtum. Der besondere Wert dieser Ergebnisse einer hochentwickelten Urologie liegt aber darin, daß es sich hier meist um Jugendliche oder um Menschen des mittleren Alters handelt.

Nach diesen Darlegungen, von denen wir getrost annehmen dürfen, daß sie für amtliche und für ärztliche Kreise in mancher Hinsicht Neues brachten, sei die Frage erlaubt, ob die Urologie in Deutschland auf den Hochschulen, in den Forschungsstätten, in den Kliniken, den Platz einnimmt, der ihr nach Verdiensten, nach Aufgaben und nach Wirkungsgebiet im Rahmen der Volksgesundheitspflege zukommt. Diese Frage wird der Kenner der Verhältnisse — es gibt deren leider nur zu wenig! — ungesäumt verneinen. Bisher hat die öffentliche Hand es vorgezogen, die Entwicklung einer deutschen Urologie fast vollständig der privaten Anteilnahme sachbegeisterter Ärzte zu überlassen. Unter großen persönlichen Opfern haben diese bis auf den heutigen Tag das in der ganzen Welt anerkannte Werk des großen deutschen Arzt-Erfinders Maximilian Nitze gepflegt und in eine Zeit hinübergerettet, von der sie bereits erstaunliche Großtaten auf allen Gebieten, die das Wohl des Volkes betreffen, wahrnehmen konnten. Heute stellen sich die deutschen Urologen als geschlossene Facharztgruppe in die gemeinsame Front der deutschen Wissenschaft.

Möchten die Verantwortlichen den Ernst unserer Arbeit, der sich ihnen in diesen Tagen hier in Eisenach zum ersten Male offenbart, erkennen. Möchten sie den Mut haben, auf der Grundlage dieser Erkenntnis Neues vorzubereiten und durchzuführen. Die Spitzenleistungen in Ehren! Aber Breitenarbeit geschulter Urologen: Das tut dem deutschen Volkskörper not! Wir deutsche Urologen stehen mit unserem geistigen und handwerklichen Rüstzeug bereit zum Dienst an der Volksgesundheit.

Wir erwarten die Befehle.

Georg Gruber: Entwicklungsstörungen im Rahmen der Urologie und Vererbungsfragen, Rede gehalten auf der Ersten Tagung der Gesellschaft Reichsdeutscher Urologen vom 1. bis 3. Oktober 1936, aus „Zeitschrift für Urologie, Band 31" (Georg Thieme Verlag, 1937), Seite 9–23, Repro Pugge.

ZEITSCHRIFT FÜR UROLOGIE

ORGAN DER GESELLSCHAFT REICHSDEUTSCHER UROLOGEN UND DER BERLINER UROLOGISCHEN GESELLSCHAFT

HERAUSGEGEBEN VON

W. ANSCHÜTZ-KIEL / A. BIER-BERLIN / V. BLUM-WIEN / A. DÖDERLEIN-MÜNCHEN / E. ENDERLEN-HEIDELBERG / H. v. HABERER-KÖLN J. v. HOCHENEGG-WIEN / R. HOTTINGER-ZÜRICH / G. ILLYES-BUDAPEST O. KNEISE-HALLE a. S. / F. KÖNIG-WÜRZBURG / F. KROISS-WIEN R. PASCHKIS-WIEN / E. PAYR-LEIPZIG / G. PRAETORIUS-HANNOVER K. SCHEELE-ESSEN / F. SCHLAGINTWEIT-MÜNCHEN / H. SCHLOFFER-PRAG / C. SCHRAMM-DORTMUND / F. VOLHARD-FRANKFURT a. M. K. ZIELER-WÜRZBURG

SCHRIFTLEITUNG:

H. BOEMINGHAUS-MARBURG / L. KIELLEUTHNER-MÜNCHEN / E. PFLAUMER-NÜRNBERG / E. REHN-FREIBURG i. Br. / O. RINGLEB-BERLIN / H. RUBRITIUS-WIEN / V. SCHMIEDEN-FRANKFURT a. M.

BAND XXXI

MIT 304 ABBILDUNGEN UND 87 KURVEN

1937

VERLAG VON GEORG THIEME, LEIPZIG

charakterisiert ist, daß dieser Spermabefund eine Eigenschaft des Mannes ist, wie andere Eigenschaften auch.

Es ergibt sich nun weiterhin die interessante Feststellung, daß wir bei der Untersuchung eine Anzahl beliebiger Männer, immer wieder im gleichen Prozentsatz Männer mit einem Sperma finden, das Moench als unfähig bezeichnet, das also morphologisch oder biometrisch die Grenzwerte überschreitet.

Bei den verschiedenen Zusammenstellungen wird Ihnen schon aufgefallen sein, daß immer wieder das Verhältnis $^1/_3 : ^2/_3$ auftrat. Wenn ich die Gesamtzahl meiner Untersuchungen aufstelle, finde ich dies Verhältnis wieder. Auch wenn ich die Gesamtzahl der von Moench untersuchten Männer, gleichgültig ob ihre Ehe steril oder fruchtbar war, zusammenstelle, finde ich dies Verhältnis, d. h. daß ein Drittel aller Männer die Eigenschaft hat, ein Sperma zu entleeren, das morphologisch und biometrisch größere Variationen aufweist, als die übrigen Männer.

Die Zukunft solcher Untersuchungen liegt darin, festzustellen, wieweit diese Spermaeigenschaft mit anderen konstitutionellen körperlichen und seelischen Eigenschaften des Mannes korrespondiert, wieweit durch solche Spermaanalysen die Zeugungswertigkeit erfaßt werden kann. Damit ist eine für die Zukunft ungeheuer wichtige Frage eröffnet.

Es liegt auf der Hand, daß mit dieser Perspektive gerade für unsere Zeit und unseren Staat solche morphologischen und biometrischen Spermauntersuchungen besonderes Interesse beanspruchen dürfen.

Entwicklungsstörungen im Rahmen der Urologie und Vererbungsfragen[1])

von **Georg B. Gruber** in Göttingen

Mit 11 Abbildungen

Gehören Fehlbildungen im Kreis der Harnorgane zu den häufigen Erscheinungen gestörter Entwicklung, so ist doch die Deutung ihres Werdens schwierig. Schon die rein gestaltliche Herausformung des Ungewöhnlichen wird dort nicht leicht zu fassen sein, wo die gewöhnliche Formentwicklung so schwer zu durchschauen ist wie bei den Harnorganen. Gänzlich dunkel sind jene Umstände, welche ursächlich hinter dem Werden der entsprechenden Mißbildungen stehen; denn wenn man hier von „exogener", dort von „endogener" Ursache spricht, so geht die Frage doch weiter und wendet sich an die Natur, an das Wesen solch „exogener" oder „endogener" Störung.

„Was ist exogen, was ist endogen ?", so fragen wir. Unter exogenen Umständen verstehn wir jene, die außerhalb des embryonalen Körpers gelegen die Einrichtung und Entfaltung dieses Körpers beeinflussen. Die heute in kundigen Kreisen überwundene, mystische, ja abergläubische Vorstellung vom bösen Blick anderer oder vom schreckhaften Versehen der Mutter, die der

[1]) Referat-Vortrag, gehalten auf der I. Tagung der Gesellschaft Reichsdeutscher Urologen zu Eisenach, 1. bis 3. X. 1936, unter Vorweisung von 28 Lichtbildern.

guten Außen- und Innenordnung der kindlichen Gestalt abträglich seien, nicht weniger das in seiner mißbildenden Wirkung sehr übertriebene Unfallserlebnis der Mutter während der Schwangerschaft mit vermeinten Mißbildungsfolgen für das werdende Kind, sodann die angeblich kindesformverunstaltenden Infektionen der schwangeren Mutter und ihres Kindes —, all das wären zweifellos exogene Umstände. Aber ihre Bedeutung für die Bildung angeborener Lage-, Gestalts- und Webungsfehler der Harn- und Geschlechtsorgane ist teils gleich Null oder teils fast so gut wie Null.

„Und die Amnionsunregelmäßigkeiten?“, höre ich dazwischen rufen. Ich frage mich, ob man — in stiller Voraussetzung, es gäbe wirklich schafhautbedingte Harnorganfehler — die Bedingungen ihres Zustandekommens „exogen“ nennen dürfte; denn, meine Herren!, die Schafhaut entstammt mit aller Sicherheit dem embryonalen Zellmaterial selbst. Amnionsenge und Amnionsweiten sind also Angelegenheiten der Frucht, und das so oft genannte, so oft als Mißbildungsursache angeschuldigte, so selten als Mitfolge einer übergeordneten, unbekannten teratogenetischen Bedingung überlegte Hydramnion drückt doch auch eine Leistungsstörung der Frucht selbst aus! Gewiß gibt es hypoplastische Zustände im Amnionsbereich, die dann unter falscher Begriffsbildung als Amnionsverwachsungen benannt werden, gibt auch vom Fetus aus veranlaßte Amnionszerreißungen, die dann ihrerseits mechanisch, lokal beengend, schnürend, fesselnd von außen her die Körperoberfläche der Frucht und darunterliegende Organe beeinträchtigen können. Vielleicht wirken auf diese Weise mittelbar mechanisch auch einmal Zustände nach überstandener Amniitis; ich betone dies, gebe es zu, ohne selbst Handgreifliches gefunden zu haben, das solche Möglichkeit bewiese.

Am wenigsten wissen wir über die feinsten Auslösungen des Geschehens bei endogener Störung der Entwicklung. Wir benützen den Ausdruck „endogen“ als ein Wort für fehlende Einsicht in allerfeinste Änderungen im Entwicklungsgang des Einzelwesens oder der Einzelnen einer familiär zusammenhängenden Reihe von Lebewesen, einer Sippe sogar. Wir wollen damit sagen, daß vom ersten Beginn des fraglichen Entwicklungsganges an geradezu schicksalhaft eine Leistung wachsender und formender Zellen und Gewebe so und so abgeändert, abwegig, wenn Sie wollen, in Erscheinung tritt. Ein großes Fragenfeld des „Warum“ ist hier unerledigt, ist vorläufig kaum zu fassen. Aber der Mensch trachtet doch auch hier, tiefer hineinzuleuchten. Und einen Schritt vorwärts bedeutet es bereits, wenn wir sagen können, es sei diese oder jene endogen bedingte Abart der gestaltenden Lebensleistung nicht mehr streng ontogenetisch begrenzt, sie sei irgendwie gebunden an den Erbgang des Werdens und Formens menschlichen Lebens. Daß uns derlei Feststellungen nicht nur als theoretische Betrachter bewegen, ist klar, wenn wir bedenken, daß Mißbildungen Minusvarianten, also unterwertige Spielarten, bedeuten, deren Leistungs- und Lebensvoraussicht je nachdem geringfügig oder bedeutend gemindert sein kann, unter Umständen so bedeutend, daß die Träger der Fehlbildung sich selbst und der menschlichen Umgebung lästig sein müssen oder daß einzelne von ihnen der Fortpflanzung nicht fähig erscheinen.

Zwei hauptsächliche Mißbildungskreise sind es, die hier zur Sprache gebracht werden sollen — einmal die Frage der Cystennieren, zum anderen die Frage der Spaltblase. Damit soll nicht gesagt sein, daß die Frage nach Vererbung der Formspielarten im Bereich von Niere, Harnleitern und Blase so eng begrenzt sei.

An anderer Stelle (1) habe ich voriges Jahr zu zeigen versucht, daß möglicherweise ein gewisser Unterschied der physiologischen Organform — ob kurze dicke, ob lange schlanke Nieren, ob die über das fetale Leben hinaus erhaltene Nierenlappung, ob ein mehr krugförmiges oder ein mehr schlankes, verästeltes Nierenbecken, ob hoch oder tief gegabelte Harnleiter — an die Regeln der Erbgesetze gebunden seien. Wir wissen dies nicht; wir dürfen es aber vielleicht annehmen. Auch über der angeborenen Ortsverlagerung der Nieren schwebt noch reichliches Dunkel, was ihre Veranlassung betrifft; später werden wir sehen, daß unmittelbar durch andere, gewiß endogene Entwicklungsstörungen, die die Rumpfachse betreffen, also durch raumbeeinträchtigende Umstände, eine Nierendystopie begünstigt werden kann etwa in dem Sinn, daß der aussprossende, dorsal und kranial wachsende Harnleiter durch die ungewöhnliche Raumbeanspruchung der sich entwickelnden Bauchorgane das Muttergewebe seines späteren Nierenparenchyms mehr medial und kaudal antraf, als es für die Norm gilt.

Sehr merkwürdig sind in Hinsicht der Nierenform und -lage manche Ergebnisse von Untersuchungen unfreier, eineiiger Zwillinge gewesen. Sie sind beachtenswert, weil ja die Zwillingsforschung nicht mit Unrecht als sehr aufschlußreich für erbmäßig geäußerte Besonderheiten gilt. Es ist nun aber gar nicht ohne weiteres erlaubt, anzunehmen, daß alle Organanordnungen bei solchen aus einem Ei gewachsenen Zwillingen sich entsprechen müßten; ganz und gar unrichtig erscheint mir die Annahme, die manchmal zu hören oder zu lesen ist, diese Zwillinge würden sich in der Örtlichkeit der Eingeweide und ihrer Abart spiegelbildlich verhalten. Mein Mitarbeiter Frädrich (2), fand beispielsweise in dem einen Kind einer unfreien Pygopagenbildung die linke Niere nicht; sie war ebensowenig angelegt, als ihr Harnleiter. Aber dies Kind wies zugleich eine in der Längsachse unregelmäßig gekrümmte rückseitige Wirbelsäulenspaltung auf. Ich erinnere mich ferner, in der einen Frucht eines Thorakopagen beide Nieren hypoplastisch gefunden zu haben, während die Nierenverhältnisse der anderen Frucht gewöhnlich waren. Dies Vorkommnis — von Helmut Heins (3) näher beschrieben — ist auch deshalb beachtenswert, weil dieselbe Frucht II eine schwere Störung der Kloakendifferenzierung, eine Mastdarmatresie, den Mangel einer ausgebildeten Harnblase und jederseits Einmündung des Ureters in den Samenleiter aufwies. Dagegen war Frucht I desselben thorakopagischen Zwillingspaares auch in dieser Hinsicht wohl gebildet. Bei zweiköpfigen Monstren mit nur drei unteren Gliedmaßen — sie gehören zur Gruppe der Ileothorakopagen — ist nach unten hin der Raum für die Organentwicklung beengt; in solchen Fällen sahen wir gelegentlich nur zwei Nieren, von denen die eine eine Langniere mit zwei Harnleitern, die andere eine einfache Niere mit einem Harnleiter war; die Ureteren liefen in gewöhnlicher Art zur einfach vorhandenen Harnblase hin. In anderen Fällen, die teils Busse (4), teils ich (5) gesehen haben, boten solche unfreien Zwillinge vier ordentlich gelegene Nieren dar, von denen jeweils das „vordere" Paar[1]) ein günstigeres, geräumigeres Entwicklungsfeld gefunden hatte und größer war, indes das andere, der

---

[1]) „Vorderes" Nierenpaar bedeutet hier die der sekundären Vorderseite der Doppelfrucht näher gelegenen Nieren. Es hatte also im Fall dieser Doppelbildung jede Frucht eine der Größe nach gut entwickelte und auf der anderen Seite eine hypoplastische Niere.

sekundären Rückseite zugewendete Paar kleiner, aber symmetrisch erschien (Abb. 1); in diesen Fällen waren zwei Harnblasen oder doch zwei Kloakenblasen mit vier Harnleitern ausgebildet.

Mir scheinen derlei Beobachtungen zu sagen, daß sehr wohl von der Frucht selbst ausgegangene Bedingungen, Voraussetzungen, Ursachen zu gewissen Entwicklungsstörungen führen können, daß also endogene Umstände hier maßgeblich sind, daß aber dennoch nicht eine eingeborene, genotypische Veranlassung in Hinsicht primärer Nierenstörung vorlag; denn dazu müßte ganz regelmäßig auch der andere Fruchtteil, das zweite Kind solch unfreier Pärchen die fragliche Störung der Nierenbildung dargeboten haben. Daß diese Überlegung auch gewisse Vorkommnisse von Cystennieren betreffen kann, hat in meiner Arbeitsstube Röwer — wiederum an einem Ileothorakopagus — festgestellt (Abb. 2). In diesem Fall bot die Frucht I — vermutlich

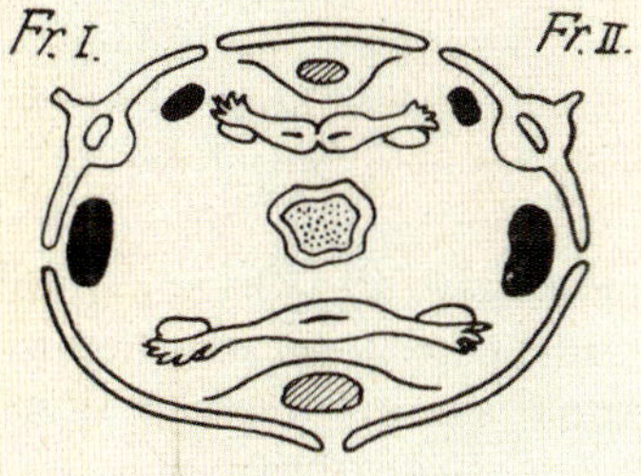

Abb. 1.

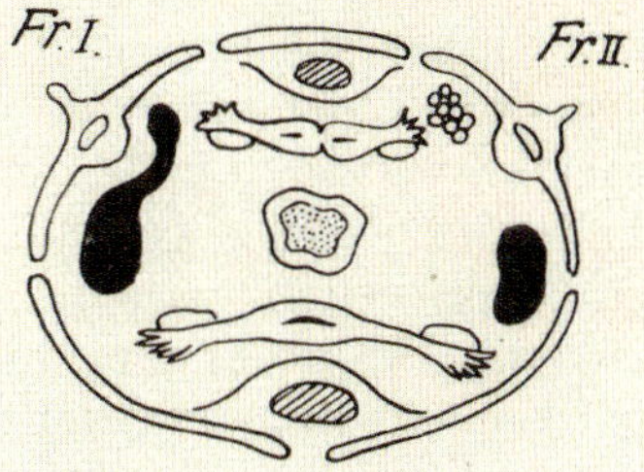

Abb. 2.

Abb. 1. Schema des Querschnittes des Rumpfes zur Veranschaulichung der Lageverhältnisse von Harn- und Geschlechtsorganen in einem von Busse untersuchten Ileothorakopagus. Schwarz die Nieren. In der Mitte der Darm, oberhalb desselben (an der sekundären Rückseite) und unterhalb desselben (an der sekundären Vorderseite) sind innere weibliche Geschlechtsteile und jeweils eine Harnblase angedeutet. (Nach Busse.)

Abb. 2. Schema des Querschnittes des Rumpfes des von Röwer untersuchten Ileothorakopagus. Frucht I dieses Zwillingspaares trägt eine Verschmelzungsniere, Frucht II trägt die Nieren getrennt am richtigen Ort, aber die eine ist polycystisch verbildet.

abermals aus Raummangelgründen — für die richtige Entwicklung des metanephridischen Gewebes eine hufeisenartige Verschmelzungsniere dar, indes Frucht II in der linken Seite eine ordentlich gebildete, in der rechten Seite eine zwerghafte, cystöse Niere trug, deren mikroskopisches Bild ich Ihnen vorführe (6). Also auch für Cystennieren können Umstände der Örtlichkeit ihrer Entstehung bedeutungsvoll sein; vielleicht spielen auch Ernährungsunregelmäßigkeiten infolge nicht ganz geordneten Blutzu- und -abflusses eine gewisse Rolle, daß die fraglos sehr verwickelten Vorgänge einer rechtzeitigen Heranbildung der Nephren und ihrer zielsicheren Verbindung mit den entsprechenden, vom Harnleiter bzw. vom Nierenbecken herkommenden Sammelrohrstutzen ungehindert erfolgt.

Damit bin ich beim Kapitel der Cystennieren angekommen, über deren Mißbildungsnatur an sich heute niemand mehr zweifelt (7); das soll nun nicht etwa heißen, als wären damit alle Rätsel im Rahmen des Kapitels „Cystenniere" geklärt. Es ist z. B. doch wohl irgendein Unterschied des Werdens zwischen der öfter auch nur einseitig angetroffenen, kümmerlichen, zwerghaften Cystenniere Neugeborener mit recht ungleichem Lichtungsraum der Bläschen und den übergroßen, schwammigen, beiderseitigen Cystennieren, die schon als Geburtshindernis auftreten können. Die Umstände der Formung so gleichmäßiger, feinporiger Schwammnieren, wie wir sie bei Neugeborenen finden können, und der viel weniger regelmäßigen, oft genug großblasigen Cystennieren Erwachsener sind im Prinzip wohl gleich; aber ihr zahlenmäßiges Auftreten oder die Frist ihres dysontogenetischen Einsatzes im Lauf der Nierenbildung dürfte recht verschiedene Gestaltungsfolgen haben, so wie dies die verschiedenen Formen mehr oder weniger dichtblasig angeordneter Cystennieren erkennen lassen. Hier darf ich eine Arbeit von Edgar Pabst (8) erwähnen, der unter 8425 Leichenöffnungen des Göttinger Pathologischen Institutes gewisse Minimalzahlen des Vorkommens cystischer Veränderungen im Nierenbereich erhoben hat.

Er konnte in 477 Fällen, d. h. in 5—6% aller Leichen irgendwelche cystischen Veränderungen an den Nieren feststellen. Wenn Pabst nun auch nur 39 mal (d. h. in 0,45%) angeborene Cystennieren zählte, so kam er doch nach genauer Beurteilung seines Untersuchungsgutes zu dem Schluß, daß bei dem weitaus größten Teil der 438 übrigen Leichen die Ursache für die wesentlich mehr vereinzelt ausgeprägte Cystenbildung in die fetale Entwicklungsperiode zurückzuverlegen und in einer Entwicklungsstörung zu suchen sei, während in 16,67% der Fälle (zumindest) entzündliche und Schrumpfungsprozesse bei der Frage nach der Genese der multiplen Cysten berücksichtigt werden müssen.

Daß im Fall der doppelseitigen Riesencystennieren auch hyperplastische Vorgänge bis zur Adenombildung im Sinne Nauwercks im Spiel sein können, ist heute gewiß keine Frage mehr.

Im Mittelpunkt unseres Bemühens steht die Erfassung der sich mehrenden Mitteilungen über eine familiäre Häufung von Cystennierenträgern. Darauf sind wir durch Borelius (9), Dunger (10), Bull (11) und Berner (12) schon vor Jahren nachdrücklich verwiesen worden; und noch früher lagen bereits vereinzelte Feststellungen mehrfacher einschlägiger Mißgeburten ein und derselben Mutter vor.

J. Fr. Meckel (13), Rudolf Virchow (14), Wolff, Brückner (15), Singer (16), Carbonel (17), C. Beck (18), Erich Meyer (19), Berner (12) (Tafel VI und VII), Teuscher (20), Lelièvre und Walter (21), Schneider (22), und endlich Marquardt (23) haben derartige Beobachtungen mitgeteilt.

Nicht alle die genannten Hinweise beruhen durchwegs auf autoptischer Wahrnehmung; auch ist das Geschlecht der fraglichen Träger nicht immer angegeben. Recht oft handelte es sich um Neugeborene, die tot zur Welt kamen oder bald nach der Geburt verstorben sind. Daß die merkwürdige Erscheinung nicht nur an ein Geschlecht gebunden ist, geht schon aus Meckels und Wolffs, dann aus Teuschers und Marquardts Mitteilungen hervor (Abb. 3 und 4).

Carbonels und Schneiders Beobachtungen betrafen Zwillingskinder. Berner untersuchte die Cystenniere eines Knaben aus zweieiiger Zwillingsschwangerschaft; außerdem hatte eine andere, früher geborene Schwester ebenfalls Cystennieren getragen.

Für diese Vielzahl geschwisterlicher Vorkommnisse von Cystennieren ist die Beschaffenheit der elterlichen Harndrüsen nicht autoptisch gesichert;

besser gesagt, soweit die Eltern zugänglich waren, ausgefragt und ärztlich untersucht werden konnten, ließ sich kein Anhaltspunkt dafür gewinnen, daß sie Cystennieren trugen. Marquardt betont dies ausdrücklich für die Fälle der lebensunfähigen Kinder mit Cystennieren und schließt daraus, daß bei ihnen die Fehlbildung rezessiv vererbt gewesen sei.

Nach Dungers Vorbild wollen wir uns nun in schematischer graphischer Aufzeichnung das Vorkommen der Cystennieren innerhalb zweier und dreier Geschlechterfolgen betrachten (Abb. 5 bis 7). Borelius, Steiner (24), Höhne (25), Dunger und Marquardt (26) brachten dafür Beiträge, wie

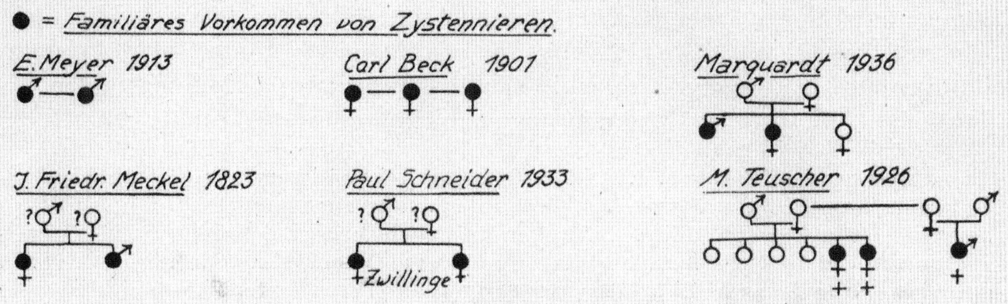

Abb. 3.

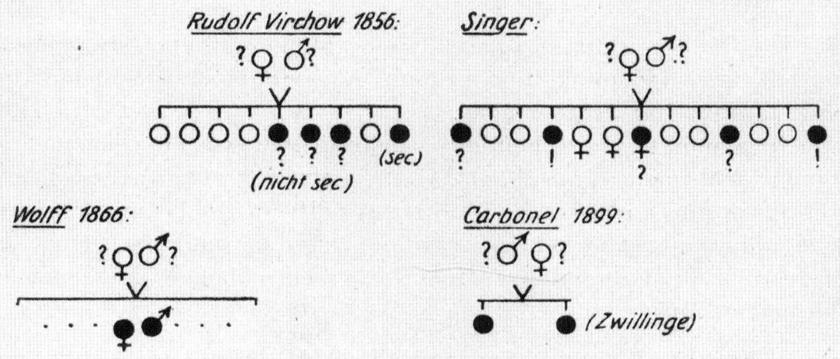

Abb. 4.

Abb. 3 und 4. Vorkommen von Geschwistern mit Cystennieren.

bei je einem Elter und bei zugehörigen Kindern die Fehlbildung der Cystennieren auftrat. Dazu füge ich noch das Beispiel eines mit 56 Jahren verstorbenen Mannes, dessen Leichenöffnung Cystenleber und Cystennieren offenbarte, während seine mit 65 Jahren gestorbene Tochter, die zudem an Nierensteinen litt, rechts einen recht feinblasigen Ren cysticus aufwies; ihre linke Niere war durch schwerste interstitielle eiterige Entzündung verändert.

Besonders belehrend sind die von Marquardt wiedergegebenen Schemata jener Cystennierenfamilien, die sich an Mitteilungen von Bull (27), Cairus (28), Crawford (29) und Roscher (30) knüpfen.

Dabei ist die von Roscher im Arbeitskreis des Osloer Pathologischen Institutes gewonnene Stammtafel auch für die von Bull gemeldete und bei Berner (Fall XXII und

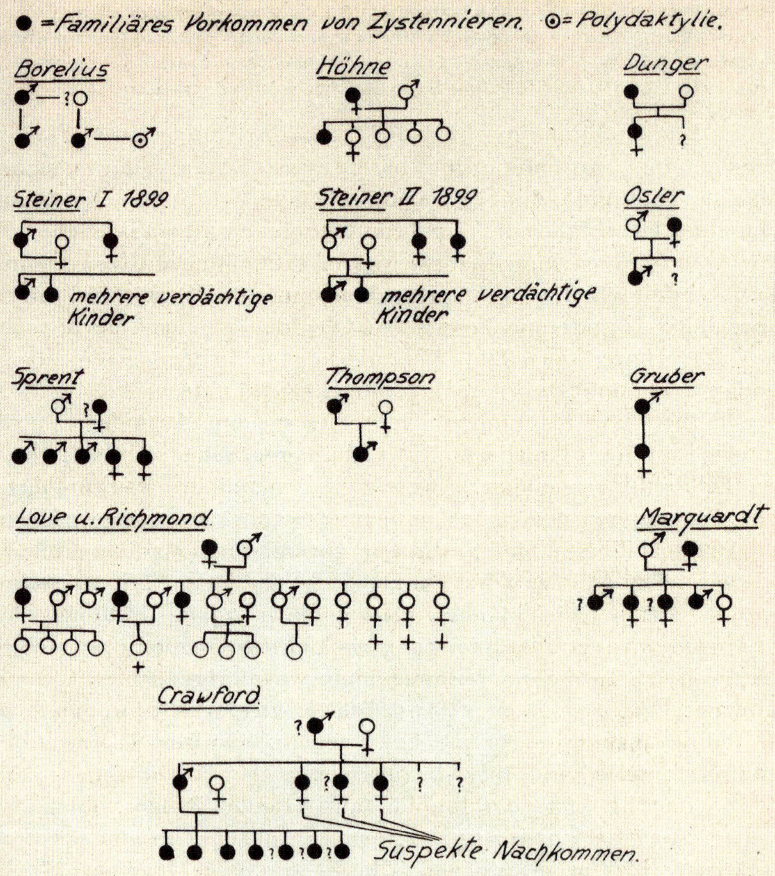

Abb. 5. Cystennieren in zwei Geschlechterfolgen. (Zum Teil entnommen aus einer Arbeit von Marquardt.)

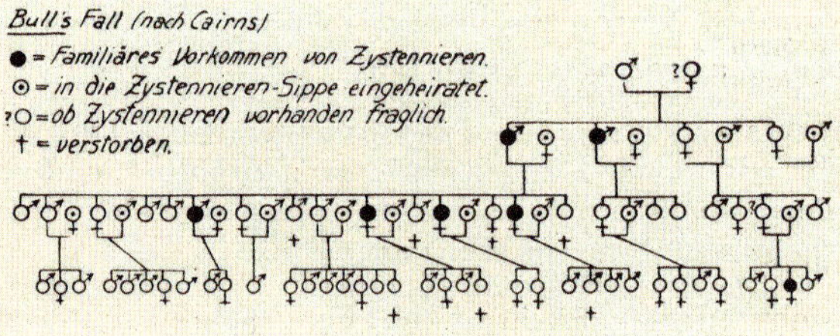

Abb. 6.

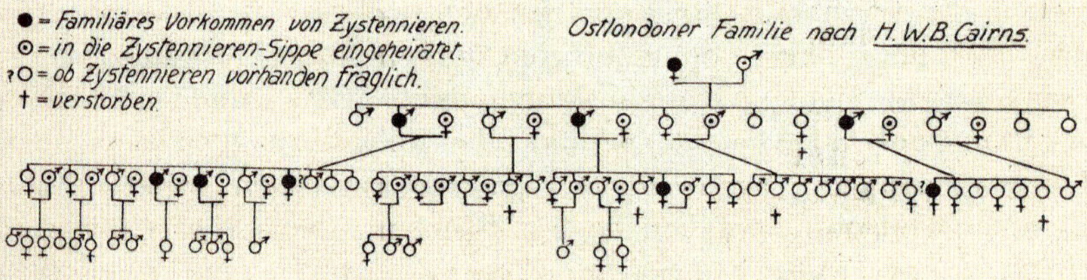

Abb. 7.

Abb. 6 und 7. Cystennieren in drei Geschlechterfolgen.

XXIII) erwähnte, von Marquardt ebenfalls im Schema wiedergegebene Cystennierenfamilie einschlägig. Einer weiteren in drei Generationen mit Cystennierenträgern belasteten Familie, die von Ström und Natvig beobachtet worden sei, gehörte der von Berner als Fall XXI seiner Untersuchungsreihe bezeichnete Kranke an.

Unter Sonderstellung der von Bull (Roscher) mitgeteilten Familie, für die vielleicht eine Ausnahme gilt, hat Marquardt aus den verschiedenen einschlägigen Stammtafeln über mehrere Geschlechter hin eine dominante Vererbung der lebensfähigen Träger von Cystennieren herausgelesen. Es wird Aufgabe weiterer Forschung sein, in neuen Feststellungen diese Meinung zu sichern. Zweifellos ist die dominante Vererbung der Cystenniere von Eltern auf lebensfähige Kinder nachgewiesen. Ob daneben nicht doch auch eine rezessive Vererbung derselben Veränderung im Erbgang der am Leben Bleibenden vorkommt, wird noch zu entscheiden sein.

Der Befund von Cystennieren bietet heute dem Pathologen und Teratologen noch weitere Fingerzeige. Cystennieren gehen ja nicht selten mit anderen Fehlbildungen einher. Betrifft dies vor allem lebensunfähige Neugeborene, so kommen doch auch dann und wann Erwachsene in Frage, die neben der fehlgebildeten Niere, cystische Veränderungen anderer Eingeweideorgane, der Leber oder gar des Pankreas — also einem „Status splanchnocysticus" —, dazu vielleicht auch noch geschwulstartige Bildungsfehler des Auges (Angiomatosis retinae), ja sogar des Gehirns (Angiomcysten des Kleinhirns) aufweisen. In diesem Zusammenhang wiederhole ich früher gegebene Darlegungen: Die sog. E. v. Hippelsche Augenstörung und das seit einigen Jahren bekannte Arvid-Lindausche Syndrom — also dort die Angiomatosis retinae und hier die angiocystische Hirnstörung — gehören ebenfalls in das Blickfeld der familiär auftretenden Fehler. Mein früherer Mitarbeiter, Walter Putschar (31), hat sich darüber in einem bemerkenswerten Aufsatz klar ausgesprochen. Ja, er, wie auch Harbitz (32), haben gezeigt, daß von hier aus noch weitere, verwandte dysontogenetische Verbindungen zu erkennen sind; sie erstrecken sich in der Richtung der Gliome und der Syringomyelie. Auf der anderen Seite konnte darauf verwiesen werden, wie oft an den Nieren vielblasig verbildete Neugeborene zugleich mit hinterem Hirnbruch angestattet sind (33).

Teuscher hat dafür ein geradezu erschütterndes Beispiel mitgeteilt: Eine Mutter gebar 4 Kinder, und jedes bot eine Meningozele dar; auch ihr 5. und 6. Kind war lebensunfähig; als man sie anatomisch untersuchte, entpuppten sie sich als Träger von Cystennieren und Hinterhauptshirnbrüchen (vgl. dazu Abb. 4).

In der Absicht, derlei Zusammenhänge genauer zu erfassen, hat das Göttinger Pathologische Institut mancherlei einschlägiges Arbeitsgut gesammelt und präpariert. Dabei ergaben sich noch weitere Bildungsstörungen — etwa Arhinenzephalie oder Mikrophthalmie mit Lidcysten; vor allem erwiesen sich aber auch Kombinationen einer Hirn- und Schädelunregelmäßigkeit mit polydaktylen oder syndaktylen Fingerstörungen als möglich (34), obschon sie nicht ganz regelmäßig im Kranz dieser vielen Absonderlichkeiten auffallen. Weiterhin ergaben sich „Brücken" von dieser Betrachtung splanchnocystischer Früchte mit Dysenzephalie und Polydaktylie zu anderen Gruppen der „Dyskranio-Dysphalangie" (Günther (35)), unter denen die zuerst von Apert gewürdigte Akrozephalo-Syndaktylie vielleicht am meisten bekannt ist, deren familiäre und erbliche Bedeutung heute kaum mehr in Zweifel gezogen werden kann (Abb. 8). Man könnte versucht sein, so schrieb ich, all das zu einem Konstitutionstyp zusammenzufassen, der in selteneren Fällen in der ganzen Fülle einer vielseitigen und verzweigten Fehlentwicklung auftritt, ein andermal nur in einem Teil dieser Fehlbildungsmöglichkeiten, zumeist sogar nur mit einem einzelnen Zeichen, das besonders oft lediglich in den Cystennieren vorliegt. Wie beim sog. Status dysraphicus, einem Zusammenschluß von Fehlbildungen, der sich um die verdeckte Verschlußstörung des Rückenmarkes, also um die Spina bifida bzw. Myelodysplasie gruppiert (vgl. Curtius und Lorenz, sowie Fuchs (36)), mag die familiäre Erscheinungsart der uns hier beschäftigenden Möglichkeiten ebenfalls ungemein vielgestaltig sein.

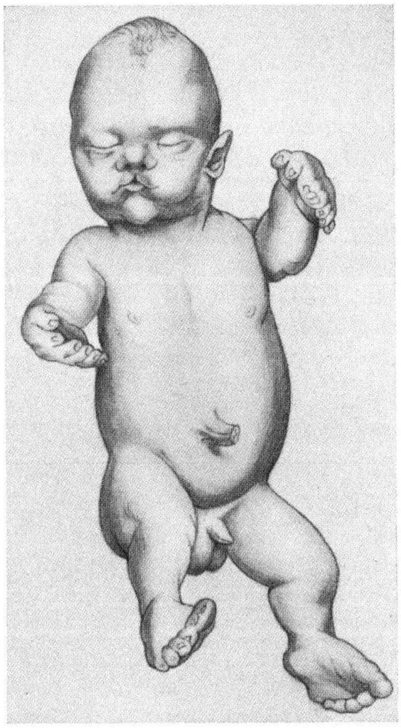

Abb. 8. Akrozephalosyndaktylie einer Frucht, die zugleich eine mittlere Lippenspalte (Arhinenzephalie ?) und Cystennieren trug. An beiden Händen ist neben der Syndaktylie eine Vielfingerigkeit erkennbar. (Beobachtung von Gg. B. Gruber.)

Der Hinweis auf den eben genannten „Status dysraphicus" geschah nicht zufällig, da sich Formfehler, die ihm zuzuzählen sind, auch bei Früchten mit Dysencephalia splanchnocystica gefunden haben (Wollenberg (37), Giordano (38)). Curtius und Lorenz haben die Benennung „Status dysraphicus" geprägt; sie verstehen darunter einen klinisch faßbaren, einheitlichen Konstitutionstyp, dem irgendwo in der Achsenlänge der Wirbelsäule eine Verschlußunregelmäßigkeit des Neuralrohrs, also zumeist eine verdeckte Spina bifida mit Rückenmarksfehler (Myelodysplasie) zugrunde liegt. Diesen Konstitutionstyp werten sie in seiner Verschlußhemmung des Neuralrohrs als erbbedingt. Naturgemäß kann in dieser Hinsicht derjenige, der ein großes Menschengut klinisch mustert und der die Möglichkeit hat, den Verwandtenkreis einzelner Kranker in den Bereich einer Erhebung und Untersuchung zu ziehen, mehr Positives beibringen als etwa der an seine Werkstube gebundene pathologische Anatom. Aber auch er ist nicht müßig und sucht aus seinem Beobachtungsgut brauchbare Frucht zu ziehen. Wir haben uns deshalb des Dysraphikern kat exochen zugewandt, d. h. den Neugeborenen mit Kraniorachischisis, jenen oft gesehenen, als „Krötenköpfe" bezeichneten, menschlichen Früchten, von denen nach unseren Erfahrungen heute mit Sicherheit gesagt werden kann, daß sie gelegentlich familiär gehäuft vorkommen. Deppe (39) hat 82 neugeborene Kinder mit Kraniorachischisis in unserem Institut untersucht und dabei auf begleitende Mißbildungen geachtet; unter diesen bewegen uns hier die an Nieren und Harnleitern gesehenen Fehler besonders:

Unter 82 Vorkommnissen von Kraniorachischisis fand Deppe:

Aplasie der rechten Niere mit Harnleiter	1 mal	
Hypoplasie einer Niere	3 mal	
Rechtsseitige Cystenniere	1 mal	
Hufeisenförmige Nierenverschmelzung	5 mal	9 mal
Klumpenförmige Nierenverschmelzung	3 mal	
Kuchenförmige Nierenverschmelzung	1 mal	
Einseitige Hydronephrose	1 mal	
Einseitige Harnleiteratresie	1 mal	
Tief gegabeltes Nierenbecken	1 mal	

An dieser Zusammenstellung fallen vielleicht am meisten auf die zahlreichen Verschmelzungsnieren. Ein weiteres Beispiel mit einseitiger Langniere, von deren kaudalem Nierenbecken ein Ureter zur rechten, von deren

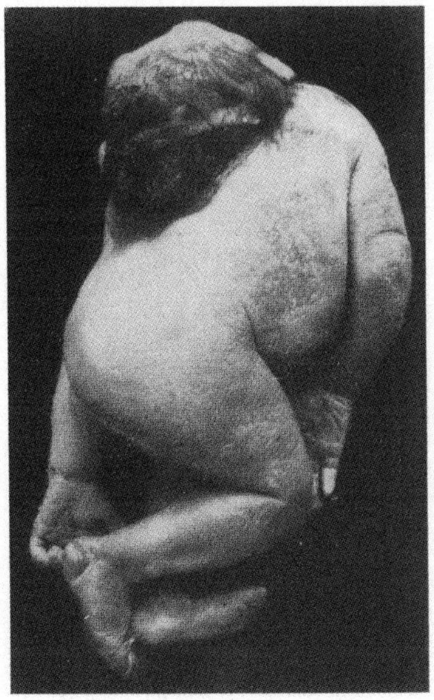

Abb. 9.

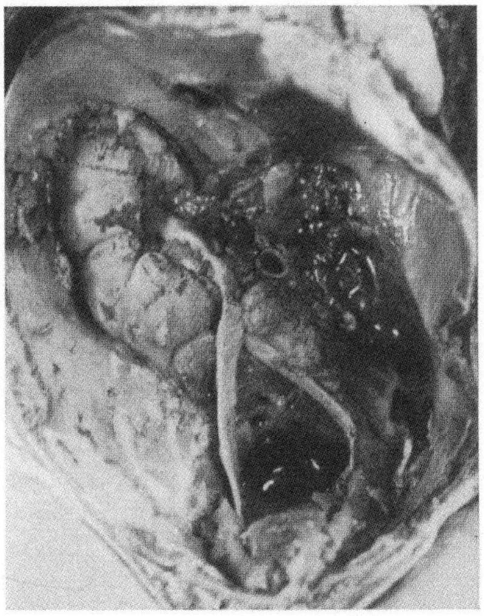

Abb. 10.

Abb. 9. Menschliche Frucht mit zervikodorsaler Kraniorachischisis und beträchtlicher Seitenverkrümmung der Wirbelsäule. (Beobachtung von H. Schoen im Pathologischen Institut Göttingen.)

Abb. 10. Rechtsseitige L-förmige Verschmelzungsniere mit je einem Harnleiter für die rechte und linke Blasenseite. Befund bei dem in Abb. 11 dargestellten Kind mit Kraniorachischisis. (Beobachtung von H. Schoen im Pathologischen Institut Göttingen.)

kranialem Nierenbecken ein Ureter zur linken Blasenseite zog, fiel erst kürzlich im Göttinger Beobachtungsgut auf (Abb. 9 und 10). Man wird diese Nierenveränderungen im Kreis der dysraphisch gestörten Ganzheit solcher Früchte als sekundäre Folge ungünstiger Raumverhältnisse in der unteren, hinteren Leibeshöhlenwand auffassen dürfen; diese Raumstörung ist aber ihrerseits unmittelbare Folge der Fehlbildung im Verlauf der Fruchtachse; durch absonderliche Krümmungen und Knickungen der nach hinten offenen Wirbelsäule kommt es zu ungünstiger Raumverteilung für die am Aufbau des Rumpfes und seiner Eingeweide beteiligten Gewebe. Primäre Rückgratskrümmungen können also für absonderliche Entwicklung und Lage der Nieren bedeutungsvoll sein.

Damit soll nun nicht gesagt sein, daß sich die Erklärung der abwegigen Richtung des auswachsenden Harnleiters mit der Folge einer langen, einseitigen Verschmelzungsniere — wenig scharf, bestimmend, auch als „einseitige Doppelniere" bezeichnet — immer an Hand morphologisch so gut faßbarer Raumänderung im Entwicklungsgebiet erbringen läßt. Es gibt einseitige Langnieren genug, für die sich keine morphologisch erkennbaren Umstände der Körperanordnung ergeben, aus denen eine Vorbedingung für die Notwendigkeit der Harnleiterabirrung vom gewöhnlichen Weg herausleuchtete. Allemann hat neuerdings mit dem weiten Begriff einer familiären Heredopathie auch die Entstehung solcher einseitiger Langnieren, ebenso wie der angeborenen Hydronephrose, in Zusammenhang gebracht (40). — Wahrscheinlich gehört in den heredodegenerativen Betrachtungskreis auch manches Vorkommnis der von Carl Schramm gekennzeichneten Funktionsstörung des Blasenschließmuskels, die sich durch Versagen des Sphinkterschlusses als eine Art Spalterscheinung dartut („Schrammsche Spalte"), so daß man mit dem Blasenspiegel in solchem Fall Licht auf den Colliculus seminalis werfen kann. Naegeli hat gewisse Fälle dieses eigenartigen Verhaltens den erbpathologischen Konstitutionsanomalien im Harnwegsbereiche zugezählt. Brieflich teilte mir Naegeli in diesen Tagen mit, daß die Ätiologie des Schrammschen Phänomens noch nicht restlos geklärt sei. Die Ursache der Erscheinung ist wohl nicht einheitlich. Es handle sich um neurogene Störungen, die teils organischer Natur, zum Teil aber auch funktionell bedingt sein könnten. An seiner Klinik haben er und sein Mitarbeiter Aeppli den Fragenkreis der „Schrammschen Spalte" verfolgt. Naegeli nennt sie oft mit Myelodysplasie oder Spina bifida vergesellschaftet; damit rückt diese merkwürdige Funktionsstörung in den Kreis des Status dysraphicus; und man darf gewiß im Einzelfall fragen, ob man in ihr nicht ein Folgevorkommnis einer erbbedingten Anomalie zu ersehen hat (41).

Den vorhin genannten Forschungen Deppes lagen nicht zugrunde alle jene anderen Früchte mit offener oder verdeckter Wirbelspaltung, deren Schädel an sich ordentlich gebildet, aber vielleicht wasserköpfig verändert war. Es lagen ihnen auch nicht zugrunde die zahlreichen Vorkommnisse mittlerer Spalten der vorderen Bauchwand, des kloakalen Darm- und Blasenendes sowie des Beckens, die stets mit einer lumbosakralen, hinteren Verschlußstörung der Wirbelsäule und fast immer mit spastischer Haltung der Beine und Füße einhergehen; man kann sie als „Schizosomen mit Bauchwand-, Kloaken- und Beckenspalte" bezeichnen. Besteht für diese niemals lebensfähigen Früchte, die ich gelegentlich auch in Form einer unfreien Doppelfrucht gesehen habe, gar kein Zweifel, daß sie in den anatomischen Kreis des „Status dysraphicus" gehören, so erscheint mir anderseits die entsprechende Zugehörigkeit der lebenden Träger von Spaltblase und Spaltbecken als sehr wahrscheinlich. Schon bei anderer Gelegenheit habe ich darauf verwiesen und zugleich als Stütze für meine Ansicht jenen Befund einer verkappten Spina bifida sacralis bei einem Kind mit einfacher Spaltblase benannt, das zudem noch durch ein Steißteratom ausgezeichnet war (Blume (42)). Heute melde ich Ihnen eine allerjüngstens gemachte Feststellung Renate v. Hülsens (44), welche bei schwerer Rachischisis des lumbosakralen Wirbelsäulenabschnittes und bei Atresia recti zugleich eine Bauch-Blasen-Beckenspalte derselben menschlichen Frucht nachweisen konnte.

Hier, meine Herren, liegen neue Aufgaben wissenschaftlicher Mitarbeit für den Praktiker zutage, nämlich bei Spaltblasenträgern und Epispadikern nach sonstigen Zeichen eines klinisch feststellbaren Status dysraphicus zu suchen; noch mehr, durch Röntgenbetrachtung der unteren und

2*

untersten Wirbelsäule etwa verdeckte Stufen einer Spina bifida zu fassen — und wären es nur die geringsten Grade, wie sie am Kreuzbein in Spielarten des kranial zu weit klaffenden Hiatus sacralis oder in isolierten unvollständigem Bogenschluß eines einzelnen Wirbels vorkommen. Und selbst wenn man solche Zeichen an der Wirbelsäule nicht findet, ist damit — in Anbetracht der Spielbreite jener eingeborenen (endogenen) Fehlbildungen, die in einer großen Gruppe zusammengefaßt als „Verschlußstörungen des Rumpfendes" benannt werden —, ein Gegenbeweis gegen die Möglichkeit einer erbbedingten Natur der Spaltblase nicht erbracht. Und das von Köhler (44) gemeldete Vorkommnis von Ekstrophia vesicae bei zwei Vettern einer Sippe spricht ebenso wie die Feststellung der Beckenspalte bei kraniopagischen Zwillingen (Gg. B. Gruber) und das von Lenz erwähnte Vorkommnis hochgradiger

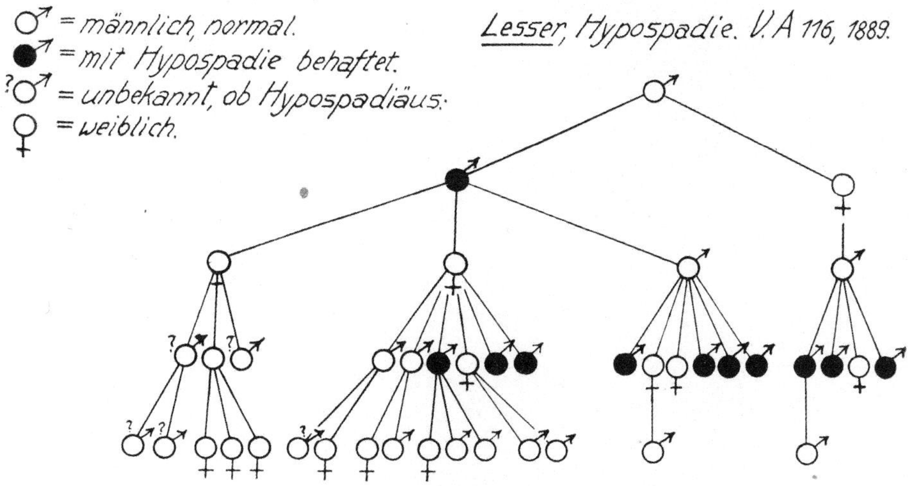

Abb. 11. Lessers Darstellung familiärer Häufung der Hypospadie.

Epispadie bei Zwillingen für eine keimgebundene Veranlagung einschlägiger Mißbildungen (45). Über die Durchschlagskraft solcher Vererbung läßt sich hier kaum etwas sagen. Zwar sind Weiber mit Spaltblasen Mütter geworden, aber die Mehrzahl der mit Ekstrophia vesicae Behafteten bleibt glücklicherweise kinderlos; vor allem pflegen die Männer, wenn auch noch eine epispadische Verbildung des Geschlechtsgliedes im Spiel ist, der Beiwohnung nicht fähig zu sein.

Recht gut sind wir dagegen über den Erbgang der Hypospadie unterrichtet. Ein schon vor fast 50 Jahren von Lesser (46) mitgeteiltes Sippenschema (Abb. 11) zeigt, daß diese Fehlbildung sowohl durch den Sohn, als durch die Tochter eines hypospadischen Vaters auf dessen männliche Enkel übertragen werden kann. Wie durchschlagend die Hypospadie gelegentlich vererbt wird, ist aus einer Darstellung von Lingard (47) zu ersehen, die sich über sechs Geschlechterfolgen erstreckt.

Eine sehr umstrittene Bildung sei zum Schluß noch kurz erwähnt, ich meine das Harnblasendivertikel. Es scheint, daß sich die lange Zeit gepflogene Unterscheidung in angeborene und in erworbene Divertikel nicht scharf durchführen läßt. Es beruhen auch sog. „erworbene" Harnblasenaussackungen, soweit sie nicht traumatisch oder durch paravesikale Vernarbungsvorgänge bedingt sind, auf angeborener Webungsschwäche bestimmter, umschriebener Gebiete der Blasenwand. „Es handelt sich bei der Divertikelbildung um Pulsionserscheinungen, die oftmals gerade an angeborenen muskelschwachen Blasenwandstellen als Buchten zustande kommen (Anschütz (48), Lurz (49)). Dabei ist der Mann auf Grund der anders angelegten Harnröhre und der besonderen Bedingung durch Lage und Vergrößerungsneigung der Prostata besonders zur Divertikelentstehung der Harnblase bereit. Es treffen also für die Verwirklichung des Divertikelleidens mehrere, zum Teil auch angeborene Ursachen zusammen, die, wie man unschwer einsehen wird, durch außenbedingte, etwa entzündliche Umstände gefördert werden können" (Gg. B. Gruber (48)).

Daß Webungseigenarten eines Organes, also auch Webungsschwächen, sich im Erbgang weiter erhalten, ist durchaus denkbar. Freilich weiß man über eine familiäre Häufung von Harnblasendivertikeln bisher sehr wenig. Nur bei Lurz (50) fand ich eine Beobachtung angeführt, der zufolge Vater und Sohn an einer Blasenaussackung gelitten haben. —

M. H.! Die Einstellung unserer Blickrichtung auf das Problem der Vererbungsmöglichkeiten solch körperlicher Übel hat die Zusammenarbeit von ärztlichen Praktikern und von Forschern in scheinbar lebensfernen Arbeitsstuben erneut wachgerufen. Die Teratologie, die lange genug etwas stiefmütterlich gewertet worden ist, erweist sich, auch am monströsen Fetus betrieben, als ein Feld, das Ergebnisse für die Einsicht in Spielarten und Abhängigkeiten von Erbfehlern lebender Mißbildungsträger zeitigen kann. Dabei zwingen die neuen Fragen immer wieder, den Blick vom Sonderfeld ärztlicher Einstellung auf den Bios des ganzen Menschen zu lenken. Ihn von hier aus auf die Vielheit der Lebensträger des Volkes auszudehnen ist unsere Pflicht. Mögen wir glücklich sein in dem Bestreben, als Ärzte rechtzeitig das abwegige Erbgut zu erkennen, es richtig zu werten und einzuschätzen, und dort, wo es vorherrschend aufzutreten geneigt ist, seine Weitersaat einzudämmen! So wird sich unser ärztliches Mühen von der Beratung und Behandlung des leidenden Einzelnen allmählich erheben können zur Betreuung eines gesunden Volkes!

Schrifttum

1. **Gruber, Gg. B.,** Mißbildungen der Harnorgane und Erbgang. Med. Klin. 1935, Nr. 26. — 2. **Frädrich,** Ein menschlicher Pygopagus. Virchows Arch. 97, 233 (1936). — 3. **Heins, Helmuth,** Beiträge zur Morphologie der Thorakopagen. Med. Inauguraldissertation. Göttingen 1937. — 4. **Busse,** Zur Frage des Ileothoracopagus tripus. Med. Inauguraldissertation. Göttingen 1929. — 5. **Gruber, Gg. B.,** Über Zweiköpfigkeit beim Menschen. Abhandlungen der Gesellschaften der Wissenschaft zu Göttingen, III. Folge, H. 4, 44 (1931). Weidmannsche Buchhandlung, Berlin. — 6. **Röwer,** Betrachtungen zur Frage des Ileothorakopagus. Med. Inauguraldissertation. Göttingen 1936. — 7. Vgl. **Berner,** Die Cystenniere. Jena 1933. **Gruber, Gg. B.,** Entwicklungsstörungen der Nieren, im Handbuch der speziellen pathologischen Anatomie und Histologie von Lubarsch und Henke VI, 1. Teil; ferner in Schwalbes Morphologie der Mißbildungen III, 3. Teil, „Entwicklungsstörungen der Harnorgane". Verlag G. Fischer, Jena. — 8. **Pabst, Edgar,** Nierencysten und Cystennieren im Leichenöffnungsgut des Göttinger Pathologischen Institutes 1907—1933. Med. Inauguraldissertation. Göttingen 1935. — 9. **Borelius,** Zur Genese und klinischen Diagnose der polycystischen Degeneration der Nieren. Nord.

med. Arch. (Chir.) 34 (1901). — 10. **Dunger,** Zur Lehre von der Cystenniere. Zieglers Beitr. z. allgem. Path. u. path. Anat. 35, 445 (1904). — 11. **Bull,** Infizierte Cystenniere usw. Norsk Mag. Laegevidensk. 1910. Vgl. auch Berners Monographie, S. 178. — 12. **Berner,** Die Cystenniere. Jena 1933. — 13. **Meckel,** Dtsch. Arch. f. Physiol. 7, 99 (1822). — 14. **Virchow, R.,** Ges. Abh. z. wiss. Med. 1856, 480. — 15. **Wolff,** Berl. klin. Wschr. 1866, Nr. 20, 269; 1867, Nr. 46, 480. — **Brückner,** Virchows Arch. 46, 503 (1869). — 16. **Singer,** Ein Fall von Hydrops renum cysticus congenitalis. Med. Inauguraldissertation. Greifswald 1894. — 17. **Carbonel,** zit. bei Dunger nach Couvelaire, Ann. de Gynéc. et d'obstétrique 26, T. 52, 453 (1899). — 18. **Beck, C.,** Ann. Surg. 1901. — 19. **Meyer, Erich,** Virchows Arch. 173, 209 (1903). — 20. **Teuscher,** Beitr. z. allg. Path. u. path. Anat. 75, 459 (1926). — 21. **Lelièvre** und **Walter,** Bull. Soc. Anat. Paris 94, 6. Serie, T. 21, 34 (1924). — 22. **Schneider, P.,** Briefliche Mitteilungen an Gg. B. Gruber. — 23. **Marquardt,** Cystenniere, Cystenleber und Cystenpankreas bei zwei Geschwistern. Med. Inauguraldissertation. Tübingen 1934. — **Ders.,** Die Vererbung der kongenitalen, doppelseitigen Cystenniere. „Der Erbarzt" 1936, 69. — 24. **Steiner,** Zbl. Chir. 1899, 872; Dtsch. med. Wschr. 1899, Nr. 41, 677. — 25. **Höhne,** Dtsch. med. Wschr. 1896, Nr. 47, 757. — 26. **Marquardt,** Zur Kasuistik des familiären Auftretens der Cystennieren. Der Erbarzt 1936, 102. (Die Schemata von Crawford, Love und Richmond (Glasg. Med. J. 1902, 57, 32)), Osler, Sprent, Thompson sind aus Marquardts Arbeit im Erbarzt 1936, 70, entnommen; ebenso die Stammtafel v. Cairns Beobachtung einer Ost-Londoner Familie.) — 27. **Bull** (nach Marquardts Angaben), Norsk Mag. Laegevidensk. 1910, 5 R., 8, 808; 1911, 5 R., 9, 457; 1918, 16, 113, 125. — 28. **Cairns,** Quart. J. Med. 18, 351 (1924/1925). — 29. **Crawford,** Surg. etc. 1925, 36, 185. — 30. **Roscher,** Acta chir. scand. (Stockh.) 70, 493 (1933). — 31. **Putschar, Walter,** Über Angiomatosis des Zentralnervensystems in der Netzhaut mit besonderer Berücksichtigung der Pankreasveränderungen. Münch. med. Wschr. 1935, Nr. 27, 1084. — 32. **Harbitz,** Acta path. scand. (Kobenh.) 11, 4, 442 (1934). — 33. **Gruber, Gg. B.,** Dysencephalia splanchnocystica. Beitr. z. path. Anat. u. z. allg. Pathol. 93, 459 (1934). — 34. **Pohlmann,** Über das Vorkommen hinterer Hirnbruchbildung mit vielcystischem Formfehler von Eingeweidedrüsen und mit Vielfingerigkeit. Med. Inauguraldissertation. Göttingen 1935. — 35. **Günther,** Erg. inn. Med. 40, 40 (1931). — 36. **Curtius** und **Lorenz,** Z. Neur. 149, 1 (1933). — **Fuchs,** Wien. med. Wschr. 1909, 2141, 2261. — Vgl. über den Status dysraphicus auch die Ausführungen von R. Allemann-Zürich in seiner Arbeit über die klinische Bedeutung familiärer Heredopathie und Mutation für die Urologie. Z. Urol. 30, H. 9 (1936). — 37. **Wollenberg,** Hydrocephalocele post. mit Spina bifida und cystischer Degeneration beider Nieren. Med. Inauguraldissertation. Königsberg 1889. — 38. **Giordano,** Arch. ital. Urol. 10, 365 (1933). — 39. **Deppe,** Beiträge zum anatomischen Wesen der Anenzephalie, Amyelie und Kraniorachischisis. Med. Inauguraldissertation. Göttingen 1935. — 40. **Allemann, R.,** Die klinische Bedeutung der familiären Heredopathie und Mutation für die Urologie. Z. Urol. 30, H. 6 (1936). — 41. **Naegeli,** Klinische Erbpathologie innerer und Nervenkrankheiten. Verh. dtsch. Ges. inn. Med., 46. Kongr., 1934, 54ff. — Vgl. auch **Schramm,** Z. Urol. 14, 329. — **Aeppli,** Über das Schrammsche Phänomen und ähnliche cystoskopische Bilder (klinisch-urologische Beobachtungen). Med. Inauguraldissertation. Zürich 1935. — 42. **Blume,** Z. Anat. 103, 498 (1934). — 43. **v. Hülsen, Renate,** Beitrag zur Kenntnis mittlerer kaudaler Rumpfspalten. Med. Inauguraldissertation. Göttingen 1937. — 44. **Köhler,** Z. Chir. 55, 1412 (1918). — 45. **Lenz** in Bauer-Fischer-Lenz, Menschliche Erblehre, 4. Aufl., S. 404 (1936). — 46. **Lesser,** Beiträge zur Vererbung der Hypospadie. Virchows Arch. 116, 537 (1889). — 47. **Lingard,** erwähnt bei Saller, Einführung in die menschliche Erblichkeitslehre und Eugenik, S. 150. Berlin 1932. — 48. **Gruber, Gg. B.,** Mißbildungen der Harnwege und Erbgang. Med. Klin. 1935, Nr. 26. — 49. **Anschütz,** Z. urol. Chir. 10, 103 (1922). — 50. **Lurz,** Z. urol. Chir. 18, 278 (1925).

Aussprache

C. H. Ludowigs (Karlsruhe):

Die Erklärung der Cystenniere durch entwicklungsgeschichtlichen Anschlußfehler der Nierenkanälchen wird durch das häufige Vorkommen gleichzeitiger Cysten in der Leber abgeschwächt. Ich hatte im vorigen Jahr Gelegenheit, bei der Sektion (Prof. v. Gierke) eines langjährig beobachteten Falles, das Zusammentreffen von großen Cystennieren mit auffallend starker Cystenbildung im Ureterinnern zu sehen. Durch deren Anhäufung waren offenbare Stromhindernisse gegeben, mit entsprechenden Erweiterungen der höheren Strecke. Der Vergleich mit vor 10 Jahren aufgenommenen Füllungsbildern des gleichen Falles zeigte Übereinstimmung der größten Cystenanhäufung mit den Schattenausfällen vor 10 Jahren (schon erkennbar in der entsprechenden Abbildung in Z. Urol. 20, 735, die stärkere Cystenbildung war im nicht abgebildeten Harnleiter mit perlschnurähnlichem Bild). Obwohl nun eine entzündliche Entstehung bei langjähriger Koliinfektion der hohen Harnwege unbedingt naheliegt, verdient dieses Zusammentreffen Beachtung, weil über die Ureteritis cystica auch noch kein endgültiges Urteil gesprochen ist.

Die neueste Auffassung, daß die Kleinheit des Nierenbeckens nicht auf Verdrängung, sondern auf einem Bildungsfehler beruht (Gruber), kann für die Diagnostik der Cystennieren größte Bedeutung haben.

Bei Abhandlungen über Blasendivertikel vermisse ich in mir bekannten Schriften den Hinweis auf Blindsäcke, die ohne Abflußverbesserung vergehen. In Z. urol. Chir. 4, 365, beschrieb Paschkis eine komplexe Mißbildung an der gedoppelten Harnleitermündung: Ureterocele mit großem Divertikel an deren Basis. Ich habe einen ähnlichen Fall in Z. urol. Chir. 20, 208, mitgeteilt, später einen weiteren beobachtet, der vollständig dem Vorbild glich. Nur daß sich bei diesem letzten Fall auch an der Gegenseite eine Doppelmündung befand, die sich zuweilen zu einer Art Divertikel zurückzog, so daß dessen Mündung ein einfaches Ostium hätte vortäuschen können. Diese Beobachtung habe ich bei Doppelmündungen wiederholt gemacht. Paschkis hat mir einige Jahre nach seiner Mitteilung (l. c.) berichtet, daß bei der letzten Untersuchung das Divertikel nicht mehr bestand, trotzdem kein besonderer Eingriff stattgefunden hatte. Hier handelte es sich nach den Röntgenbildern um eine sehr große Ausstülpung. Die Frage dieser zeitlich begrenzten Divertikel verdient größere Beachtung.

Indikationen und Operationstechnik der „Darm-Siphon-Blase“, ihre Leistungsfähigkeit in Röntgenbild und Film[1])

von Dr. **Leo Seiffert** in Neunkirchen/Saar
Chefarzt des evangelischen Fliedner-Krankenhauses

Mit 9 Abbildungen

Die Praxis bringt gelegentlich dem Chirurgen, viel öfter natürlich dem Urologen, Patienten, bei denen die Blase aus den verschiedensten Ursachen so schwer erkrankt oder defekt ist, daß im Interesse der Lebenssicherheit oder eines erträglichen Daseins ihre Ausschaltung, auch wohl gar ihre gänzliche Entfernung an sich das Notwendigste bzw. Wünschenswerteste wäre.

Die große Schwierigkeit besteht nun darin, wie die Blase, dieses überaus wichtige Organ mit seinen komplizierten Beziehungen und lebenswichtigen Verbindungen seiner Umgebung, zweckmäßig und mit möglichst geringen Gefahren bei der Operation selbst sowie für die nähere und entferntere Zukunft ersetzt werden kann.

Überaus groß ist die Zahl der Methoden, die bisher zur Lösung dieser wichtigen Aufgabe ersonnen worden sind. Die vordringlichste Forderung ist eine einwandfreie operationstechnische Versorgung der von der kranken Blase abgetrennten Ureterenden, von deren Gelingen der Erfolg, das ganze Wohl

[1]) Vortrag, gehalten auf der I. Tagung der Gesellschaft Reichsdeutscher Urologen zu Eisenach, 1. bis 3. X. 1936.

Hans Boeminghaus: Die Sterilisierung des Mannes, Rede gehalten auf der Ersten Tagung der Gesellschaft Reichsdeutscher Urologen vom 1. bis 3. Oktober 1936, aus „Zeitschrift für Urologie, Band 31“ (Georg Thieme Verlag, 1937), Seite 84–89, Repro Pugge.

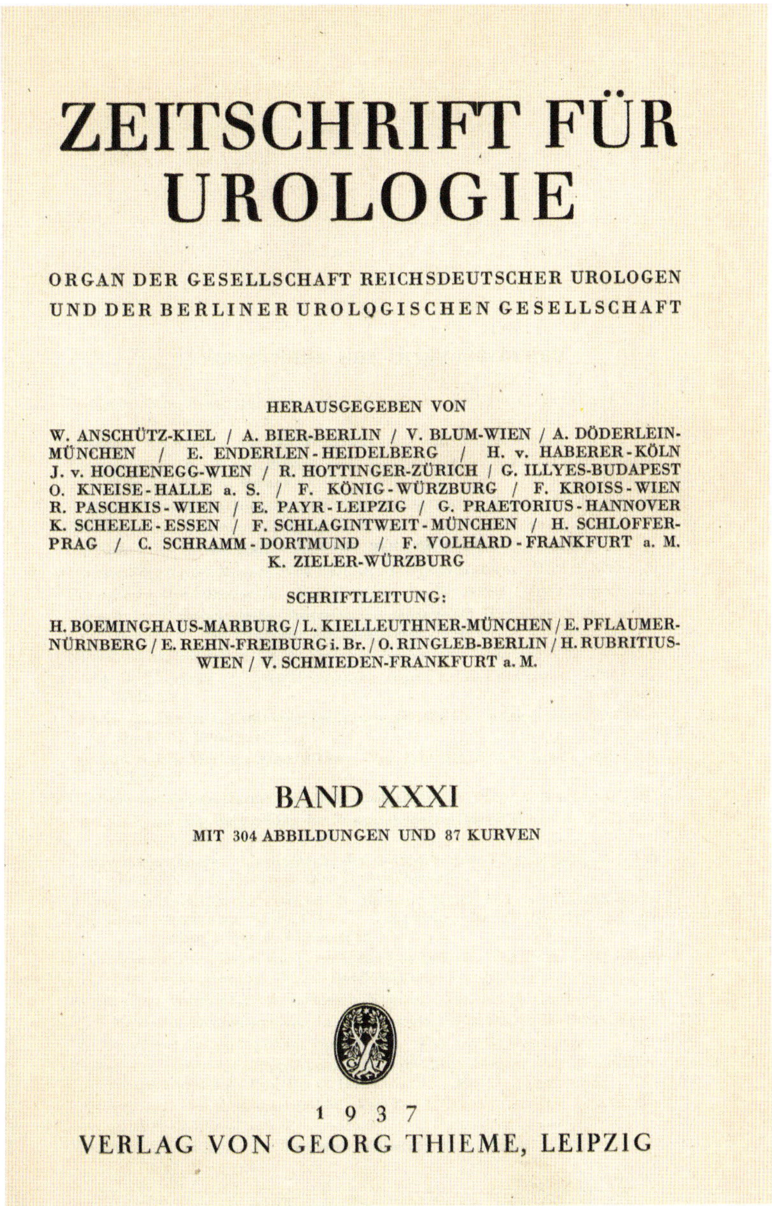

ZEITSCHRIFT FÜR UROLOGIE

ORGAN DER GESELLSCHAFT REICHSDEUTSCHER UROLOGEN UND DER BERLINER UROLOGISCHEN GESELLSCHAFT

HERAUSGEGEBEN VON

W. ANSCHÜTZ-KIEL / A. BIER-BERLIN / V. BLUM-WIEN / A. DÖDERLEIN-MÜNCHEN / E. ENDERLEN-HEIDELBERG / H. v. HABERER-KÖLN J. v. HOCHENEGG-WIEN / R. HOTTINGER-ZÜRICH / G. ILLYES-BUDAPEST O. KNEISE-HALLE a. S. / F. KÖNIG-WÜRZBURG / F. KROISS-WIEN R. PASCHKIS-WIEN / E. PAYR-LEIPZIG / G. PRAETORIUS-HANNOVER K. SCHEELE-ESSEN / F. SCHLAGINTWEIT-MÜNCHEN / H. SCHLOFFER-PRAG / C. SCHRAMM-DORTMUND / F. VOLHARD-FRANKFURT a. M. K. ZIELER-WÜRZBURG

SCHRIFTLEITUNG:

H. BOEMINGHAUS-MARBURG / L. KIELLEUTHNER-MÜNCHEN / E. PFLAUMER-NÜRNBERG / E. REHN-FREIBURG i. Br. / O. RINGLEB-BERLIN / H. RUBRITIUS-WIEN / V. SCHMIEDEN-FRANKFURT a. M.

BAND XXXI

MIT 304 ABBILDUNGEN UND 87 KURVEN

1 9 3 7

VERLAG VON GEORG THIEME, LEIPZIG

Zum Schluß sei auf die Bromverbindungen[1]) hingewiesen; sie geben, wie wir gefunden haben, starke Schatten, aber nicht mit den Strahlen derjenigen Wellenlängen, welche bei kurzer Expositionszeit wirken.

So ist aus dem Uroselectan ein Gebiet hervorgegangen, dessen Entwicklung nicht als beendet anzusehen ist. Auch ist der Gedanke, heterozyklische Jodverbindungen zu diagnostischen Zwecken heranzuziehen, nicht auf die Pyelographie beschränkt. Neuere Arbeiten haben zu einem jodhaltigen Chinolinderivat geführt, welches von Dohrn und Diedrich im Hauptlaboratorium der Schering-Kahlbaum A.G. synthetisiert wurde und unter dem Namen Choloselectan kürzlich Einführung in die klinische Praxis zur Sichtbarmachung der Galle gefunden hat[2]).

Ich gedenke mit Dankbarkeit derjenigen staatlichen Stellen, welche die Arbeiten in dem von mir geleiteten Institut durch viele Jahre hindurch unterstützt haben: des Preußischen Ministeriums für Landwirtschaft, Domänen und Forsten, der Notgemeinschaft der Deutschen Wissenschaft, des Reichsministeriums des Innern, des Reichs- und Preußischen Ministeriums für Wissenschaft, Erziehung und Volksbildung, welches mir zur Zeit nach meiner Emeritierung, die Fortsetzung meiner Arbeiten ermöglicht.

Die Sterilisierung des Mannes[3])

von

Boeminghaus, Marburg/Lahn

Mit 2 Abbildungen

Ich möchte zunächst darauf hinweisen, daß die Kenntnis der Unfruchtbarmachung des Mannes durch Eingriffe am Samenleiter, sog. Sperroperation, noch nicht allzu alt ist. Frühere Zeiten kannten zur Unfruchtbarmachung nur die doppelseitige Hodenexstirpation, also die Kastration.

Meines Wissens war Lambert der erste, der den Samenleiter unterbrach. Er glaubte, auf diese Weise eine Hodenatrophie zu erreichen; seine Maßnahme zielte also auch noch auf eine Kastration hinaus.

Zum Zweck der Sterilisation aus bevölkerungspolitischen bzw. eugenischen Rücksichten hat meines Wissens zuerst der Chikagoer Arzt Ochsener 1898 eine Unterbrechung des Samenleiters vorgeschlagen und vorgenommen.

---

[1]) Siehe z. B. Nr. 51 in Tabelle 3 und in der oben zitierten Patentschrift 506 425. Näheres siehe in der Arbeit von Binz, Räth, Maier-Bode und Hermann, Z. angew. Chem. 45, 713 (1932). Auf das dort behandelte recht verwickelte physikalische Gesetz, welches die Absorption der Röntgenstrahlen durch die Atome regelt, kann hier nur kurz verwiesen werden. Die Abhängigkeit des Absorptionskoeffizienten eines Elementes von der Wellenlänge stellt keine kontinuierliche Kurve dar, sondern weist „Absorptionsbandkanten" auf, d. h. der atomare Absorptionskoeffizient steigt mit der Wellenlänge, um dann plötzlich abzustürzen und erneut zu steigen. Diese Ab- und Anstiege liegen für Brom und Jod bei verschiedenen Wellenlängen, so daß innerhalb gewisser Bereiche Jod stärker absorbiert, innerhalb anderer Brom.

[2]) Vgl. B. O. Pribram, Münch. med. Wschr. 83, 1838 (1936).

[3]) Referat, gehalten auf der I. Tagung der Gesellschaft Reichsdeutscher Urologen zu Eisenach, 1. bis 3. X. 1936.

Der Eingriff ist der gleiche, wie wir ihn bei den Prostatikern zur Verhütung einer Nebenhodenentzündung üben.

Aus der Notwendigkeit der ärztlichen prophylaktischen Maßnahmen gegenüber den Erbkrankheiten im Sinne des Gesetzes zur Verhütung des erbkranken Nachwuchses erwächst uns Ärzten die Aufgabe, diesen für die Gesunderhaltung des Gesamtvolkes am einzelnen Individuum notwendigen Eingriff einerseits so schonend wie möglich, aber andererseits auch so zuverlässig wie nur möglich zu gestalten.

In dieser Hinsicht ist in den letzten Jahren wesentliches geschehen, und man darf sagen, daß hinsichtlich des Eingriffes beim Manne alles getan wurde, um diese Forderungen zu verwirklichen.

Bei der technischen Lösung des Problems handelt es sich um die Unwegsammachung des Samenleiters. Dabei ergeben sich für die Darstellung ohne weiteres die beiden Aufgaben: 1. die Art der Freilegung des Samenleiters und 2. die Maßnahmen, um seine Undurchgängigkeit sicherzustellen.

Die Freilegung des Samenleiters ist kein Problem, über das sich eine weitläufige Erörterung rechtfertigen ließe, sie ist in der denkbar einfachsten Weise mittels der verschiedensten Schnittführungen durchzuführen, und es ist das ein Eingriff, den jeder Operateur aus anderen ärztlichen Indikationen heraus häufig ausgeführt hat.

Aus der Abb. (Demonstration) ist zu ersehen, welche Arten der Schnittführung angegeben sind. Mit Ausnahme des Querschnitts oberhalb der Peniswurzel sind sie alle gut und ich brauche den näheren Hergang der Freilegung des Samenstranges im Rahmen dieser verschiedenen Schnittführungen, ob sie nun unten am Skrotum, im mittleren Abschnitt oder oben am äußeren Leistenring beginnen, nicht zu schildern. Der freigelegte Samenstrang wird, um Blutungen zu vermeiden, sorgfältig aufgeblättert und das Vas deferens von allen umgebenden Hüllen isoliert.

Ich habe seinerzeit zum Zwecke der Spülbehandlung der Samenblasen eine Methode zur Freilegung des Vas deferens beschrieben, die sich auf ähnliche frühere Vorschläge stützte und deren Wesen darin besteht, daß das Vas deferens zunächst perkutan mit einer Klemme fixiert, und daß dann erst über dem so unter der Haut fest gefaßten Samenleiter die Haut durchtrennt wird (Abb. 1). Diese Methode habe ich dann auch für die Durchführung der Sterilisation empfohlen. Sie hat meines Erachtens den Vorzug, daß der Eingriff mit einem Minimum an Gewebsdurchtrennung und in allerkürzester Zeit durchgeführt werden kann. Ich darf mir erlauben, Ihnen gleich die Technik dieser Art der Freilegung des Samenstranges im Zusammenhang mit den weiteren Maßnahmen in einem kurzen Film zu demonstrieren.

Für die Unwegsammachung des Samenleiters kommt nur die Resektion eines 1—2 cm langen Stückes des Samenleiters in Frage, da sich, in der Hauptsache auf Grund von Tierversuchen, gezeigt hat, daß sowohl die Unterbindung als auch die einfache Durchtrennung des Samenleiters (Vasotomie) die Möglichkeit zuläßt, daß sich bei dem Heilungsvorgang die beiden Lumina finden und der Samenleiter wieder durchgängig wird. Ob man nach der Resektion des Samenleiters die beiden Enden ligiert oder freiläßt, spielt keine wesentliche Rolle. Unterläßt man die Ligatur der beiden Enden, so kann es leicht zu einer kleinen Hämatombildung kommen.

Die Resektion eines Stückes aus dem Samenleiter bietet gleichzeitig die Möglichkeit, daß man sich in zweifelhaften Fällen durch sofortige makroskopische oder auch histologische Untersuchung davon überzeugen kann, daß man tatsächlich den Samenstrang vor sich hat. Die beiden Samenleiterstücke werden mit dem entsprechenden Namen des Erbkranken versehen, aufbewahrt, so daß man jederzeit in der Lage ist, bei entsprechenden Rückfragen, wie sie z. B. im Zusammenhang mit Alimentationsfragen sich ergeben können, durch eine nochmalige Untersuchung der entfernten Samenleiterstücke, den richtigen Verlauf der Operation sicherzustellen.

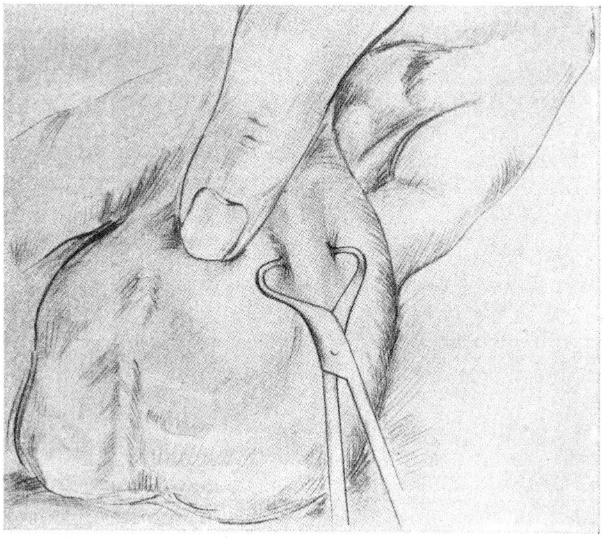

Abb. 1. Perkutane Fixierung des Vas deferens vor dem Hautschnitt.

Die Dauer des Krankenhausaufenthaltes der so Sterilisierten beträgt bei uns im Durchschnitt 4—5 Tage. Nach dieser Zeit werden die Patienten nach Hause entlassen. Nach 14 Tagen ist in der Regel die kleine Narbe kaum mehr zu erkennen. Bei uns in Marburg setzt sich der größte Teil der Unfruchtbarzumachenden aus Insassen der Heilanstalten Marburg und Haina zusammen. Abgesehen von einzelnen Ausnahmen werden diese Kranken ambulant operiert und gehen dann in die Heilanstalten zurück, wo sie unter ärztlicher Aufsicht bleiben. In den Fällen, wo es sich um imbezille Erbkranke handelt, wird der Eingriff in der Heilanstalt selbst, in einem dort entsprechend hergerichteten Operationszimmer, von uns vorgenommen.

Seinerzeit habe ich darauf hingewiesen, daß auch nach vorgenommener Unwegsammachung des Samenleiters die betreffenden Erbkranken noch nicht als unbedingt zeugungsunfähig zu betrachten sind, da sich in den peripheren Samenwegen (Samenleiterampulle und den sog. Samenblasen) noch lebensfähige und befruchtungsfähige Spermien aufhalten können. Die Samenblasen sind sicherlich nicht in erster Linie als Samenbehälter oder -speicher aufzufassen, aber es ist doch so, daß man im zeugungsfähigen Alter, besonders wenn einige Zeit seit der letzten Ejakulation verstrichen ist, in den Samenblasen mehr oder weniger regelmäßig reichlich bis überreichlich Spermien findet. Ferner konnten wir und andere bei den Unfruchtbargemachten noch längere Zeit nach der Operation durch Expression der Samenblasen bzw. der Prostata vom Damm her Spermien gewinnen. Endlich haben Tierversuche, die von Gohrbandt und mir unternommen wurden, gezeigt, daß Kaninchen, die in der beim Menschen üblichen Weise unfruchtbar gemacht worden waren, nach mehreren Wochen noch zeugungsfähig waren.

Diese Überlegungen gaben mir Veranlassung, ältere, aber erfolglose Untersuchungen über die Physiologie der Ejakulation zu wiederholen. Es ist mir im Verlauf dieser Untersuchungen gelungen, den Vorgang der Ejakulation im Tierexperiment auszulösen. Dabei konnte festgestellt werden, daß das jeweils bei der Ejakulation ausgeworfene Sperma aus den peripheren Samenwegen stammt, wobei dieses Material, das sich hier befindet, noch nicht einmal völlig, sondern nur zum Teil bei der Ejakulation ausgeschleudert wird. Ich habe den Vorgang im Film festgehalten und darf mir erlauben, Ihnen auch diesen kurzen Filmstreifen anschließend vorzuführen.

Auf Grund dieser Feststellungen mußte man mit der Möglichkeit einer Zeugung der Unfruchtbargemachten rechnen, wobei ich nicht auf die Frage eingehen will, wie häufig mit dieser Möglichkeit praktisch zu rechnen ist.

Es ergab sich nun die Frage, wie diesem Mißstand zu begegnen sei. Zunächst wurde der Vorschlag gemacht, die Unfruchtbargemachten längere Zeit nach dem Eingriff zu internieren. Soweit es sich um Insassen von Landesheilanstalten handelt, ließe sich dieser Vorschlag praktisch wohl durchführen, wenngleich in vielen Fällen von seiten der Erbkranken oder ihren Angehörigen die Einwilligung zur Unfruchtbarmachung nur deswegen gegeben wird, weil ihnen dann die Rückkehr in ihre Familien in Aussicht gestellt wird. Bei den Fällen, die aus ihrem häuslichen Milieu kommen, würde die Internierung schon sehr viel weniger leicht durchführbar sein, und es ist vor allen Dingen dabei die Frage, wie lange man solche Unfruchtbargemachte noch internieren müßte, um sicher zu sein, daß das zeugungsfähige Sperma inzwischen zugrunde gegangen ist. Über die Lebensdauer der Spermien innerhalb der Samenwege des Mannes besitzen wir keine genauen Kenntnisse. Es ist auch begreiflich, daß sich der Erforschung dieser Frage gewaltige Schwierigkeiten entgegenstellen. Einige wenige Befunde an Kastrierten, die einige Zeit nach dem Eingriff starben, sowie vergleichende Untersuchungen am Tier, die allerdings keine absolute Gültigkeit für die menschliche Physiologie beanspruchen dürfen, ergaben jedenfalls, daß man mit einer relativ langen Erhaltung der Lebensfähigkeit bzw. Beweglichkeit der Samenfäden rechnen muß bzw. rechnen kann.

Man hat dann ferner vorgeschlagen, die Unfruchtbargemachten zu einer willkürlichen Ejakulation anzuhalten, da aller Voraussicht nach nach ein oder zwei Ejakulationen das zeugungsfähige Material praktisch entleert sein wird.

Man kann über diesen Vorschlag nicht diskutieren, und ich glaube es würde, wenn dies zur Regel oder Gewohnheit gemacht würde, mit Recht eine Mißkreditierung der gesamten Maßnahmen daraus resultieren.

Weiter hat man den Vorschlag gemacht, das noch vorhandene zeugungsfähige Sperma durch digitale Expression vom Mastdarm zu entfernen. Jeder, der auf diesem Gebiet eigene Erfahrung besitzt, weiß, wie außerordentlich unzureichend und unsicher diese Maßnahme ist.

Ich habe dann seinerzeit vorgeschlagen, die Samenwege in peripherer Richtung mit einer Flüssigkeit durchzuspülen, wobei ich einerseits die mechanische Entleerung im Auge hatte und andererseits durch eine entsprechende

Auswahl des Spülmittels eine chemische Abtötung der Spermien anstrebte (Abb. 2). Die Voraussetzung für diese Maßnahme war die längst bekannte Tatsache, daß Flüssigkeiten, die in peripherer Richtung in den Samenleiter injiziert werden, erst die gesamten Samenwege, einschließlich der Samenblasen, maximal füllen, ehe der langsam entstehende Überdruck den Verschlußmechanismus der beiden Ductus ejaculatorii sprengt und so der Flüssigkeit den Austritt in die Harnröhre freigibt. Es war somit die Möglichkeit gegeben, die gesamten abführenden Samenwege mit der Spülflüssigkeit in innigen Kontakt zu bringen.

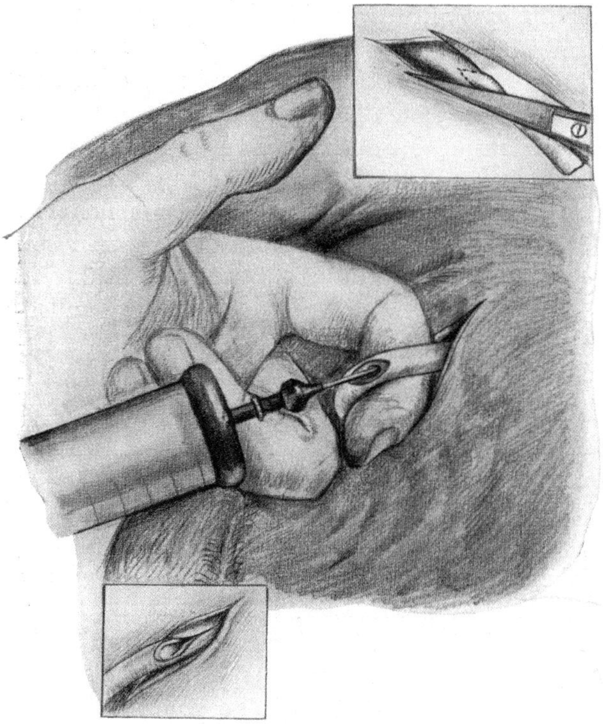

Abb. 2. Technik der Rivanolinstillation in das Vas deferens. Zur Durchspülung wird der Samenleiter angeschlungen und seitlich eingekerbt.

Untersuchungen, die der Wahl der Spülflüssigkeit dienten, wurden gemeinsam mit Baldus an unserer Klinik durchgeführt und bestätigten meine Vermutung, daß das Rivanol, das wir zu den verschiedensten Zwecken in einer Konzentration von 1 : 1000 benutzen, unter allen zur Verfügung stehenden Mitteln das geeignetste war. Das Rivanol tötet die Spermien schlagartig, und auf Grund von 600 Sterilisationen kann ich versichern, daß niemals, weder in subjektiver noch in objektiver Hinsicht, durch das in die Samenwege instillierte Rivanol in einer Konzentration von 1 : 1000 Reizungen aufgetreten sind. Entsprechende Bedenken in dieser Richtung sind völlig unbegründet.

Soweit ich unterrichtet bin, sind eine große Reihe von Chirurgen meinem Vorschlag der Rivanolinstillation gefolgt, andere halten sie nicht für unbedingt erforderlich. Da die Instillation in keinem Falle irgendwie schädlich ist oder auch nur in subjektiver Hinsicht einen Reiz darstellt, andererseits aber der Maßnahme der Unfruchtbarmachung eine sofortige und wesentlich größere Sicherheit gibt, sollte man sie allgemein üben.

Auf die verschiedenen Komplikationen des Eingriffs, die sich daraus ergeben, daß gelegentlich mal ein Fall zur Operation kommt, bei dem sich Mißbildungen finden, z. B. ein doppelter Samenstrang oder kein Samenstrang bei dann meist kleinen, infantilen Hoden, sowie beim Kryptorchismus usw., kann ich hier im einzelnen nicht eingehen und ist wohl auch nicht Zweck der mir gestellten Aufgabe. Es ist selbstverständlich, daß die Eingriffe dann, wenn das Vas deferens nicht deutlich und klar zu palpieren ist, etwas größer angelegt werden müssen, und daß beim kryptorchen Hoden auch andersartige Schnittführungen erforderlich sind, um festzustellen, ob überhaupt ein Hoden vorhanden ist oder nicht.

Ich möchte, bevor ich Ihnen die beiden Filme zeige, noch auf die Frage der sog. Rückoperation kurz eingehen. Unter Rückoperation versteht man die Maßnahmen zur Wiederherstellung der Durchgängigkeit des Samenleiters. Ich will darauf verzichten, die verschiedenen technischen Vorschläge, die zur Erreichung dieses Problems gemacht worden sind, im einzelnen zu schildern, nachdem man jetzt eine Methode kennt, die ein recht beträchtliches Ausmaß von Erfolgssicherheit beanspruchen kann. Die Methode besteht darin, daß die beiden Enden des durchschnittenen bzw. resezierten Samenleiters freigelegt werden, der narbige Verschlußteil abgetragen wird und dann die beiden Stümpfe in der Form der End-zu-End-Naht vereinigt werden. Damit bei dem kleinen Lumen keine Stenose eintritt, empfiehlt es sich, die Naht über einem eingeführten feinen Metalldraht vorzunehmen, der an einer der Naht entfernten Stelle durch den Samenleiter hindurch und durch die Wunde nach außen geleitet wird. Nach Verlauf von einigen Tagen wird der feine Draht entfernt. Oder man macht die Naht über einem in beide Stumpfenden eingeführten Katgutfaden, es hat das den Vorteil, daß man ihn später nicht zu entfernen braucht, da er der Resorption unterliegt.

Begreiflicherweise haben wir über die Erfolgsaussichten dieses Eingriffs am Menschen so gut wie keine praktischen Erfahrungen, wir müssen uns in der Beurteilung dieses Eingriffs auf entsprechende Tierversuche stützen. Wenn der Eingriff am Hund mit etwa 50% Erfolgsaussichten berechnet wird, so dürfen die Erfolgsaussichten beim Menschen wegen der doch erheblich günstigeren anatomischen Verhältnisse noch höher veranschlagt werden.

Demonstration der Filme: a) Zur Physiologie der Ejakulation. b) Technik des Sterilisationseingriffs beim Mann.

Aussprache

P. Seeliger (Bottrop)

fragt bei dem Vortragenden an, ob er es für notwendig oder wenigstens wünschenswert hält, daß bei der Resektion des Vas deferens mikroskopische Untersuchungen gemacht werden, um festzustellen, daß wirklich Stücke aus dem Vas deferens entfernt wurden. K. H. Bauer (Breslau) hätte auf dem Chirurgenkongreß 1935 diesen Vorschlag gemacht, um Mißerfolge auszuschalten. Im Krankenhaus der Ruhrknappschaft in Bottrop wäre man diesem Vorschlag gefolgt und im Laufe der letzten 1½ Jahre wäre es einmal vorgekommen, daß die mikroskopische Untersuchung ergeben hätte, daß nicht ein Stück des Vas deferens entfernt worden sei. Neuerdings wäre nun die Frage aufgetaucht, wer für die Kosten dieser mikroskopischen Untersuchungen aufzukommen hätte, da der zuständige Fürsorgeverband sich geweigert hätte, außer Verpflegungskosten noch Kosten für mikroskopische Untersuchungen zu übernehmen.

Kurt Schneider (Göttingen):

Es wird auf die Wichtigkeit der histologischen Nachuntersuchung der resezierten Samenleiter hingewiesen, da sich kürzlich bei zwei Präparaten in der Göttinger Klinik gezeigt hatte, daß schwielig veränderte Venen reseziert worden waren. Solche Fälle können, wenn sofort histologisch nachuntersucht wird, nachreseziert werden, ohne daß es zu einer Befruchtung gekommen wäre.

H. Boeminghaus (Marburg): Schlußwort

Im allgemeinen ist eine histologische Sicherstellung wohl nicht erforderlich. Dagegen ist diese Kontrolle in allen Fällen zweckmäßig, wo Zweifel entstehen.

Wilhelm Richter: Gonorrhoe und Ehe, Rede gehalten auf der Ersten Tagung der Gesellschaft Reichsdeutscher Urologen vom 1. bis 3. Oktober 1936, aus „Zeitschrift für Urologie, Band 31" (Georg Thieme Verlag, 1937), Seite 1–6, Repro Pugge.

ZEITSCHRIFT FÜR UROLOGIE

ORGAN DER GESELLSCHAFT REICHSDEUTSCHER UROLOGEN UND DER BERLINER UROLOGISCHEN GESELLSCHAFT

HERAUSGEGEBEN VON

W. ANSCHÜTZ-KIEL / A. BIER-BERLIN / V. BLUM-WIEN / A. DÖDERLEIN-MÜNCHEN / E. ENDERLEN-HEIDELBERG / H. v. HABERER-KÖLN J. v. HOCHENEGG-WIEN / R. HOTTINGER-ZÜRICH / G. ILLYES-BUDAPEST O. KNEISE-HALLE a. S. / F. KÖNIG-WÜRZBURG / F. KROISS-WIEN R. PASCHKIS-WIEN / E. PAYR-LEIPZIG / G. PRAETORIUS-HANNOVER K. SCHEELE-ESSEN / F. SCHLAGINTWEIT-MÜNCHEN / H. SCHLOFFER-PRAG / C. SCHRAMM-DORTMUND / F. VOLHARD-FRANKFURT a. M. K. ZIELER-WÜRZBURG

SCHRIFTLEITUNG:

H. BOEMINGHAUS-MARBURG / L. KIELLEUTHNER-MÜNCHEN / E. PFLAUMER-NÜRNBERG / E. REHN-FREIBURG i. Br. / O. RINGLEB-BERLIN / H. RUBRITIUS-WIEN / V. SCHMIEDEN-FRANKFURT a. M.

BAND XXXI

MIT 304 ABBILDUNGEN UND 87 KURVEN

1937

VERLAG VON GEORG THIEME, LEIPZIG

(Aus der Universitäts-Hautklinik Greifswald, Direktor: Prof. Dr. Wilhelm Richter)

Gonorrhoe und Ehe[1])

von Prof. Dr. **Wilhelm Richter**

Mit dem Siege der nationalsozialistischen Weltanschauung wurde die Ärzteschaft vor neue Aufgaben gestellt. Vor dem Umbruch kann man die Stellung des Arztes sozusagen als passiv bezeichnen, insofern, als damals der Arzt seine Hauptaufgabe in der Betreuung Kranker sah. Der nationalsozialistische Staat fordert darüber hinaus aktiven Einsatz in die Gesundheitspolitik, die nun nicht nur dem eigentlichen Sinne entsprechend in der Gesundheitsvorsorge und -fürsorge verankert ist, sondern darüber hinaus das Gebiet der Erbbiologie, Rassenpflege und Bevölkerungspolitik erfaßt. Diese großen Aufgabengebiete setzen sich ihrerseits wieder aus zahlreichen kleinsten Teilgebieten zusammen, die aber in ihrer Gesamtheit zu dem Rüstzeug jedes deutschen Arztes gehören müssen.

Der Spezialist wird selbstverständlich darüber hinaus vor Sonderaufgaben gestellt, die nach planmäßiger Bearbeitung und Vertiefung in dem Ergebnis dem Praktiker zugeführt werden müssen.

So ergibt sich für den Urologen über den Rahmen seiner Bindung an die Chirurgie und innere Medizin eine Interessengemeinschaft mit der Venerologie, bevorzugt mit dem Gebiet der Gonorrhoe.

Bei der heutigen Besprechung will ich besonders die Frage eingehend erörtern: Bedarf die Gonorrhoe tatsächlich über den Rahmen der Gesundheitsschädigung bevölkerungspolitisch gesehen besonderer Maßnahmen, und wo liegen die Angriffspunkte eines erfolgreichen Vorgehens gegen die gonorrhoische Erkrankung mit ihren Gefahren?

Die amtlichen Statistiken haben bisher das bevölkerungspolitische Gefahrenmoment außer acht gelassen und sind daher nach dieser Richtung hin zur Klärung nicht zu verwerten. Die wissenschaftlichen Arbeiten gehen zum Teil in ihrer Kritik stark auseinander, was wohl in dem wechselvollen Material der einzelnen Forscher liegt. Die Deutsche Gesellschaft zur Bekämpfung der Geschlechtskrankheiten hat sich unter Führung von Spiethoff und besonderer Sachbearbeitung durch Gottschalk die Aufgabe gestellt, die Frage der Gefahr der gonorrhoischen Infektion in bezug auf die Bevölkerungspolitik zu klären. Gottschalk hat in mühevoller Arbeit das zur Verfügung stehende Material zusammengetragen und statistisch ausgewertet. Nach Gottschalks Zusammenstellung hat sich herausgestellt, daß von der allgemeinen Unfruchtbarkeit in Höhe von 10—12% auf die gonorrhoische Infektion 25% entfallen,

---

[1]) Vortrag, gehalten auf der I. Tagung der Gesellschaft Reichsdeutscher Urologen zu Eisenach, 1. bis 3. X. 1936.

was bei oberflächlicher Schätzung in Zahlen umgesetzt einen Ausfall von 35—40000 Geburten bedeutet. Der Anteil des männlichen Geschlechts wird auf 10%, der des weiblichen Geschlechts auf 15% geschätzt. Diese Zahl umfaßt nur solche Fälle, bei denen eine Gonorrhoe einwandfrei zugegeben worden ist, sie dürfte in Wirklichkeit viel größer sein, da ein Teil der Patienten die vorangegangene gonorrhoische Infektion verschweigt oder auch sonst ärztlich nicht erfaßt wurde. Unterstellen wir also, daß die von Gottschalk angegebenen Zahlen noch unterbewertet sind, daß sogar sicher noch eine Reihe von Ein-Kind-Ehen auf das Konto der gonorrhoischen Infektion verbucht werden müssen, so erkennen wir, daß auch bevölkerungspolitisch gesehen der gonorrhoischen Infektion der Kampf angesagt werden muß. Diese Forderung ist noch um so berechtigter, als es sich bei Gonorrhoekranken bevorzugt um in der Blütezeit des Lebens stehende Menschen handelt, die im allgemeinen den sonstigen Anforderungen in bezug auf Erbanlage völlig entsprechen.

Wenn man gegen die bevölkerungspolitische Gefahr einen aktiven Kampf erfolgversprechend aufnehmen will, so erhebt sich zwangsläufig die Frage: Worauf ist die Sterilität zurückzuführen? Bei der männlichen Gonorrhoe hat sich gezeigt, daß nicht nur, wie man früher annahm, Nebenhodenentzündungen, bevorzugt doppelseitig, sondern auch Erkrankungen der Vorsteherdrüsen, Samenblasen usw., die zum Teil nicht einmal unter klinischen Erscheinungen abzulaufen brauchen, zur Sterilität führen. Pathologisch-anatomisch handelt es sich im allgemeinen um eine Verlegung der Samenableitungswege mit der daraus resultierenden Azoospermie; darüber hinaus spielen aber sicher auch physiologisch-chemische Schädigungen des Samens selbst eine Rolle. Diese Annahme glaube ich damit rechtfertigen zu können, daß von uns Fälle beobachtet wurden, bei denen die Untersuchung des Mannes eine Oligospermie ergab, die Ehe steril war, die Frau aber nach der Scheidung nach erneuter Verheiratung in kürzester Zeit verfiel. Die Unfruchtbarkeit der Frau ist auf die Komplikationen von seiten der Adnexe zurückzuführen mit Verlegung der Durchgängigkeit der Tuben, Verklebung der Fimbrien oder Schädigung der Ovulation.

Es wirft sich nun weiter die Frage auf: Wie können wir diesen, die Sterilität bedingenden Komplikationen vorbeugen?

Zur Lösung dieser Aufgabe sind zwei Wege erforderlich:

1. Kampf gegen die gonorrhoische Infektion im allgemeinen durch weitgehendste Aufklärung der Laien über die gesundheitsschädigende Wirkung und die bevölkerungspolitische Gefahr der gonorrhoischen Infektion. Es ist an der Zeit, endlich einmal energisch der Laienansicht gegenüberzutreten, die gonorrhoische Infektion sei eine harmlose, nichtssagende Erkrankung.
2. Jeder Arzt, der die Behandlung einer gonorrhoischen Infektion übernimmt, muß verantwortungsbewußt, voll und ganz mit den Untersuchungs- und Behandlungsmethoden vertraut sein, wobei besonders die Auswertung der Untersuchungsmethoden und ihre Beziehung zur Feststellung der Heilung berücksichtigt werden muß. Früherkennung, zweckdienliche Behandlung, Überwachung entsprechender Lebensführung der Gonorrhoekranken sind Vorbedingungen, um einer Sterilität vorzubeugen.

Im Kreise der Urologen kann ich wohl verzichten, im einzelnen auf die angegebenen Erfordernisse näher einzugehen. Im übrigen verweise ich auf meine demnächst in der Medizinischen Welt erscheinende Arbeit[1]: „Richtlinien für den Praktiker im Kampf gegen die Geschlechtskrankheiten." Da aber die Urologen bei der Wichtigkeit der großen Aufgabe, sich aktiv durch aufklärende und belehrende Vorträge für den Praktiker einschalten müssen, will ich einige Punkte zur Besprechung herausgreifen, die mir aus meiner Erfahrung heraus für die Anweisung des Praktikers besonders wichtig erscheinen. Bei der Gonorrhoe des Mannes z. B. findet man immer wieder, daß Patienten aus der Behandlung von Allgemeinpraktikern entlassen werden, weil sie klinisch keinen eitrigen Ausfluß mehr haben und die Urinproben völlig klar sind. Grundsätzlich müssen auch bei Fehlen jeglichen Ausflusses von der Schleimhaut Abstriche gemacht werden. Man ist erstaunt, wie häufig hier noch trotz Fehlens klinischer Erscheinungen Gonokokken nachgewiesen werden. Oberflächliche Untersuchungsmethoden genügen aber auch deshalb nicht, weil auch bei Fehlen eines Gonokokkennachweises in dem Schleimhautabstrich und bei sonstiger scheinbarer Heilung irgendwo im Genitaltraktus Gonokokkenherde latent verborgen sein können, die früher oder später durch innere oder äußere Reize zu floriden Rezidiven oder sogar ernsten Komplikationen führen. Die Erfahrungen haben gezeigt, daß eine Reihe von Patienten angeben, immer wieder nach 1—2 monatigen Intervallen zum Teil Jahre hindurch wegen starken Ausflusses sich erneut in Behandlung begeben zu müssen. Jedesmal wurden dann Gonokokken nachgewiesen, die nach kurzer Zeit der Behandlung wieder verschwanden. Aus dieser Beobachtung heraus hat sich auch in Laienkreisen die Ansicht entwickelt, jede Gonorrhoe ist heilbar, nur die erste nicht. Bei ehrlicher Kritik muß in diesen Fällen zugegeben werden, daß die erforderlichen Untersuchungen zur einwandfreien Feststellung der gonorrhoischen Infektion außer acht gelassen wurden. Der Schwerpunkt dieser Beobachtung liegt aber auch noch darin, daß durch die Unzulänglichkeit der Untersuchungen den Patienten die Sicherheit der Heilung gegeben wurde, nun aber doch eine weitere Verbreitung der Infektion stattgefunden hat. Die Feststellung der Heilung der gonorrhoischen Infektion des Mannes stellt an den Arzt nun einmal besondere Anforderungen, die keinesfalls durch Unkenntnis oder Mangel an Zeit oder dergleichen unterlassen werden darf. Neben den bekannten lokalen Provokationen mit 3%igem Hydrogen. peroxyd., nachfolgend mit 10%iger Lugolscher Lösung, der Alkoholprobe, Reizung durch spezifische oder unspezifische Eiweißkörper (Milch, Aolan, Yatren, Gono-Yatren, Compligon, Arthigon oder dergleichen) auf verschiedenstem Wege, intrakutan, subkutan, intramuskulär oder intravenös entsprechend in der Dosierung wechselnd, muß eine exakte Untersuchung der Anhangsgebilde des Urogenitaltraktus vorgenommen werden. Zunächst muß auf eine Infektion von paraurethralen Gängen geachtet werden. Weiterhin müssen die Littréschen Drüsen untersucht werden, und zwar durch Touchieren und bei Fehlen akutentzündlicher Erscheinungen Ausmassieren über einem in die Harnröhre eingeführten, möglichst dicken Dittel- oder Kollmannstab mit nachfolgender Untersuchung des Sekrets. Für den Spezialisten bewährt sich besonders

[1]) Die Arbeit ist erschienen in der Med. Welt, Nr. 44 (1936), am 31. X. 1936.

wegen der leicht anzuschließenden Behandlung die Urethroskopie. Außerdem müssen im Sinne der topischen Untersuchung Pickers die Cowperschen Drüsen auf latente Gonokokkenherde hin untersucht werden. Hierzu wird nach vorheriger Füllung der Blase die Cowpersche Drüse zwischen dem in den Darm eingeführten Zeigefinger und den gegen den Damm drückenden Daumen ausmassiert. Mit der spontan entleerten Blasenflüssigkeit wird das Experimat ausgeschwemmt und das Sediment untersucht. Grundsätzlich muß auch vor der Entlassung des Patienten aus der Behandlung das Exprimat von Samenblasen und Prostata untersucht und in jedem Falle bougiert werden, und zwar mit 22—23 Charière, um schon zu diesem Zeitpunkt Strikturen festzustellen, die unbeachtet in den späteren Jahren ernstere Schädigungen hervorrufen können, während sie zu diesem Zeitpunkt durch zweckdienliche Maßnahmen, besonders Diathermie leicht zur Heilung gebracht werden können.

Noch größere Anforderungen an den Arzt stellt die weibliche Gonorrhoe, die bekanntlich häufig schon in ihrer Diagnostik größte Schwierigkeiten macht, subjektiv im allgemeinen erst dann Beschwerden verursacht, wenn Komplikationen hinzugetreten sind. Immer wieder muß man sich davon überzeugen, daß Patientinnen, die als Infektionsquelle angegeben worden sind, Atteste vorlegen, in denen bescheinigt wird, daß bei der Untersuchung keine Gonokokken nachgewiesen worden sind. Wie verhängnisvoll sich derartige Atteste auswirken, illustrieren die nicht seltenen Fälle, bei denen dieselbe Frau auf Grund der Feststellung der Gesundheitsämter zu wiederholten Malen als Infektionsquelle angegeben worden ist und als Beweismaterial gegen die Anschuldigung, wissentlich die Infektion weiterverbreitet zu haben, diese sog. Gesundheitsatteste vorlegte. Ich muß offen bekennen, daß in einigen derartigen Fällen anläßlich der von dem Gesundheitsamt veranlaßten klinischen Beobachtung trotz aller Provokationen häufig erst nach 10—12maliger Untersuchung der Gonokokkennachweis einwandfrei gelang. Zur Feststellung der Gonorrhoe muß grundsätzlich ein Urethral-, Zervikal- und Analabstrich gemacht und weiterhin auf eine Infektion der paraurethralen Gänge und der Bartholinischen Drüsen geachtet werden. Für die Zervikaluntersuchung haben sich besonders der zweite und die darauffolgenden Tage der Menstruation bewährt, da zu diesem Zeitpunkt infolge der Umstellung der Schleimhaut häufig eine Gonokokkenausschwemmung erfolgt. Der sog. Reinheitsgrad des Zervikalabstriches kann im gewissen Sinne für die Aufdeckung der gonorrhoischen Infektion mit herangezogen werden, insofern, als Fehlen der Flora sowie reine Leukozytenansammlung für eine gonorrhoische Infektion spricht, vorausgesetzt, daß kein Abort oder dergleichen vorangegangen ist. Im Zweifelsfalle müssen die vorher erwähnten Provokationsmethoden mit herangezogen werden. Auch die Gonokokken-Komplementbindungsreaktion kann zur Klärung beitragen, obwohl sie über den Sitz der Infektion nichts aussagt. Hauttestungen im Sinne der Allergieprüfung mit Gonokokkenvakzin lassen wegen ihrer zu großen Unspezifität keinen Rückschluß zu. Grundsätzlich soll aber infolge der Erfahrungen eine einwandfrei als Infektionsquelle angegebene Frau als gonorrhoekrank angesprochen werden, auch wenn die Untersuchungsergebnisse zunächst negativ sind. Diese Einstellung ist deshalb gerechtfertigt, weil außer der weiterhin bestehenden Gefahr einer Ausbreitung der Infektion die Kranke selbst durch früher oder später hinzutretende Komplikationen ernsten Schaden erleidet, die, wie ich schon vorhin erwähnte, zur Sterilität führt. Durch das Vertrauensverhältnis zwischen Arzt und Patienten muß bei Klarstellung dieser Tatsachen jede Mentalität ausgeschaltet und alles daran gesetzt werden, daß durch zweckdienliche Behandlung, Überwachung der Lebensführung, die Gefahr der Weiterverbreitung der Infektion beseitigt und ernsten Komplikationen vorgebeugt wird. Wenn schon die Feststellung der gonorrhoischen Infektion der Frau auf große Schwierigkeiten stößt, so ist selbstverständlich von vornherein klar, daß eine verantwortungsbewußte Kritik über die Heilung noch schwieriger ist. Für die Feststellung der Heilung müssen daher die üblichen Provokationsmethoden in mehrfacher Wiederholung in Anwendung gebracht werden. Für die Durchführung der lokalen und allgemeinen Provokationsmethoden empfehlen sich die gleichen Maßnahmen, wie ich sie vorher für die Feststellung der Heilung der Gonorrhoe des Mannes angegeben habe. Trotz wiederholt negativen Ausfalls müssen, um allen Überraschungen vorzubeugen, während der folgenden drei Menstruationen und zwar am 2. Tag der Menstruation, erfahrungsgemäß Kontrolluntersuchungen durchgeführt werden. Bei dieser Gelegenheit sei erwähnt, daß nach unseren Feststellungen die Gonokokken-Komplementbindungsreaktionen für die Klärung der Heilung nicht maßgeblich herangezogen werden können, da diese Reaktionen auch noch längere Zeit nach einwandfreier Heilung, wie bei der männlichen Gonorrhoe erwiesen wurde, positiv ausfallen. Auch die spezifische Testung der Haut mit Compligon, Arthigon oder dergleichen läßt sich nach dieser Richtung hin nicht verwerten.

Eine weitere Frage, die besonders bevölkerungspolitisch von Interesse ist, ist die: Wann darf bei vorangegangener Gonorrhoe eine Heiratskonsens erteilt werden? Um vor Überraschungen bewahrt zu bleiben, sollen grundsätzlich 3 Monate nach der endgültigen Heilung verstreichen und dann nochmals genaue Untersuchungen durchgeführt werden, ehe die Heiratskonsens erteilt wird. Maßgeblich für diese Einstellung ist der § 6 des RGBG., wonach derjenige mit 3 Jahren Gefängnis bestraft wird, der eine Ehe eingeht, obwohl er weiß oder den Umständen nach annehmen müßte, daß er an einer mit Ansteckungsgefahr verbundenen Geschlechtskrankheit leidet, ohne dem anderen Teil vor Eingang der Ehe von dieser Krankheit Mitteilung gemacht zu haben.

Wenn berücksichtigt wird, was bevölkerungspolitisch auf dem Spiel steht, so wird sicher bei der Betonung der Volksgemeinschaft jeder Volksgenosse aus seinem Verantwortungsgefühl heraus sich dieser etwas unangenehmen Zwangsmaßnahme unterziehen. Man könnte nun noch die Frage aufwerfen: Sollen Patienten, die eine komplizierte Gonorrhoe durchgemacht haben, in deren Verlauf mit größter Wahrscheinlichkeit mit einer Sterilität zu rechnen ist, eine Heiratskonsens mit vollwertigen, erbgesunden Partnern gestattet werden? Bei Beantwortung dieser Frage stoßen wir insofern auf große Schwierigkeiten, als Menschen in der Blütezeit des Lebens von der Geschlechtskrankheit befallen werden, die im allgemeinen den sonstigen Anforderungen im Sinne des Erbgesundheitsgesetzes entsprechen. Bei Frauen ist auch außerdem die Feststellung der Sterilität sehr schwierig. Hierzu kommt, daß durch entsprechende Maßnahmen eine Anzahl von Kranken ärztliche Behandlung meiden und dadurch wieder noch größeres Unheil entstehen würde. Man wird also nach dieser Richtung hin nicht in der Lage sein, die Forderungen in bezug auf die Gesundheitspolitik des Volkes auf die gonorrhoische Infektion mit ihren Folgen auszudehnen.

Zusammenfassend sehen wir, daß die gonorrhoische Infektion über den Rahmen der Gesundheitsschädigung hinaus in bezug auf die Bevölkerungspolitik eine ernste Gefahr bedeutet, die neben einer allgemeinen Aufklärung des Volkes über die Gefahren der gonorrhoischen Infektion an den Arzt wegen der erforderlichen Maßnahmen besondere Anforderungen stellt. Jeder Arzt, der die gonorrhoische Infektion zu behandeln beabsichtigt, muß grundsätzlich mit den allgemeinen Untersuchungsmethoden und Behandlungsmaßnahmen vertraut sein, im besonderen aber die Bewertung der Untersuchungsmaßnahmen in bezug auf die Feststellung der Heilung beherrschen.

Die Beurteilung der männlichen Zeugungsfähigkeit[1])

von Prof. Dr. **Günter K. F. Schultze** in Berlin

Der einzig objektive Beweis männlicher Zeugungsfähigkeit ist der Nachweis der Azoospermie.

Dieser einzig sichere Beweis aber befriedigt uns bei der klinischen Untersuchung steriler Ehen nicht, wie Sie aus folgender Zahlenaufstellung über die erkennbaren Ursachen steriler Ehen ersehen können.

Es wird mit Recht vermutet, daß unter diesen 15% ungeklärt bleibenden Fällen noch ein gewisser Anteil durch männliche Zeugungsunfähigkeit bedingte Sterilität versteckt ist, eine Zeugungsfähigkeit, die nicht in einer Azoospermie zum Ausdruck kommt.

Aus dieser Vermutung heraus sind eine ganze Anzahl von Methoden zur feineren Beurteilung der männlichen Zeugungsfähigkeit ausgearbeitet, die aber bisher alle nicht ihre Stichhaltigkeit bewiesen haben.

Am besten durchgearbeitet ist die Methode von Moench, die schon deshalb von vornherein etwas Bestechendes an sich hat, weil sie an veterinärmedizinischer und züchterischer Erfahrung und Erfolge anknüpft. Moench zählt im gefärbten Spermapräparat den Prozentsatz anormaler Spermaköpfe aus; das ist die morphologische Spermauntersuchung, und mißt ferner bei stärkerer Vergrößerung die Länge der Spermaköpfe und berechnet ihre Variabilisationsbreite; dies ist die biometrische Methode.

Moench stellt folgende Behauptung auf:

1. Findet man mehr als 25% Kopfformanomalien, so ist das Sperma zeugungsunfähig.
2. Variiert die Länge der Spermatozoenköpfe sehr stark, so daß der zahlenmäßig rechnerische Ausdruck dieser Variation der Variabilitätskoeffizient 12,5 übersteigt, so ist das Sperma zeugungsunfähig.
3. Überschreitet einer dieser Werte, der morphologische oder biometrische, die Standardzahl, so ist das Sperma zeugungsunfähig.

---

[1]) Vortrag, gehalten auf der I. Tagung der Gesellschaft Reichsdeutscher Urologen zu Eisenach, 1. bis 3. X. 1936.

Presseberichterstattung zur Tagung, aus „Eisenacher Zeitung“ (1936), mit freundlicher Genehmigung, R. Brunner, Stadtarchiv Eisenach.

„Urologie und Volksgesundheit“

Breitenarbeit geschulter Urologen tut dem deutschen Volkskörper not!

Die Erste Tagung der Gesellschaft Reichsdeutscher Urologen, die in diesen Tagen auf der Wartburg stattfindet, wurde gestern vormittag nach der Eröffnung — wir berichteten bereits ausführlich darüber — mit einem Vortrag des Leiters der urologischen Abteilung des Rudolph-Virchow-Krankenhauses Berlin, Dr. Heusch, über das Thema „Urologie und Volksgesundheit“ eingeleitet. Nachstehend veröffentlichen wir Auszüge aus dem bemerkenswerten Referat.

Der Dienst des Arztes am Volke bedeutet: Erhaltung und Förderung der Volksgesundheit. Vielfältig sind die Wege, die hierzu begangen werden.

In Deutschland erkennen wir vor allem zwei Gruppen von Aerzten, die berufen sind, in innigster Berührung mit den Volksmassen zu wirken: Die praktischen Aerzte und die Fachärzte.

Der „Urolog“ kann als „Täufling unserer Zeit“ bezeichnet werden. Die Urologie, sein Wirkungsfeld, ist neuerlich und ausdrücklich durch den Reichsärzteführer und die höchste Reichgesundheitbehörde als Sonderfach bestätigt worden.

Was ist nun „Urologie“? Wie jedes Sonderfach eine Wissenschaft und eine Kunst. Sie ist die Wissenschaft vom Harn, dem Harnstrom und dem Harnstromgebiet, und die Kunst, diese Dinge zu erforschen und zu verändern.

Die Urologie erstand nach den Regeln, die jedem Sonderfach von Natur und Technik gesetzt sind. Die natürlichen Grenzen und Belange waren von jeher vorhanden. Eines Tages betritt der Techniker, der Erfinder, mit ungeahnten neuen Möglichkeiten das medizinische Niemandsland. Maximilian Nitze, so heißt der Erfinder, dem die Urologie seit 50 Jahren in allen Kulturstaaten der Welt die zwangsläufige und endgültige Ausrichtung zum Sonderfach verdankt.

Urologie erlernt sich nicht in wenigen Wochen. Die Handhabung der Geräte erfordert jahrelange Uebung, der sich eine ebensolche Erfahrung zugesellen muß, um schnell und sicher das treffende Urteil für die Krankheitslage und die logische Anzeigenstellung zum erfolgversprechenden Heilplan zu finden.

Eins sei gegenüber der Tätigkeit des Chirurgen festgestellt: Gegenseitige Kritik, die sachlich und leidenschaftslos bleibt, kann nur fördern. Auch hier führt sie zu einem modus vivendi, welcher lautet: Der Urolog bedarf der Vorbildung durch den Chirurgen, der Chirurg braucht aber ebenso notwendig die urologische Fortbildung.

Wir Urologen glauben den vielgerühmten „Weitblick“ ebensowenig zu verlieren, wie die Frauenärzte, Augenärzte, Orthopäden oder gar Chirurgen. Dafür sorgt neben dem persönlichen Streben und der Erkenntnis von der Unbegrenztheit des Harnstromgebietes bereits eine bewährte neuzeitliche Pflichtfortbildung für Fachärzte. Wir wünschen jede mißverständliche Deutung unseres Fachstrebens auszuräumen. Wir haben es nie versucht und werden es nie versuchen, die praktische Ausübung der Urologie irgend einem Arzt zu nehmen oder einzuschränken.

Wir verlangen aber, daß der angekündigte „vollkommene praktische Arzt“ auch sein Teil Urologie beherrscht. Wir verlangen in allen Dingen der Urologie als Fachleute das letzte Wort. Endlich verlangen wir, und zwar mit Nachdruck, daß sich niemand als Fachmann auf dem Gebiete der Urologie auftut, der nicht die Meisterschaft dieses Faches nach den Standesregeln erarbeitet hat. Das verlangen wir im Namen der deutschen Volksgesundheit!

Die bei der ärztlichen Sorge um den Lebens-Ursprung gewonnenen Ergebnisse liefern die Grundlage, auf der sich naturgemäß die Lebensleistung aufbaut und auswirkt. Diese mitzuschützen und mitzukräftigen, das ist die zweite Hauptaufgabe des deutschen Urologen im Dienste an der Volksgesundheit.

Das Ziel, ein besonders leistungsfähiges Volk zu schaffen und zu erhalten, steht und fällt mit der Gliederung der deutschen Aerzteschaft, der Sozialen Versicherung und dem zielbewußten Einvernehmen und Zusammenwirken dieser beiden Körperschaften.

Der Urolog, der jahrelang inmitten der Leidenden zubringt, stellt sich die Frage: Wieviel hunderte von Millionen könnten an Rentenverfahren, an Rentenzahlungen, an nutzlosen Behandlungskosten, an Krankengeldern und Ähnlichem jährlich gespart, wieviel sinnlose Schmerzen und Leiden könnten aus der Welt geschafft, wieviele Simulanten und unwürdige Nutznießer der öffentlichen Gesundheitspflege könnten entlarvt werden; auf der anderen Seite: Wieviel mehr Soldaten- und Arbeiter-Bataillone könnten in unserem Vaterlande antreten, kurz, wie sehr könnte die Lebensleistung des gesamten deutschen Volkes gesteigert werden, bei einer Planung der Urologie in Deutschland, die ihren Aufgaben und Möglichkeiten angemessen wäre?

Bleibt noch der Einfluß unseres Faches auf die Lebensdauer des Einzelnen und die mittlere Lebensdauer in unserem Volke zu besprechen. Wir wissen es alle, und die Geschichte der Medizin beweist es, daß die Menschen in Deutschland heute ein weit höheres Durchschnittsalter erreichen als in den verflossenen Jahrzehnten und Jahrhunderten.

Wir wissen auch: der volkswirtschaftliche Vorteil eines verhältnismäßig leistungsfähigen Typs gealterter deutscher Menschen liegt auf der Hand. Eine rüstige Großmutter hat schon oft die fehlende Mutter ersetzt. Männer zwischen 50 und 70 Jahren sind, soweit sie ihren Jahren entsprechend gesund blieben, durchaus kein „altes Eisen“. Als beachtliche Reservemannschaft treten sie, besonders in Katastrophen-Zeiten an der Drehbank, auf dem Kutschbock, hinterm Pflug, im Kontor, kurz, wo es gilt, einen verwaisten Platz auszufüllen, zum Hilfsdienst an. Wir haben es erlebt, wie sie in Ehren ihren Mann stehen.

Die neuzeitliche urologische Prostatabehandlung sowie die nur dem Blasenspiegel vorbehaltene Frühdiagnose der Nierentuberkulose und des Blasenkrebses lassen eine Verlängerung der mittleren Lebensdauer unseres Volkes erhoffen, falls die gegebenen Möglichkeiten auch genutzt werden.

Nach diesen Darlegungen, von denen wir getrost annehmen dürfen, daß sie für amtliche und für ärztliche Kreise in mancher Hinsicht Neues brachten, sei die Frage erlaubt, ob die Urologie in Deutschland auf den Hochschulen, in den Forschungsstätten, in den Kliniken den Platz einnimmt, der ihr nach Verdiensten, nach Aufgaben und nach Wirkungsgebiet im Rahmen der Volksgesundheitspflege zukommt. Diese Frage wird der Kenner der Verhältnisse ungesäumt verneinen. Bisher hat die öffentliche Hand es vorgezogen, die Entwicklung einer deutschen Urologie fast vollständig der privaten Anteilnahme sachbegeisterte Aerzte zu überlassen. Unter großen persönlichen Opfern haben diese bis auf den heutigen Tag das in der ganzen Welt anerkannte Werk des deutschen Arzt-Erfinders Maximilian Nitze gepflegt und in eine Zeit hinübergerettet, von der sie bereits erstaunliche Großtaten auf allen Gebieten, die das Wohl des Volkes betreffen, wahrnehmen konnten. Heute stellen sich die deutschen Urologen als geschlossene Facharzt-Gruppe in die gemeinsame Front der deutschen Wissenschaft.

Möchten die Verantwortlichen den Ernst unserer Arbeit, der sich ihnen in diesen Tagen hier in Eisenach zum ersten Male offenbart, erkennen. Möchten sie den Mut haben, auf der Grundlage dieser Erkenntnis Neues vorzubereiten und durchzuführen. Die Spitzenleistungen in Ehren. Aber Breitenarbeit geschulter Urologen: Das tut dem deutschen Volkskörper not! Wir deutsche Urologen stehen mit unserem geistigen und handwerklichen Rüstzeug bereit zum Dienst an der Volksgesundheit. Wir erwarten die Befehle!

Urologen-Tagung in Eisenach eröffnet

Gedenkfeier am Grabe Professor Nitzes / Beginn der Vorträge im Wartburggasthof

Heute vormittag wurde der Erste Kongreß der Gesellschaft Reichsdeutscher Urologen mit einer Gedenkfeier am Grabe Maximilian Nitzes, des Erfinders des Blasenspiegels und Begründers der modernen Urologie, eingeleitet. Nitze starb am 22. Februar 1906 in Eisenach; sein Grabmal befindet sich im westlichen Teil des Friedhofes. Der Präsident der Gesellschaft, Universitätsprofessor Ringleb, Berlin, würdigte die Verdienste des großen Arzt-Erfinders, dem Millionen in allen Kulturstaaten Leben und Gesundheit verdanken. Die Bedeutung der Nitzeschen Erfindung liegt darin, daß ein optisches Gerät, dem Periskop eines Unterseebootes vergleichbar, auf natürlichem Wege in das Blaseninnere vorgeschoben wird, so daß der untersuchende Arzt bei elektrischer Erhellung des Körperinnern Steine, Geschwülste, Blutungsherde und andere Krankheitszeichen wie aus nächster Nähe betrachten kann. Damit ist die Möglichkeit gegeben, höchst gefährliche Erkrankungen, wie z. B. Nierentuberkulose oder Blasenkrebs so frühzeitig zu entdecken, daß mit größter Aussicht auf Dauererfolg unverzüglich eingegriffen werden kann.

Die Nietzesche Erfindung liegt bereits 50 Jahre vor. In dieser Zeit hat das Gerät eine ebenso interessante wie nutzbringende Fortentwicklung erlebt. Ob in Sidney oder Jokohama, ob in New York oder Berlin eine Nieren-Blasenuntersuchung durchgeführt wird: überall greift der Blasenarzt zu dem ihm wohl vertrauten Nitzeschen Instrument; und wie von jeher der Prophet in seinem Vaterlande nichts gilt, so müssen auch wir in Deutschland spät aber nicht zu spät daran erinnern, welche Leuchte der Deutschen Wissenschaft vor dreißig Jahren hier in Eisenach erlosch.

In Dankbarkeit steht die Aerzteschaft vor dem Werk des Altmeisters. Es hat ihm zu Lebenszeiten an klingendem Lohn nicht gefehlt, aber leider ist es trotz seiner Leistungen nicht gelungen, eine große Heilstätte zu schaffen, in der die Vorteile seiner Erfindung voll und ganz ausgewertet werden können und praktische Anwendung finden. Er fand teilweise Undankbarkeit und ungerechte Behandlung in der Umwelt. Wir aber stehen auf seinen Schultern und dienen ihm wie Schüler ihrem Meister dienen. Wir wollen sein großes Werk weiterführen und die Keime, die er gelegt hat, zum Wachstum bringen.

Wir stehen an seinem Grabe und gedenken seiner, aber sein bleibender Teil lebt doch weiter zum Wohle der Menschheit. Wir wollen sein Andenken ehren und weder der rechten Dankesschuld noch des Wohles der Kranken vergessen, so schloß Professor Ringleb seine Gedenkworte.

Anschließend legte Dr. Liabe im Namen der deutschen und auslandsdeutschen Urologen einen Kranz am Grabe nieder. Weitere Kranzspenden ehrten das Andenken des großen Gelehrten. Die Feier war umrahmt von Gesängen der Eisenacher Kurrende.

*

Nach der Gedenkfeier führen die Urologen mit ihren ausländischen Gästen nach der Wartburg, wo im großen Saal des Gasthofes gegen 10.30 Uhr die Eröffnung der 1. Tagung stattfand. Der Vorsitzende der Gesellschaft, Professor Dr. Ringleb, hieß die Berufskameraden und die Vertreter von Partei, Wehrmacht und Behörden herzlich willkommen und wünschte der Tagung einen allseits erfolgreichen und zufriedenstellenden Verlauf.

Die Grüße des Kreisleiters, der am Erscheinen verhindert war, überbrachte dann der Leiter der Aerztlichen Bezirksvereinigung Eisenach Pg. Dr. Becker, Eisenach. Gleichzeitig wünschte er der Tagung im Namen des Landesärzteführers Dr. Klipp, Weimar, einen guten Verlauf. Besonders begrüßte er, daß sich die Tagung mit wichtigen Fragen der Volksgesundheit im Sinne der nationalsozialistischen Weltanschauung befasse und sich deshalb segenbringend für Volk und Vaterland auswirken möge.

Als Vertreter der Stadt Eisenach begrüßte Oberbürgermeister Dr. Janson die Teilnehmer und betonte, daß schon die Ehrung des Meisters Maximilian Nitze den Geist zeige, unter dem die Tagung stehen wird. Er wünschte, daß zu der ernsten sachlichen Arbeit sich auch Stunden des Frohsinns und des kameradschaftlicher Beisammenseins gesellen mögen.

Mit großem Beifall wurde die Anwesenheit

Kleine örtlich

Der Maler Paul Krüger, Essen, ein Eisenacher Kind, zu dessen 50. Geburtstag in diesem Jahre eine Ausstellung seiner Werke mit großem Erfolg im Heimatmuseum durchgeführt wurde, fand dieser Tage eine neue, beachtenswerte Würdigung seines künstlerischen Schaffens. Bei dem Wettbewerb für die architektonische Ausgestaltung des Essener Gaufeldes (Aufmarschgelände und Ehrenmal) errang er zusammen mit dem Dipl.-Ing. Alfred Pegel, Essen, den 1. Preis von 21 Entwürfen.

Elly-Ney-Konzert bald ausverkauft! Die Nachfrage nach Karten hat so stark eingesetzt, daß nur noch ganz wenige Karten zur Verfügung stehen. Am Freitag muß infolgedessen der Vorverkauf geschlossen werden.

25 Jahre im Betrieb. Auf Antrag der Bayerischen Motorenwerke ist dem Gefolgschaftsmitglied Hermann Volkmann von der Thüringischen Industrie- und Handelskammer die Ehrendenkmünze „Für Treue in der Arbeit" in Bronze mit Ehrendiplom für 25jährige Tätigkeit verliehen worden. In Verbindung hiermit wird diesem Gefolgschaftsmitglied in Anerkennung der langjährigen Mitarbeit durch den Betriebsführer ein vom Werk gestiftetes Geldgeschenk überreicht. Der Jubiläumstag ist der 3. Oktober 1936.

15jähriges Arbeitsjubiläum. In vorbildlicher Treue und Pflichterfüllung begeht heute Fräulein Marta Muth, Alexanderstr., ihr 15jähriges Arbeitsjubiläum als erste Buchhalterin bei der Firma Eduard Bohl, Karlstraße, Spielwaren, Sportbedarf, Kunstgewerbe. Der Betriebsführer der Firma Herr Carl Bohl ehrte die Jubilarin in einer Ansprache mit dem Dank der Firma für treue Mitarbeit und überreichte ihr ein Geschenk. Die Gefolgschaft schließt sich den Glückwünschen der Firma herzlich an.

Musik für die Jugend

Die erste Veranstaltung „Musik für die Jugend" ist für Freitag, den 2. Oktober, um 16.30 Uhr im Stadttheater festgesetzt. Bei den Vorbesprechungen wurde grundsätzlich festgelegt, nur musikinteressierte Jugendliche über 12 Jahre zuzulassen. Die Eintrittskarten für 10 Pfg. werden durch die Schulen, Pensionate

Urologen kommen wieder nach Eisenach

Kameradschaftsabend der Gesellschaft Reichsdeutscher Urologen im Wartburggasthof

Im Rahmen der ersten Tagung der Gesellschaft Reichsdeutscher Urologen, über die wir laufend berichteten, fand gestern abend nach vielen Stunden ernstlicher fachlicher Arbeit ein Kameradschaftsabend im großen Saal des Wartburggasthofes statt. Die Berufskameraden aus allen Gauen des Reiches fanden sich mit ihren ausländischen Gästen und den Vertretern der Partei, der Wehrmacht und Behörden in dem schmucken, farbenfrohen Raum in großer Anzahl zusammen, und auch die Frauen hatten sich, wenn auch in geringerer Zahl, ein Stelldichein gegeben. Ein lebhafter Gedankenaustausch und heitere Stimmung waren bald eingekehrt, verbanden doch viele von früheren Tagungen und Zusammenkünften her herzliche Bande der Freundschaft und Erinnerung. Nicht zuletzt auch sorgte das städtische Orchester für angenehme Unterhaltung und willkommene Abwechslung.

Als erster Redner richtete der Leiter der urologischen Abteilung des Rudolf-Virchow-Krankenhauses Berlin, Dr. Heusch, herzliche Begrüßungsworte an die Versammelten. Er pries in seinen weiteren Ausführungen die Schönheit der Tagungsstätte, die allen Kongreßteilnehmern nun schon so vertraut geworden ist. Den behördlichen Instanzen von Eisenach, den Arbeitskameraden, die als technische Truppe die Filmgeräte usw. bedienen, und dem stets dienstbereiten Personal des Wartburggasthofes sagte er für die reibungslose Durchführung der Tagung Dank und Anerkennung. Worte der Hochachtung und Verehrung fand er auch für den betagten und allseits geschätzten Arzt und Geheimrat Helfferich, dessen Abwesenheit allgemein bedauert wurde. Mit einem Rundtrunk auf das Wohl der Stadt Eisenach, der Behörden und hiesigen Berufskollegen schloß Dr. Heusch seine Ausführungen.

Oberbürgermeister Dr. Janson dankte für die Wahl der Wartburgstadt als diesjähriger Tagungsort, verband aber damit zugleich den Wunsch, auch im nächsten Jahr wieder nach Eisenach zu kommen, wo die Möglichkeit zu ersprießlicher Arbeit im gleichen Maße wie unvergeßliche Stunden der Freude an der Natur und Geselligkeit geboten sei. Der Vorsitzende der Gesellschaft, Professor Dr. Ringleb, Berlin, dankte freudig bewegt.

Als Vertreter des Kreisleiters Köhler überbrachte Pg. Rebhan die Grüße der Partei und umriß die Aufgaben, die dem Arzt von heute gegenüber der Volksganzheit gestellt sind. Die heutige Generation zur höchsten Leistungsfähigkeit zu führen, ist das Ziel, an dessen Verwirklichung auch der Urologe einsatzbereit mitarbeite.

Nach einer kurzen Ansprache von Professor Dr. Pflaumer, Erlangen, der die großen Verdienste des Vorsitzenden der Gesellschaft, Prof. Dr. Ringleb, gebührend würdigte, führte Burgwart Nebe seine aufmerksamen Zuhörer in kleine geschichtliche Perioden der Wartburg ein und erklärte die herrlichen Wandmalereien. Einen Höhepunkt des Abends bildete dann die kleine Wartburgbeleuchtung, die angesichts des sternenklaren Himmels und der vom Mondlicht überfluteten Berglandschaft auf die Urologen und Gäste einen tiefen Eindruck hinterließ.

Nach diesem Erlebnis wurde der fröhliche Abend fortgesetzt, launige Reden wechselten einander, und Lachen und Scherzen brachen niemals ab. Mit einem Beifallssturm wurde die Mitteilung Professor Dr. Ringlebs aufgenommen, daß der nächstjährige Tagungsort wiederum Eisenach ist; als Tagungsleiter bestimmte er Hofrat Schlaginweid, München. Noch lange blieben die Berufskameraden mit den Frauen und Gästen in froher Gemeinschaft beisammen. H.

Familientag des Geschlechtes Mirus — Altenburger Abstammung

Am 26. und 27. September fand in Eisenach der 15. Familientag des Geschlechtes Mirus statt. Die sehr gut besuchte Tagung wurde durch einen Begrüßungsabend im Hotel Kaiserhof eingeleitet. Der derzeitige Leiter des seit 32 Jahren bestehenden Familienbundes Herr Dr. Mirus, Berlin, gab hierbei einen interessanten Ueberblick über die Gesamtgeschichte dieses alten Thüringer Geschlechts und gedachte des Gründers des Bundes. Am 27. 9. fand auf der Wartburg der Familienconvent statt. Eine zum Aushang gebrachte Stammtafelübersicht der Nachkommen des aus Altenburg stammenden Urban Wunderlich, dessen Enkel den lateinischen Namen Mirus annahm, fand bei allen Teilnehmern lebhaftes Interesse.

Der bekannte zum Mirusbund gehörende Familienforscher Herr Syndikus Walter Tröge, Weimar, hielt einen mit großer Spannung aufgenommenen Vortrag über den Blutkreis Mirus — Cranach — Brück — Goethe. Seine mühsamen Forschungen haben ergeben, daß einzelne Zweige der Familie Mirus mit dem Reformationsmaler Lucas Cranach und dem kurfürstlich sächsischen Kanzler Gregorius Brück 1484—1557, der mit hoher diplomatischer Kunst der lutherischen Reformation zu politischer Gleichberechtigung verhalf, verwandt sind. Ein späterer Enkel des Kanzlers Brück ist Johann Wolfgang Goethe, der somit blutsverbunden auch in den Sippenkreis Mirus gehört.

Der nächste Familientag soll 1938 in Altenburg stattfinden. Interessierte Familienmitglieder setzen sich mit Herrn Dr. Leon Mirus, Berlin-Wilmersdorf, Homburger Straße 6, in Verbindung.

[NN] Borkenhagen: 2. Tagung der Gesellschaft Reichsdeutscher Urologen vom 7. bis 9. Oktober 1937 zu Eisenach-Wartburg, Bericht aus „Klinische Wochenschrift 17, Nr. 7" vom 12. Februar 1938 (Springer, 1938), Repro Pugge.

der konstitutionellen Besonderheit des Muskelgewebes selbst. Der wichtigste konstitutionelle Faktor ist die Erblichkeit; vererbt wird ein anormaler physiologischer Dispositionsfaktor mit einer noch unklaren zeitlichen Manifestierung. Sehr oft wird die progressive Muskeldystrophie von einer Osteodystrophie begleitet, welche vorwiegend an den langen Röhrenknochen gefunden wird, ferner finden sich Formanomalien des Kopf- und Rumpfskelets; hierbei sind besonders Turmschädel und Sperrgebiß von Bedeutung. Die Knochenveränderungen sind nicht als Folge der Muskeldystrophie aufzufassen, sondern als koordiniertes Merkmal derselben Krankheit. Das Wesen der progressiven Muskeldystrophie ist also eine weit über den neuromuskulären Apparat hinausgehende Konstitutionsanomalie. SPERLING.

Zur Klinik der suprasellären Tumoren. Von A. REUTER und I. LAMPRECHT. Dtsch. med. Wschr. 1937 II, 1033.

Nach einer kurzen Besprechung der Klinik des suprasellären Tumors mit seinen neurologischen, vegetativen und ophthalmologischen Befunden werden 3 Fälle mitgeteilt. Bei dem einen bestand ein eigentümlicher Wechsel zwischen Diabetes insipidus und dem Bilde der Simmondsschen Kachexie mit Untertemperatur und großer Hinfälligkeit sowie Schlafbedürfnis. Vorübergehend war eine ausgesprochene Vergrößerung der Brustdrüse vorhanden, aus der sich ein Sekret pressen ließ. Bei allen Kranken begann das klinische Bild mit Wachstumshemmung und Infantilismus. Der Verlauf war weitgehend verschieden. Sektionsbefunde liegen nicht vor. Mit der Röntgentherapie ließen sich ganz gute Erfolge erzielen. Der Hirndruck ließ bald nach, die Stauungspapille bildete sich zurück, die Kopfschmerzen ließen nach. Auch das schnelle Wachstum des Tumors, das sich in einer zunehmenden Einengung des Gesichtsfeldes zeigte, war günstig zu beeinflussen, ohne daß es allerdings gelang, eine weitgehende Besserung der Sehfähigkeit zu erzielen. Am größten war der Erfolg bei der zweiten Kranken, die 11 Jahre nach Beginn der Bestrahlung an einem Coloncarcinom zugrunde ging, nachdem sie jahrelang fast beschwerdefrei war. DINKLER.

Über 4 Fälle von Friedreichscher Ataxie und die Untersuchungsergebnisse der entsprechenden Familien. Von FR. ROLLE. Dtsch. Z. Nervenheilk. 144, 38 (1937).

Beschreibung von 4 Friedreich-Fällen, von denen der eine durch eine Schizophrenie kompliziert war. In allen Fällen handelte es sich um ein sporadisches Auftreten der Friedreichschen Ataxie in den Familien der Probanden. Die ausführlich mitgeteilten, umfangreichen Familienuntersuchungen ergaben das Vorliegen zahlreicher körperlicher, neurologischer und psychischer Abwegigkeiten (Schwachsinn, Hypospadie, Taubheit). Als Rudimentärformen der Friedreichschen Ataxie fanden sich isolierte Reflexausfälle, Fußdeformitäten, Nystagmus, Intentionsataxie. Die ebenfalls gefundenen Skeletanomalien (Hohlfuß, Kyphoskoliose) sind als koordinierte Symptome des nervösen Prozesses anzusehen. Endlich wurden zahlreiche Fälle mit dysraphischen Störungen festgestellt, von denen vielfach angenommen wird, daß sie enge genetische Beziehungen zur Friedreichschen Ataxie haben. Die Friedreichsche Ataxie fällt als schwere erbliche körperliche Mißbildung unter das Gesetz zur Verhütung erbkranken Nachwuchses. Auch Blutsverwandte mit schwereren neurologischen und psychischen Abwegigkeiten sind erbbiologisch nicht unbedenklich, was bei der Gewährung von Ehestandsdarlehen, Siedlungsbeihilfen usw. zu beachten ist. ROSENHAGEN.

Über die Reaktionsform des vegetativen Nervensystems bei verschiedenen inneren Krankheiten, untersucht mit dem galvanischen Hautreflex. Von K. W. ESSEN. Z. klin. Med. 132, 191 (1937).

Der durch einen Hustenstoß erzeugbare galvanische Hautreflex kann als Test für den Ablauf vegetativ nervöser Funktionen dienen: es gelingt, Einblicke in die veränderte Reaktionsweise des vegetativen Nervensystems zu gewinnen. Die Untersuchungen von Kranken mit vegetativ nervösen Störungen erlaubten es, zwei von der Norm abweichende Reflexformen festzustellen: Hyperthyreosen zeigten den „erethischen Reflex", Magenkrankheiten und vegetative Neurosen meist den „torpiden Reflex". — Da die Mehrzahl der vegetativen Neurosen die torpide Reaktionsform zeigt, wird hierbei eine Reizbehandlung mit physikalischen Maßnahmen, Strychnin, Sympatol und ähnlichen Pharmaca angeraten. Gelingt es, das Befinden zu bessern, so kommt es häufig auch zur Normalisierung des galvanischen Hautreflexes. OETTEL.

Über Behebung von Schluckstörungen bei bulbären Läsionen mit den Stoßübungen. Von E. HOENIG. Nervenarzt 10, 193 (1937).

Ausgehend von den für die Hyperrhinolalie von FRÖSCHELS empfohlenen Übungen entwickelte die Verf. ein Verfahren zur Behandlung organischer Schluckstörungen (Lähmungen des weichen Gaumens und des Recurrens). Der Patient hält die Lippen fest geschlossen und komprimiert die Luft im Rachen evtl. bei zugehaltener Nase, so daß sich der Rachen um den Kehlkopf herum aufbläht. Es werden dann Silben, etwa P—a, p—e, p—o usw., hervorgestoßen. Derartige Übungen wurden laufend mehrfach am Tage, am besten vor der Nahrungsaufnahme, durchgeführt. Durch die Luftstauung im Rachenraum wird das Velum heraufgedrückt, die Epiglottis hinuntergepreßt. Bei dem plötzlichen Öffnen des Mundes entstehen die Übungssilben P—a usw. Die Erfolge waren auch bei schweren organischen Fällen meist ausgezeichnet, so daß die Patienten ihre Schluckstörungen völlig oder großenteils verloren. Bei entsprechend regelmäßigen Übungen hielten diese Besserungen an. ROSENHAGEN.

Pubertas praecox bei Gliom des Zwischenhirnes. Ein Beitrag zur Frage der innersekretorischen Funktion der Zirbeldrüse. Von H. SAAR. Frankf. Path. Z. 50, 451 (1937).

Entwicklung eines Glioms oberhalb der Hypophyse an der Basis des Gehirns mit erheblichen allgemeinen Druckerscheinungen, jedoch ohne Beteiligung oder Veränderungen an Hypophyse und Zirbeldrüse. Es handelte sich um einen an eindeutiger Pubertas praecox erkrankten Knaben. Die vorzeitige Geschlechtsentwicklung braucht daher kein sicheres Epiphysensymptom zu sein, sondern kann auch bei Schädigung der Zirbeldrüse durch Druck zirbelferner Zwischenhirngeschwülste verursacht werden. A. HERMANN MÜLLER.

Über frühkindliche familiäre diffuse Hirnsklerose. Von F. EISELSBERG. Z. Kinderheilk. 58, 702 (1937).

2 Brüder aus gesunder Familie erkranken im Säuglingsalter mit tonischen Krämpfen und allgemeiner Muskelstarre. Tod nach einigen Monaten. Histologisch diffuse Sklerose. Das pathologisch-anatomische Substrat gleicht dem der frühkindlichen, familiären Fälle und der juvenilen familiären und der sporadischen Fälle von diffuser Hirnsklerose. Es bestehen Beziehungen zur Schilderschen Krankheit, welche eine Erörterung des Problems der Encephalomyelitis periaxialis diffusa veranlassen. Die Ursache der Krankheit, für welche androgene und exogene Momente angeführt werden, ist noch nicht geklärt. SPERLING.

VERHANDLUNGEN ÄRZTLICHER GESELLSCHAFTEN.

2. Tagung der Gesellschaft Reichsdeutscher Urologen vom 7. bis 9. Oktober 1937 zu Eisenach-Wartburg.

PFLAUMER, Nürnberg, eröffnet als Tagungsleiter den Kongreß, begrüßt die zahlreich erschienenen ausländischen Gäste und würdigt die Stellung der Urologie im Rahmen der ganzen Schulmedizin.

HAEBLER, Berlin, berichtet über die *Arbeits- und Berufsfähigkeit urologisch Kranker*. An Hand seines großen Gutachtermaterials geht er im speziellen auf die Begutachtung der echten Wanderniere, der Steinleiden und der entzündlichen Erkrankungen (Pyelitis, Ulcus vesicae simplex, Prostatitis, Go.) ein und hebt hervor, daß diese Erkrankungen immer von Fall zu Fall zu begutachten sind. Es ist allgemein bekannt, daß selbst stärkste Nierensenkung absolut beschwerdefrei oder ein ruhender Nierenkelch- ja sogar Ausgußstein ohne jede Erscheinung verlaufen kann, wie andererseits aber auch die größten subjektiven Beschwerden angegeben werden. Bezüglich der 4 entzündlichen Erkrankungen des Urogenitalsystems hebt H. hervor, daß die im akuten Stadium Erkrankten zur möglichsten Vermeidung von metast.-septischen Prozessen (Gonitis, Endo-Perikarditis) ins Bett gehören.

WEIDNER, Erfurt, bestätigt den *dominanten Erbgang der polycystischen Nierendegeneration*. So erfolgt die Vererbung bei Dominanz direkt vom Vater auf die Kinder. W. erwägt die Frage der Sterilisation bei den Trägern von Cystennieren.

HOLTZ, Berlin, gibt einen eingehenden Bericht über den heutigen Stand vom Wissen des *Krebses*. Er erörtert die Morphologie und Physiologie der Tumorzellen sowie die funktionellen und vegetativen Tumorformen. H. weist darauf hin, daß es gelungen ist, das Spontansarkom der Ratte überzuimpfen und durch längere Tierpassage eine 100proz. tumorerzeugende Virulenzsteigerung zu erreichen. Es wird die Infektionstheorie erörtert, weiter die chemischen ultrafiltrierbaren Reizstoffe, die bei Pflanzen tumorerzeugend wirken (Betaindolessigsäure). Bezüglich der Erblichkeit des Krebses geht aus Rattenversuchen hervor, daß eine solche von 50% zu erzielen ist. Der Krebs tritt an derselben Stelle, im gleichen Alter und in derselben Metastasierungsform auf. H. prägt den Satz: Der gutartige Tumor von heute ist das Ca. von morgen. Die cancerogene Wirkung bestimmter Strahlen steht fest. In der letzten Zeit hat man einen Vitamin D-Überschuß (Höhensonne usw.) als krebsdispositionsfördernd bezeichnet. Bei der Maus kann durch systematische Höhensonnenbestrahlung ein Krebs erzeugt werden.

HEUSCH, Berlin, bezeichnet als typischen *Sitz des Blasencarcinoms* ein ungefähr dem Trigonum paralleles größeres Dreieck. Das Ca. entwickelt sich meist dort, wo embryonal verschieden entwickeltes Gewebe zusammenstößt und wo auch eine erhebliche physiologische Beanspruchung gegeben ist, wie z. B. an den Ostien, die von beiden Seiten Schädigungen durch den Harnstrom ausgesetzt sind. Die Malignität eines Blasen-Ca. und die Frage einer operativen Beseitigungsmöglichkeit läßt sich erfahrungsgemäß nach einem Schema beurteilen, in dem man die Blasenwand als Horizontale ansieht. Je nachdem der Tumor sich über diese Ebene blasenwärts papillomatös entwickelt hat, oder sich mehr in bzw. unter dieser Ebene wallartig infiltrierend zeigt, schwankt die Operabilität und somit die Prognose. Bei seinem großen Material hat H. einige recht erfreuliche Fälle von histologisch nachgewiesenen Blasen-Ca., die nach der Operation nach Jahren rezidivfrei und als geheilt anzusehen sind. Die viel häufigeren Mißerfolge sind jedoch in erster Linie der viel zu späten Erkennung des Ca. zuzuschreiben, die sich gerade beim Blasen-Ca. besonders ungünstig für die Operabilität auswirkt. Aus diesem Grunde erscheint es H. durchaus zweckmäßig, bei Blasenkrebsgefährdeten, wie z. B. dem Anilinarbeiter, im kritischen Alter — durchschnittlich etwa 15—20 Jahre nach der ersten Berührung mit den gefährdenden Stoffen, auch bei Berufswechsel! — halbjährige cystoskopische Kontrollen auch bei völliger Beschwerdefreiheit vorzunehmen.

TESCHENDORF, Köln: Die Erfolge mit *Strahlenbehandlung bei Blasen-Ca.* sind, wie fast allgemein, sehr schlechte, was jedoch sehr wahrscheinlich darauf zurückzuführen ist, daß fast nur inoperable Ca.s zur Strahlenbehandlung gelangen. Aber auch bei diesen Fällen wie bei Nierentumoren sah T. palliative Erfolge bis zu 3 und 4 Jahren. Vereinzelt wurden sogar Tumoren nach Bestrahlung operabel. Eine Röntgenschädigung des Gewebes tritt bei Mehrfeldbestrahlung nicht ein. T. fordert engere Zusammenarbeit zwischen Urologen und Strahlentherapeuten.

KORB, Erlangen: *Strahlenbehandlung des Blasenkrebses nach Wintz.* In 2—3 Sitzungen wird an aufeinanderfolgenden Tagen von 5 gürtelförmig um das Abdomen angeordneten Einfallsfeldern und einem Dammfeld die therapeutische Dosis in Anwendung gebracht. Bei den meisten Fällen (weit fortgeschrittene Ca.s) konnte zumindest eine deutliche Besserung und erhebliche Lebensverlängerung erzielt werden. K. ist von der ausgezeichneten Wirksamkeit der Methode, die in bereits aufgegebenen Fällen noch Erfolge zu erzielen vermag, bei günstigeren Bedingungen überzeugt.

SCHNEIDER, Göttingen, sah bei vielen bestrahlten *Hypernephromen* kein positives Ergebnis; jedoch steht er auf dem Standpunkt, daß tuberkulöse Fisteln sehr günstig durch eine Röntgenbestrahlung beeinflußt werden, bei Blasentuberkulose jedoch keine Besserung zu erzielen ist.

BIBUS, Wien, weist auf den Irrtum hin, daß man ein *Prostata-Ca.* radikal entfernen könnte. Auf Grund seiner Untersuchungen kommt er zu dem Standpunkt, daß das Ca. immer von den Randpartien, d. h. von der chirurgischen Kapsel ausgeht und dann in das Adenom einwächst. Deshalb kann ein operativer Eingriff zu keinem Erfolge führen.

LJUNGGREEN, Solleftea, bekennt, daß, so wichtig auch die retrograde und intravenöse Pyelographie zur Erkennung der *Nierentuberkulose* ist, sie nicht überschätzt werden darf. Allein die Diagnose Nieren-Tbc. auf Röntgenbilder hin zu stellen ist unzulässig, da Fehldiagnosen sehr häufig unterlaufen können (Pyelitis follicularis, cystica, maligna, juvenile Sklerose, Erweiterung der Kelche durch Kelchhalsstrikturen usw.). L. fordert den Tuberkelbacillennachweis.

DOMRICH, Berlin, führte im *Tierversuch Nierenquetschungen* aus und betont, daß die intravenöse Pyelographie zur Beurteilung der Schwere der Nierenverletzung nur direkt nach der Verletzung geeignet sei. Sie vermag jedoch nicht mit der genügenden Sicherheit über die Art der Verletzung Aufschluß zu geben. Da es sich jedoch meistens um die Frage handelt, ob konservative oder chirurgische Behandlung am Platze sei, ist von der intravenösen Methode eine wesentliche Fundierung des Entschlusses zur operativen Freilegung zu erwarten. Auf Grund sehr schlechter Nachuntersuchungsergebnisse bei konservativ behandelten schweren Nierenverletzungen fordert D., bei fehlendem Kontrastschatten nach intravenöser Pyelographie direkt nach dem Unfall die verletzte Niere freizulegen.

WEBER, Wien: Da Frühfälle von Nieren-Tbc. mit Sicherheit durch Operation zur Ausheilung gebracht werden können, fordert W. die rechtzeitige Feststellung. Das Kulturverfahren ist dem Tierversuch durchaus gleichwertig und wegen der kurzen Dauer sogar überlegen. Auf Grund seiner Untersuchungen kommt W. zu dem Schluß, daß bei Fehlen von Eiter und Tbc.-Bacillen im Harn 3 Jahre nach der Operation die Tuberkulose als ausgeheilt angesehen werden kann und ebenso andere Herde im Körper ausgeheilt sein müssen.

ORTH, Hamburg, weist auf die Gefahren der linksseitigen *transperitonealen Nephrektomie* hin, da sehr leicht eine Verletzung der Darmgefäße eintreten und eine Gefährdung des Col. sinistr. durch mangelnde Ernährung entstehen kann.

FRIEDRICH, Nürnberg, schildert die Vorzüge der sog. *Hängematte bei Nierenoperationen.* Die Niere wird ohne Schädigung des Parenchyms in der Schwebe gehalten und ermöglicht jeden erforderlichen Eingriff.

RUBRITIUS, Wien, erörtert zunächst die physiologischen Verhältnisse der *Blasenentleerung* und läßt sich über die verschiedenen Möglichkeiten der Restharnbildung aus. Er gibt dann einen Überblick über die Physiologie des Ureters und meint, daß Blase und obere Harnwege als System zusammengehören, sich wechselseitig beeinflussen und daß jede Teilerkrankung eine Störung der Gesamtfunktion nach sich zieht.

DINU ZANNE, Bukarest, läßt sich über die *Nervenelemente des Ureters* aus und betont auf Grund seiner angestellten Versuche, daß 2 funktionell verschiedene Nervenelemente nachweisbar sind, und zwar für Peristaltik und Antiperistaltik. Jede Funktion des Ureters ist ein Reflexvorgang, er nimmt die jeweils seinem Füllungszustand entsprechende Form an. Auf den Ruhezustand folgt die vom parasympathischen Reflexbogen eingeleitete Kontraktion.

WERWATH, Danzig, weist auf häufig auftretende Störungen der sympathischen und parasympathischen Innervation hin, führt als Beweis *Füllungsdefekte im Pyelogramm* an und meint, daß dies der Grund sei, daß intravenöse und retrograde Bilder häufig eine verschiedene Deutung zulassen. Solche Füllungsdefekte sind nach W. das Initialstadium einer Pyelitis, bedingt durch entzündliche Spasmenneigung.

GRAUHAHN, Senftenberg, geht auf die verschiedenen Formen der *Hydronephrosen* ein und stellt besonders die angeborenen den erworbenen gegenüber, die sich leicht erkennen lassen. Bei Entleerungsstörungen im höheren Alter erfolgt lediglich die Aushöhlung des Parenchyms ohne besondere Vergrößerung der Niere selbst, während sich im Wachstumsalter die abnorm großen Hydronephrosen mit Inhalt von 1 l und mehr finden, die verhältnismäßig wenig Erscheinungen machen und erst durch eintretende Komplikationen erkannt werden.

PERMAN, Stockholm, spricht über die Anwendung der *Ausscheidungsurographie bei Kleinkindern.* In leichter Narkose werden intramuskulär in beide Oberschenkel 30—40 ccm Perabrodillösung (7,5%) gegeben; die Aufnahmen erfolgen nach 10—20 Minuten. Reizerscheinungen des Gewebes traten nicht auf. Es handelt sich meistens um kongenitale Erkrankungen, als Mittel der Wahl kam hauptsächlich die Nephrektomie mit gutem Erfolg in Frage.

MAY, München, berichtet über einen Fall von *dorsalem Ureterverlauf mit Harnsperre.* Als Ursache fand sich eine Entwicklungsstörung der Vena cava, so daß der Ureter medialwärts unter der Cava verlagert war. Durch plastische Operation konnte das Abflußhindernis mit gutem Erfolge beseitigt werden.

PRÄTORIUS, Hannover: Bei *Argentumspülungen des Nierenbeckens* und nachfolgenden Röntgenbildern finden sich häufig steinverdächtige Schatten im Sinne einer Sekundärsteinbildung. P. macht darauf aufmerksam, daß dies in vielen Fällen Silberimprägnationen von Koageln sind und empfiehlt, daran zu denken.

CZECH, Charlottenbrunn, streift alles balneologisch Wissenswerte, spricht über die steigende Bedeutung der *Bäderbehandlung in der Urologie* und weist auf die guten Erfolge hin, die eine Kur am Orte selbst aufzuweisen hat. Er empfiehlt jedoch eine strenge Indikation der zu wählenden Trinkkur, da sich sonst das Gegenteil der erhofften Wirkung einstellen kann.

Allgemeine Aussprache: Es wird über außerordentlich günstige Erfahrung mit dem neuen oral zu nehmenden Go.-Spezificum „Uliron" gesprochen. Schon nach eintägiger Medikation war der Fluor zurückgegangen und keine Gonokokken mehr nachweisbar. Auch sollen sich die gefürchteten Go.-Komplikationen mit Hilfe dieses Mittels vermeiden lassen. Ein abschließendes Urteil liegt jedoch zur Zeit noch nicht vor. — MEYER, Nürnberg, weist auf Zusammenhänge zwischen Tonsillitiden und Blasenulcerationen hin und empfiehlt in jedem Falle danach zu fahnden. Nach Beseitigung der Tonsillarinfektionen geht erfahrungsgemäß der Blasenprozeß rasch zurück. — ALKEN, Berlin, berichtet über recht gute Erfolge mit Vitamin C-Behandlung (Redoxon) bei primären Entzündungen mit chronischem Verlauf, besonders bei resistenzgeschwächten

Prostatikern. Bei sekundären Entzündungen mit anatomischen Veränderungen ist natürlich von dem Mittel nicht viel zu erhoffen. — HRYNTSCHAK, Wien, bevorzugt auf Grund guter Erfahrungen den primären Blasenschluß bei Prostatektomien. Die Blase wird an die Muskulatur fixiert und nur am ersten Tag gespült. H. sah keine Nachblutungen, etwa 50% der Operierten waren sofort trocken. — FISCHER, Düsseldorf, gibt seiner Zufriedenheit mit dem neuen Heynemannschen Operationsurethroskop Ausdruck, mit dem unter Sicht eine Urethrotomia interna durchführbar ist. Es werden nur kleine Verschorfungen des Gewebes durch gute Dosierbarkeit des Schneidestroms gesetzt. Ferner befürwortet F. die postoperative Nierendrainage nach Entfernung von Korallensteinen und Tendenz zu Rezidiven. Es empfiehlt sich, die Operierten möglichst bald aufstehenzulassen, damit eine gute Funktion der Nierenfistel gewährleistet ist. Durch Spülungen ist es auch möglich, nicht entfernte Steinreste zum Abgang zu bringen. — PFLAUMER, Nürnberg, gibt ein Schema zur Anlegung einer Punktionsblasenfistel, wie sie an seiner Klinik vorgenommen wird. Die besonderen Vorzüge dieser Methode sind die Kürze der Operation und die geringe Gewebsverletzung, die einen schnellen glatten Heilverlauf garantieren. — DE GIRONCOLI, Venedig, spricht über die in der Literatur niedergelegten und seine eigenen Erfahrungen mit der Anlage einer künstlichen Darmblase. G. kommt zu dem abschließenden Urteil, daß selbst bei der größten Technik des Operateurs die Gefahr der aufsteigenden Infektion nicht zu vermeiden ist, die den besten Erfolg zunichte macht. Trotz einiger zufriedenstellender Ergebnisse ist G. pessimistisch eingestellt. — FRIEDRICH, Ulm, erörtert die Leistungsfähigkeit der Ringplastik bei Schrumpfblase. F. verlangt jedoch eine strenge Indikationsstellung; er sah dann eine Steigerung der Blasenkapazität von 60 ccm bis auf 250 ccm nach Operation. 2 Fälle von 4 sind als geheilt zu betrachten.

Die Tagung erhielt eine besondere Weihe durch eine Ehrung MAXIMILIAN NITZES. Am Grabe des Altmeisters der Urologie wurde in Gegenwart der Vertreter von 9 Nationen ein Bronzerelief enthüllt, das von der Argentinischen Urologischen Gesellschaft gestiftet war. BORKENHAGEN, Berlin.

Berliner Medizinische Gesellschaft.

Sitzung vom 1. Dezember 1937.

J. ROTHER: **Moderne Behandlung des Rheumatismus.** Nach Besprechung der großen sozialen Bedeutung des Rheumaproblems wird das histologische Bild des Rheumatismus geschildert, bei dem es sich in der Hauptsache um eine hyperergische Entzündung des Mesenchyms handelt. Neben einer vielleicht spezifischen Genese spielen viele unspezifische Faktoren eine Rolle mit. Falsch wäre es, im Rheumatismus nur eine Erkrankung des Bewegungsapparates zu sehen, da diese nur eine Spätfolge der chronischen Veränderungen am Mesenchym darstellt. Allein die Veränderungen der Arthrosis machen noch keine Schmerzen. Hierfür muß erst noch eine entzündliche Komponente zu der reinen Abnutzungserscheinung hinzutreten. Sicherlich gehen Schwere der Gelenkveränderungen und Schwere der Schmerzen einander nicht parallel. Bei den meisten Patienten ist röntgenologisch überhaupt noch nichts erkennbar. Die bestehende Anfälligkeit für rheumatische Erkrankungen wird von Schub zu Schub stärker, und die Erkrankung setzt auch immer schwerer ein. Von besonderer Häufigkeit sind die rheumatischen Myalgien im Bereich des Schulter- und Beckengürtels. Daß der Rheumatismus eine Erkrankung des ganzen Körpers ist, erkennt man daran, daß die Blutsenkungsgeschwindigkeit maximal gesteigert ist und daß auch der Wasserhaushalt gestört ist, wie die Retention beim Volhardtschen Wasserversuch zeigt. Die wichtigste Ursache eines Rheumatismus ist das Vorhandensein eines schleichenden Infektes in Tonsillen, Zähnen, Nebenhöhlen, Appendix, Gallenblase, Nierenbecken oder auch entzündeten Venen. Außerdem spielt ein konstitutionelles Moment sicher eine Rolle mit, und auch die Ernährung ist ursächlich beteiligt, und zwar ist weniger wichtig ein übermäßiger Fleischgenuß, als eine einseitige Überernährung, wie z. B. der Mehlnährschaden. Läßt man solche Nahrungsstoffe, die beim Rheumatiker mit den Gutzentschen Allergeninen eine Reaktion geben, aus der Nahrung weg oder desensibilisiert gegen diese Stoffe, so heilt der Rheumatismus manchmal. Daß der Organismus während der Erkrankung sich in einer anderen Reaktionslage befindet, wird durch die Erfolge der Reizkörpertherapie bewiesen. Als solche Reizkörper benutzte Vortr.: Yatren-Casein, Solganal B und Apicosan. Eine Gruppe von Kranken mit guter Reaktionslage läßt sich besonders gut mit Yatren-Casein beeinflussen, wobei es wichtig ist, die Dosierung so zu wählen, daß nur ein Minimum an Herd- und Allgemeinreaktionen auftritt. Im Zustand vermehrter Reaktionsfähigkeit hat sich Apicosan als brauchbares Desensibilisierungsmittel erwiesen, wobei die Wirksamkeit des Mittels an einer Steigerung der Diurese erkennbar wurde. Bei einer III. Gruppe von Kranken, bei der eine mangelnde Reaktionsbereitschaft besteht, haben sich zur Sensibilisierung kleinste Mengen der wäßrigen Solganal B-Lösung bewährt, während zur Ausnutzung der Reaktionen in der Behandlung mit Solganal B oleosum fortgefahren wird. Ferner ist für die Rheumabehandlung von größter Wichtigkeit, daß Herdinfekte auf chirurgischem oder internem Wege schnellstens saniert werden. Nach der Durchführung einer Reizkörpertherapie führen physikalische und balneologische Maßnahmen oft rasch eine Besserung herbei. Wichtig ist, auch in der Therapie die Zusammenhänge des Rheumatismus mit innersekretorischen Vorgängen, besonders der Klimax, zu berücksichtigen, auch eine Vitaminbehandlung mit Vitamin B_1 und C weist Erfolge auf. Die Röntgentherapie und die Kurzwellentherapie haben sich besonders bei periartikulären Infiltraten mit großen Schmerzen bewährt. Besonders hingewiesen wird auf eine exakte differentialdiagnostische Abgrenzung des Rheumatismus gegen andere Erkrankungen. Die Behandlung der Schmerzen einer auf die Arthrose aufgepfropften Entzündung gelingt besonders gut mit der intramuskulären Injektion von Neuroyatren. Das Wichtigste in der gesamten Rheumabehandlung ist, daß man nicht ein Glied, sondern den gesamten kranken Organismus behandelt. Zuerst ist der chronische Infekt klarzustellen und zu sanieren, dann ist eine Reizkörpertherapie durchzuführen. Mit dieser Behandlungsweise sind, wie die Erfolge des Rheumainstituts beweisen, gute Beeinflussungen des Rheumatismus möglich.

Aussprache. SCHOLZ: Auch die Grundsätze der physikalischen Therapie gleichen einer Reizkörperbehandlung. — JÜRGENS: Nicht immer ist beim Rheumatismus die Blutsenkung beschleunigt, und zwar in den Fällen nicht, bei denen eine Arthrose vorliegt. Die grobdispersen Eiweißkörper, die die Senkungsbeschleunigung verursachen, stammen aus dem Knochenmark. Wahrscheinlich besteht hier ein Zusammenhang mit der Anämie des toxischen Rheumatismus. Oft finden sich aber schon, bevor eine Anämie sich ausgebildet hat, degenerierte Blutplättchenformen. Vortr. empfiehlt zur Behandlung Hefebäder, die gleichzeitig die Wirkung von Moor- und Kohlensäurebädern entfalten. Für den akuten Rheumatismus werden diätetische Maßnahmen empfohlen. — v. EICKEN: Vortr. betont die glänzenden Resultate der Tonsillektomie bei der Rheumatismusbehandlung. — ROTHER (Schlußwort): Vortr. faßt auch die Bädertherapie als Reizkörpertherapie auf. Die Tonsillen sind die häufigste und wichtigste Lokalisation des Herdinfektes.

G. PASCHLAU: **Neues über Entstehung und Ablauf der Erkrankung an Diphtherie.** (Erscheint als Originalarbeit in ds. Heft Seite 217.)

Aussprache. VON EICKEN: Vortr. empfiehlt, die Tonsillen besonders kräftig abzustreichen. Dabei steigert sich der Prozentsatz, in dem Bacillen nachgewiesen werden können, stark. Er sah bei 3 Kindern einer Familie 2 an einer typischen Diphtherie erkranken, das 3. an einer Angina follicularis, bei der jedoch auch Bacillen nachweisbar waren. — OPITZ: Bei den toxischen Diphtherieformen findet man in 25% beim ersten Abstrich keine Bacillen. Bei allen anderen Formen findet man frühzeitig Bacillen. Bei den Hausinfektionen im Krankenhaus sind schon von Anfang an Bacillen nachweisbar. Gegen die Ansicht von PASCHLAU spricht besonders stark der Umstand, daß bactericide Sera gegen Diphtherie unwirksam sind. Wahrscheinlich kam es bei den gezeigten Fällen erst auf dem Boden der Angina zu einem Haften der Diphtherieinfektion, was der Vorstellung BESSAUS von den saprophytären Eigenschaften des Diphtheriebacillus entprechen würde. — SCHMIDT-BOHRBACH: Die Diphtherieinfektion geschieht durch eine Tröpfcheninfektion und haftet nur auf einer bereits geschädigten Tonsille. Die Immunität ist nicht nur eine Funktion des Antitoxins, sondern sie ist auch cellular gebunden. Am Antitoxin ist jedoch die Immunitätslage am besten zu messen. Die passive Immunität verschwindet sehr schnell; deswegen wird der aktiven Immunisierung der Vorzug gegeben. — PASCHLAU (Schlußwort). KOELSCH.

Berliner Physiologische Gesellschaft.

Sitzung vom 19. November 1937.

H. STIEVE: **Der Einfluß der Umwelt auf die Größe des Herzens.** In sehr vielen Lehrbüchern findet man die Angabe, daß der Aufenthalt in hohen Lagen zu einer erheblichen Vergrößerung des Herzens führe. Diese Angaben gehen durchweg auf Untersuchungen zurück, die STROHL (1911) an Schneehühnern ausgeführt hat. Er stellte fest, daß das Alpenschneehuhn in Lagen zwischen 2000 und 3000 m Seehöhe ein relatives Herzgewicht von 16,3‰ des Körpergewichts besitzt, während das nordische Moorschneehuhn in 0—600 m Seehöhe eine relative Herzgröße von 11,09‰ aufweist. Um die Schlußfolgerungen STROHLS zu überprüfen, wurden Moorschneehühner und Alpenschneehühner, die in Norwegen nebeneinander in 300 bis 700 m Seehöhe vorkommen, auf die Größe ihrer Herzen untersucht. Dabei wurde festgestellt, daß die Herzen der Moorschneehühner in diesen Lagen 13,3—13,7‰ des Körpergewichtes ausmachen,

Eduard Pflaumer: Eröffnungsansprache, Rede gehalten auf der Zweiten Tagung der Gesellschaft für Urologie 7. bis 9. Oktober 1937, aus „Zeitschrift für Urologie, Band 31“ (Georg Thieme Verlag, 1937), Seite 793–799, Repro Pugge.

ZEITSCHRIFT FÜR UROLOGIE

ORGAN DER GESELLSCHAFT REICHSDEUTSCHER UROLOGEN
UND DER BERLINER UROLOGISCHEN GESELLSCHAFT

HERAUSGEGEBEN VON

W. ANSCHÜTZ-KIEL / A. BIER-BERLIN / V. BLUM-WIEN / A. DÖDERLEIN-MÜNCHEN / E. ENDERLEN-HEIDELBERG / H. v. HABERER-KÖLN J. v. HOCHENEGG-WIEN / R. HOTTINGER-ZÜRICH / G. ILLYES-BUDAPEST O. KNEISE-HALLE a. S. / F. KÖNIG-WÜRZBURG / F. KROISS-WIEN R. PASCHKIS-WIEN / E. PAYR-LEIPZIG / G. PRAETORIUS-HANNOVER K. SCHEELE-ESSEN / F. SCHLAGINTWEIT-MÜNCHEN / H. SCHLOFFER-PRAG / C. SCHRAMM-DORTMUND / F. VOLHARD-FRANKFURT a. M. K. ZIELER-WÜRZBURG

SCHRIFTLEITUNG:

H. BOEMINGHAUS-MARBURG / L. KIELLEUTHNER-MÜNCHEN / E. PFLAUMER-NÜRNBERG / E. REHN-FREIBURG i. Br. / O. RINGLEB-BERLIN / H. RUBRITIUS-WIEN / V. SCHMIEDEN-FRANKFURT a. M.

BAND XXXI

MIT 304 ABBILDUNGEN UND 87 KURVEN

1 9 3 7
VERLAG VON GEORG THIEME, LEIPZIG

Eröffnungsansprache [1])

von Prof. Dr. **E. Pflaumer** in Nürnberg

Mit 1 Abbildung

Werte Gäste! Deutsche Fachgenossen!

Ich habe die Ehre, die II. Tagung der Gesellschaft Reichsdeutscher Urologen zu eröffnen, und heiße alle Teilnehmer herzlich willkommen; in erster Linie die Herren Vertreter des Staates, der NSDAP. und der Wartburgstadt Eisenach. Eine besondere Freude ist es uns, auch Gäste aus dem Ausland bei uns zu sehen, aus Argentinien, Italien, Japan, Rumänien, Schweden, der Schweiz, der Tschechoslowakei, Ungarn und — in stattlicher Anzahl — aus Österreich. Ich hoffe, unsere Tagung wird Ihnen beweisen, daß die Urologie in Deutschland trotz mancher Schwierigkeiten ihre alte Höhe gewahrt hat. Wir sind auch überzeugt, daß alle ausländischen Freunde unser liebes Deutschland heute besser, schöner und fester als je zuvor finden werden. Daß dem so ist, verdanken wir allein unserem Führer Adolf Hitler. Ich bitte Sie, ihm Dank, Treue und Verehrung zu bekunden, indem Sie sich erheben und dadurch mit folgendem Telegramm einverstanden erklären: „Die auf der Wartburg tagende Gesellschaft Reichsdeutscher Urologen entbietet dem hehren Führer des Vaterlandes dankbaren Gruß und das Gelöbnis freudiger Gefolgschaft und Arbeit."

Ich danke Ihnen und bitte Sie, durch nochmaliges Erheben Ihr Einverständnis mit dem folgenden Telegramm an die Österreichische Urologische Gesellschaft kundzugeben: „Die Gesellschaft Reichsdeutscher Urologen ist über die Teilnahme zahlreicher Berufskameraden aus Österreich an ihrer II. Tagung hocherfreut; sie hofft auf weitere besonders enge Zusammenarbeit mit den Berufs- und Fachgenossen in Österreich."

Die Gesellschaft Reichsdeutscher Urologen darf sich wohl als Wahrerin des Andenkens und Vermächtnisses eines der ganz großen Wohltäter der Menschheit auf dem Gebiete der Heilkunde betrachten, unseres Max Nitze, ohne dessen Lebenswerk als Forscher, Erfinder und Arzt die Erkennung und Behandlung der Krankheiten der Harnorgane und vieler anderer Krankheiten wie vordem im argen liegen würde. Wir dürfen froh und stolz sein, daß der Vater der Endoskopie, die heute Gemeingut aller Völker der Erde ist, ein Deutscher war, und daß daher jede Huldigung, die ihm im fernsten Teil der Welt dargebracht wird, auch eine Ehrung unseres Vaterlandes bedeutet.

[1]) Gehalten auf der II. Tagung der Gesellschaft Reichsdeutscher Urologen zu Eisenach, 7. bis 9. X. 1937.

In diesem Sinne werden Sie mit Freude und Genugtuung von folgendem, vor kurzem eingetroffenen Brief des Vorsitzenden der Argentinischen Urologischen Gesellschaft, Dr. von der Becke in Buenos Aires, Kenntnis nehmen. Er lautet in der Übersetzung: „Ich habe der Argentinischen Urologischen Gesellschaft Ihre Einladung zur Tagung der Gesellschaft Reichsdeutscher Urologen übermittelt. Wegen der Kürze der Zeit ist leider die Teilnahme

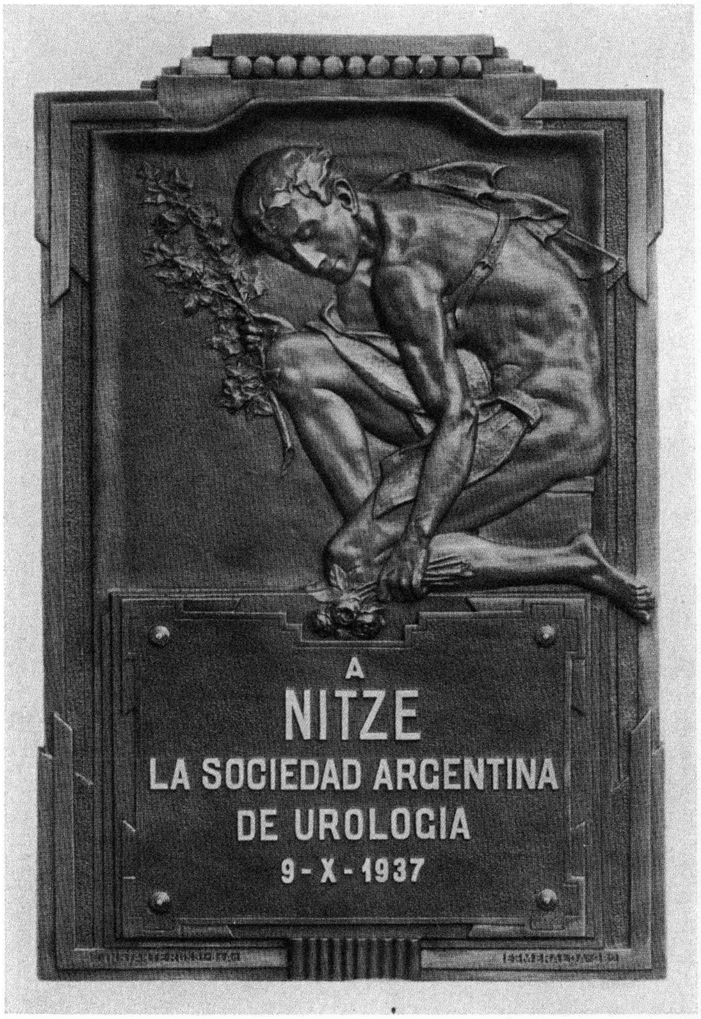

mehrerer Mitglieder nicht möglich. Am 6. Oktober kommt jedoch ein junger Urologe aus Rosario, Dr. Ricardo Ercole, mit dem Dampfer „General San Martin" in Hamburg an; wir haben ihn beauftragt, auf Ihrer Tagung die Gesellschaft der Argentinischen Urologen zu vertreten und dabei Max Nitze, der auf dem Friedhof in Eisenach ruht, eine Huldigung darzubringen. Wir haben eine große Bronzetafel gießen lassen, die eine allegorische Figur und die Inschrift trägt: „A NITZE la Sociedad Argentinia de Urologia 9. 10. 37." Dr. Ercole bringt die Gedenktafel, und wir haben den Wunsch, daß sie am

9. Oktober auf Nitzes Grab enthüllt werde, und zwar in Gegenwart der Kongreßteilnehmer, denn die Widmung soll auch eine Ehrung seitens der argentinischen Urologen für die deutschen Urologen sein und der Ausdruck der Verbundenheit Argentiniens mit Ihrem großen Vaterland.“ Wir danken der befreundeten Gesellschaft und ihrem Vorsitzenden für die Ehrung Nitzes und freuen uns, Deutschland den Ausdruck freundschaftlicher Gefühle seitens einer großen Nation übermitteln zu dürfen, die uns auch in schwerster Bedrängnis die Freundschaft gehalten hat, indem sie als einziger Staat Amerikas Deutschland nicht den Krieg erklärte. Zum Zeichen dessen bitte ich Sie, am Sonnabend früh 8½ Uhr am Grabe Max Nitzes der Kranzniederlegung durch den Vorsitzenden unserer Gesellschaft und der Enthüllung der herrlichen Gedenktafel beizuwohnen.

Bei dem Überblick über das vergangene erste Jahr unserer jungen Gesellschaft Reichsdeutscher Urologen bedaure ich, Ihnen mitteilen zu müssen, daß wir drei hochgeschätzte Mitglieder durch den Tod verloren haben, den Facharzt für Chirurgie Sanitätsrat Dr. Wilhelm Schultheiss, den Facharzt für Urologie Dr. Caspar Ludowigs und den Facharzt für Urologie Dr. Karl Keydel.

Dr. Schultheiss war lange Jahre der Wildunger Chirurg und hat sich als solcher in reicher erfolgreicher Tätigkeit über die Grenzen Deutschlands hinaus die Anerkennung weitester Kreise erworben.

Dr. Ludowigs war in Karlsruhe ansässig. Nach gründlicher allgemeinärztlicher Ausbildung widmete er sich in Berlin, Paris und London dem speziellen Studium der Urologie. Neben seiner hervorragenden Tätigkeit als Facharzt hat er eine beachtliche Zahl ausgezeichneter Arbeiten veröffentlicht, in deren Würdigung ihn die Internationale Gesellschaft für Urologie in Paris zum korrespondierenden Mitglied ernannt hat.

Dr. Karl Keydel ist vor kurzem im Alter von 72 Jahren verstorben. Er war einer der angesehensten Fachärzte Dresdens, ein alter Pionier der Urologie. Wissenschaftlich hat er sich als Verfasser eines Teils des Handbuches von Oberländer und Kollmann erfolgreich betätigt.

Ich bitte Sie, unserer Trauer über das Hinscheiden der Fachgenossen und unserer Anerkennung ihrer Lebensarbeit Ausdruck zu geben, indem Sie sich von Ihren Plätzen erheben. Ich danke Ihnen.

Erfreulicherweise kann ich Ihnen mitteilen, daß wir eine stattliche Anzahl neuer Mitglieder gewonnen haben. Als solche wurden seit der ersten Tagung aufgenommen die Herren Albring-Berlin, Becker-Chemnitz, Borkenhagen-Berlin, Friedrich-Nürnberg, Hansen-Moers a. Rh., Kunstmann-Nürnberg, Laetsch-Berlin, Mutschler-Karlsruhe, Schröder-Berlin, Schultheiß-Bad Wildungen, und Staehler-Leipzig.

Ich heiße die neuen Mitglieder im Namen des Vorsitzenden der Gesellschaft Reichsdeutscher Urologen herzlich willkommen und bitte Sie um rege Mitarbeit.

Weniger erfreulich ist die Tatsache, daß die Urologie auch heuer, wie schon früher, seitens führender Chirurgen eine, wie ich wohl behaupten darf, wenig sachgemäße öffentliche Erwähnung fand. Ich darf sie Ihnen nach dem Bericht des Deutschen Ärzteblattes vorlesen: „Die Stellung der Chirurgie innerhalb der gesamten sog. Schulmedizin hat sich in den letzten Jahren kaum verschoben. Was macht es schließlich für das große Ganze aus, wenn einige kleinere Gruppen von Sondergebieten der Chirurgie nach mehr Selbständigkeit rufen? So gerne wir bereit sind, Fortschritte und Einzelleistungen von Vertretern solcher kleineren Fächer anzuerkennen, die immer wieder zutage tretende Sucht, die Chirurgie in kleinste Einzelkünste zu spalten, können wir nicht gutheißen. Das gemeinsame Ziel unseres ärztlichen Handelns muß auch in Zukunft bleiben, dem gesamten Volke zu dienen und Kranke zu heilen. Und das kann die große Mutter Chirurgie, auch wenn da und dort ein paar technische Neuerungen hinzugekommen sind, zumeist noch immer so gut wie der kleine Fachspezialist; der Grenzen seines Könnens muß sich letzten Endes jeder Arzt, auch der Chirurg, bewußt bleiben. Der Grenzen ihres Könnens scheinen sich aber nicht alle Vertreter der Sondergebiete bewußt zu sein. Anstatt Grenzen und Gegensätze zu schaffen, sollten sich diese Vertreter von Absonderungswünschen lieber der gemeinsamen Arbeit befleißigen! Wir brauchen den Geist der Zusammenfassung, den Willen zum ganzheitlichen Denken. Das halte ich für eine bessere Gesundheitsführung als den kleinlichen Kampf um Sonderrechte, um Pflichtvorlesungen und neue Prüfungsfächer. Es sind nicht die schlechtesten Vertreter der wissenschaftlichen Heilkunde gewesen, die, wie Paul Ernst in Heidelberg, das Überhandnehmen der Sonderfächer in der Heilkunde als eines der Zeichen unseres Niederganges angesehen haben. (Bemerkung des Vortragenden: „Sollte die Heilkunde sich wirklich im Niedergang befinden?") Wer die Neurochirurgie, die Chirurgie der Lungentuberkulose, die Sportchirurgie, die Kieferchirurgie, die Urologie, die Orthopädie, die Unfallheilkunde roh und rücksichtslos vom Baume der großen Mutter Chirurgie absägen will, der wird bald genug einsehen müssen, daß er damit die verhätschelten Lieblingskinder einer Operation unterzieht, die wir heute an Geistesschwachen und ähnlichen unglücklichen Kranken ausführen. Das kann unmöglich Sinn und Wunsch der Väter dieser Gedanken sein. Nur wer den Tagesfragen und Tagesnöten ganz wirkungsfern steht, kann sich grundsätzlich für solche Bestrebungen einsetzen."

Ich weiß nicht, auf welches Fach diese Äußerungen der Geringschätzung, Überheblichkeiten und Anwürfe gemünzt sind; einige Fächer scheinen sich schon erfolgreich gegen sie verwahrt zu haben, denn es ist festzustellen, daß in dem nach Monaten erschienenen Kongreßbericht die Chirurgie der Lungentuberkulose und die Sportchirurgie fehlen. Jedenfalls aber glaube ich in Ihrem Sinne zu handeln, wenn ich die sicher nicht auf Kenner der tatsächlichen Verhältnisse berechneten, ungewöhnlichen Auslassungen nicht mit der gleichen, leicht zu beschaffenden Münze heimzahle, sondern — in Wahrung des Ansehens der Urologie und zur Förderung ihrer im Interesse der ganzen Heilkunde nötigen Weiterentwicklung — mit folgenden sachlichen Feststellungen beantworte: Die Behüter der großen Mutter Chirurgie, an deren Förderung und Entwicklung wir genau wie sie arbeiten, mögen sich endlich beruhigen; sie kämpfen gegen einen vermeintlichen Widersacher, gegen Windmühlen, die zum Wohl des gesamten Volkes ruhig weitermahlen werden, aber keine Sonderwünsche haben als den, von gelernten Müllern bedient zu werden. Kein vernünftiger Urologe denkt daran, dem Allgemeinchirurgen das bißchen Urologie, das er in Form von Operationen betreibt und

Aussprache

H. Rubritius (Wien):

Sehr geehrter Herr Vorsitzender, hochverehrte Anwesende! In meiner Eigenschaft als Präsident der österreichischen urologischen Gesellschaft begrüße ich Sie namens dieser Gesellschaft und im Namen meiner hier anwesenden Kollegen aus Österreich auf das Herzlichste. Ich wünsche dieser II. Tagung der Gesellschaft Reichsdeutscher Urologen einen vollen Erfolg. Das Programm ihres Kongresses ist überaus reichhaltig und interessant, weil es aus beinahe allen Gebieten unserer Fachwissenschaft etwas bringt. Möge es also dieser Tagung beschieden sein, in allen Punkten der Tagesordnung Klärung der angeschnittenen Fragen zu bringen. Da es im gegenwärtigen Zeitpunkt noch nicht möglich ist, die alte Deutsche Gesellschaft für Urologie wieder aufleben zu lassen, so hat sich die Österreichische Urologische Gesellschaft entschlossen, in den letzten Junitagen des Jahres 1938 ihren ersten Kongreß in Wien zu veranstalten. Ich lade Sie heute schon ein, sich zahlreich an diesem Kongreß zu beteiligen. Wir werden bestrebt sein, Ihnen in Wien nur Gutes zu bieten.

Dinu Zanne (Bukarest):

Ich freue mich, als Vertreter der Rumänischen Urologischen Gesellschaft an der II. Tagung der Gesellschaft Reichsdeutscher Urologen teilnehmen zu können, und wünsche der Tagung einen guten Verlauf.

de Gironcoli (Venedig):

Ich danke den Herren Vorsitzenden für die liebenswürdige Einladung, an der II. Tagung der Gesellschaft Reichsdeutscher Urologen teilnehmen zu sollen. Es ist mir eine Ehre und eine Freude, die herzlichsten Grüße der italienischen Gesellschaft für Urologie und die persönlichen ihres Vorsitzenden, Prof. Bonanome, aus Rom überbringen zu können. Ich wünsche den Arbeiten dieser Tagung den besten Erfolg.

H. Helferich (Eisenach):

M. H.! Darf ich zunächst meinen Dank aussprechen für die Einladung zur Teilnahme an Ihrer Tagung, welche schon im vorigen Jahr soviel Wertvolles brachte, und jetzt wieder eine Fülle von Interessantem aus Ihrem Spezialgebiet bringen wird.

Unser Vorsitzender hat in seiner Eröffnungsansprache soeben von Enttäuschungen gesprochen, welche in dem Verhältnis der Urologie als Spezialfach zur Vertretung der Gesamtchirurgie bestehen. Gestatten Sie mir hierzu einige Worte. Ich habe als Chirurg für die urologischen Aufgaben immer viel Interesse gehabt. Seit unserer gleichzeitigen Studienzeit in Leipzig war ich mit Nitze nahe bekannt und war wohl unter den chirurgischen Klinikern der erste, der sich in Wort und Schrift für die Cystoskopie mit Eifer einsetzte. Ich weiß auch, daß die technischen Aufgaben, welche in wahrhaft künstlerischer Ausführung von den urologisch tätigen Ärzten in den Einzelfällen zu lösen sind und tatsächlich gelöst werden, nur durch eingehende spezialistische Erziehung gelöst werden können, und daß es dringend erforderlich ist, unsere jungen Ärzte in dieser Hinsicht theoretisch und praktisch gründlich auszubilden. Wobei anzunehmen und zu wünschen ist, daß vorwiegend Ärzte mit Begabung und Neigung zu technischen Leistungen sich der praktischen Urologie zuwenden.

M. H.! Es gibt ein weites chirurgisches Wissensgebiet, die allgemeine Chirurgie. Es ist kein Zufall, daß das ausgezeichnete Lehrbuch unseres Lexer schon zwanzig Auflagen erlebt hat, und daß Lexer schon wieder mit der Neubearbeitung beschäftigt ist. Wer ohne gründliches Wissen der allgemeinen Chirurgie die Chirurgie als Vollfach oder in einem zugehörigen Spezialgebiet vertreten will, wird nie ein Arzt sein, wie das deutsche Volk ihn haben soll. Ist es denkbar, daß ein Urologe von Wert ohne tiefgründiges Wissen im Gebiet der allgemeinen Chirurgie sein Spezialstudium beginnt? Ist es nicht tatsächlich so, daß die ersten Urologen, die Begründer dieses Spezialgebietes, vollausgebildete, auch praktisch geschulte Chirurgen sind? Wer ohne diese Grundlage ihr wichtiges Spezialgebiet erlernt und dabei die Einzelleistungen in bester, ja künstlerisch vollkommener Weise, wie erforderlich auszuführen vermag, der hat im Grunde doch nur, wenn ich so sagen darf, eine gute „Abrichtung" erlangt. Aber gerade die deutsche Erziehung der Ärzte und Spezialärzte war immer darauf gerichtet, ihnen eine breite wissenschaftliche Grundlage und die Möglichkeit selbständiger wissenschaftlicher Auffassung und praktischer Erfüllung zu verschaffen, aber nicht nur eine „Abrichtung".

M. H.! Ich wünsche keinem von uns allen, die wir heute voll Wissensdurst hier beisammen sind, daß er einmal im Bereiche der Urologie erkrankt. Wenn er aber einmal doch die Hilfe und Kunst eines Urologen bedürfen sollte, dann wünsche ich ihm einen solchen, der chirurgisch geschult ist.

E. Pflaumer (Nürnberg):
dankt Geheimrat Helferich für seine auf selten großer Erfahrung begründeten Ausführungen zur Frage der Stellung der Urologie in der Chirurgie und für das Eintreten für die Belange der Urologie durch seine Zustimmung zu den Ausführungen des Tagungsleiters.

O. Ringleb (Berlin):
M. H.! Wir sind gewiß Herrn Geheimrat Helferich außerordentlich dankbar, wenn er auf die gemeinsame Grenze hinweist, die die Chirurgie mit der Urologie verbindet. Die schulmäßigen typischen Operationen auf dem Gebiete der Harnwege sind so weit ausgebildet, daß sie verhältnismäßig einfach und leicht zu erlernen sind. Die Chirurgie ist kein Geheimfach mehr, sondern wird von den Fachgenossen, die einzelne Eingriffe viel häufiger und immer wieder ausführen, besser beherrscht als von den Chirurgen, die solche Eingriffe nur selten auszuführen in der Lage sind. Wir warten aber auf eine Befruchtung und Bereicherung auf dem Gebiete der allgemeinen Chirurgie. Ich bitte Herrn Geheimrat Helferich, seine Berufsgenossen zu veranlassen, daß hier der pathologisch-biologische Teil mehr gefördert wird.

Presseberichterstattung zur Tagung, aus „Eisenacher Tagespost“ (1937), mit freundlicher Genehmigung, R. Brunner, Stadtarchiv Eisenach.

einen besonderen Anziehungspunkt bilden dürfte.

So dürfen wir mit hohen Erwartungen der Walter-Flex-Woche entgegensehen und hoffen, daß sie unter der herzlichen Anteilnahme der gesamten Bevölkerung in unserer Stadt einen ihrer großen kulturellen Tradition würdigen Verlauf nimmt.

Eisenacher Urologentagung eröffnet.

Gedenken an Max Nitze.

Auf der Wartburg begann heute morgen die Tagung der Gesellschaft Reichsdeutscher Urologen, die sich wiederum einer großen Beteiligung erfreuen kann. Die Wartburgstadt Eisenach war offiziell durch Bürgermeister Dr. Hackert vertreten, ebenso hatte die Eisenacher Aerzteschaft Vertreter entsandt. Sanitätssturmhauptführer und Abteilungschef Syré war für den Chef des Sanitätsamtes der SA. gekommen, Arbeitsgauarzt Groh (Weimar), für den Reichsarbeitsarzt. Professor Dr. Pflaumer (Nürnberg) begrüßte in seiner Eröffnungsansprache die Teilnehmer, vor allem die Gäste aus Argentinien, Italien, Japan, Rumänien, Schweden, der Schweiz, der Tschechoslowakei, Ungarn und aus Oesterreich. Er verlas ein Begrüßungstelegramm an den Führer und an die österreichische urologische Gesellschaft.

Er gedachte des großen Forschers und Erfinders des Blasenspiegels, Max Nitze, der auf dem Eisenacher Friedhof ruht. Im Auftrag der Gesellschaft argentinischer Urologen sollte Dr. Ricardo Ercole eine Bronzetafel überbringen, die am Sonnabend auf dem Grab Nitzes enthüllt werden sollte. Wie verlautet, ist aber durch eine Havarie des Dampfers das pünktliche Erscheinen Dr. Ercolos in Frage gestellt. Nach der Ehrung der Toten konnte Professor Pflaumer eine Reihe von neuen Mitgliedern willkommen heißen. Der Redner forderte, daß die Urologie obligatorisches Lehr- und Prüfungsfach wird, damit es Allgemeingut der Aerzte werde.

Der Präsident der Oesterreichischen Urologischen Gesellschaft, Professor Rubritius, Wien, überbrachte die Grüße der österreichischen Fachgenossen und lud zu dem Kongreß der österreichischen Urologen in Wien 1938 ein. Dr. Di… Zanne, Bukarest, überbrachte die Grüße der Rumänen, Professor de Gironcoli, Venedig, die der Italienischen Gesellschaft im Namen ihres Vorsitzenden. Dann nahmen die Fachvorträge ihren Anfang, die neben „Arbeits- und Berufsfähigkeit urologisch Kranker“ vor allem die Krebsfrage behandelten.

Die Referate werden heute und auch morgen noch fortgesetzt, und wir wünschen der Tagung auch weiterhin einen fruchtbaren Verlauf.

Höhepunkte der Urologentagung:

Feierstunde am Grab Max Nitzes.

Morgen Enthüllung der Gedenktafel.

Die Teilnehmer der großen Eisenacher Tagung der Gesellschaft Reichsdeutsche Urologen versammelten sich am Donnerstag abend zu einem Festessen auf der Wartburg, während dessen Verlauf Prof. Pflaumer vor über 130 Teilnehmern eine Ansprache hielt und besonders betonte, wie wohl er und seine Kollegen sich in der Wartburgstadt fühle. Oberbürgermeister Dr. Müller=Bowe prägte in seiner Begrüßungsansprache Worte des Dankes an den Ersten Vorsitzenden der Gesellschaft, Prof. Ringleb, und an Frau Pflaumer, die sich als Organisatorin der Tagung verdient gemacht hat.

Im weiteren Verlauf der Veranstaltungen, die in ihrer mustergültigen Durchführung von seiten der Wartburgstadt und des Verkehrsvereins die volle Anerkennung der Teilnehmer findet, fanden sich gestern nachmittag die Aerztefrauen, unter ihnen auch zahlreiche Ausländerinnen, im Fürstenhofsaal zusammen, wohin sie Oberbürgermeister Dr. Müller=Bowe eingeladen hatte. In herzlicher Weise hieß unser Stadtoberhaupt die Damen willkommen und legte den Vertreterinnen aus dem Ausland die Bitte ans Herz, doch auf ihrem Besuch Deutschland so zu sehen, wie es tatsächlich sei, und die aus dieser Schau gewonnenen Eindrücke mitzunehmen in ihr Land. Die Stunden des Beisammenseins, an denen auch Verkehrsdirektor Braun teilnahm, brachten die Genugtuung zum Ausdruck, die die Gäste über die herzliche Aufnahme in Eisenach immer wieder empfinden und die sie insbesondere Oberbürgermeister Dr. Müller=Bowe als Stadtvater zu danken wissen.

Der Abend vereinte sodann sämtliche Teilnehmer mit ihren Angehörigen im Thüringensaal des Wartburghotels zu einem Kameradschaftsabend, an dem u. a. als Vertreter der Wartburgstadt Bürgermeister Dr. Hackert, als Vertreter der Kreisleitung und der Aerzteschaft Dr. Becker, ferner Verkehrsdirektor Braun und der Hausherr der Burg, Burghauptmann v. d. Gabelentz teilnahmen. In fröhlicher Unterhaltung vergingen die Stunden nur allzuschnell. Burgwirt Nebe, der wieder in trefflicher Weise alle guten Geister des Humors entfaltete, fand in der Mundharmonika des Geschäftsführers der Gesellschaft, Dr. Heusch (Berlin), einen ausgezeichneten Begleiter seiner Trompete, so daß die Gäste durch improvisierte Duette köstlichen Spaß hatten. Dann erfreuten Mitglieder des Städtischen Orchesters zu munterem Tanz ...

*

Heute vormittag versammelten sich sodann die Tagungsteilnehmer am Grabe des großen Arztes und Begründers der urologischen Wissenschaft, Dr. Max Nitze, der seinen Lebensabend in Eisenach verbracht hat. Professor Ringleb würdigte in seiner Festansprache noch einmal die Verdienste des Toten, dessen Andenken in den medizinischen Kreisen niemals verlöschen wird. Nach der Feier wurden auf der Wartburg weitere Referate gehalten. Morgen vormittag findet jedoch auf dem Friedhof eine abermalige kurze Feier statt, bei der dann der bisher durch eine Schiffshavarie verhinderte argentinische Vertreter die vorgesehene Gedenkplatte am Grabe Nitzes anbringen wird.

Der Dank der Nachwelt.

Niederlegung einer Gedenkplatte am Nitzegrab als Ausklang der Urologentagung.

Die Eisenacher Urologentagung, die einen so überaus erfolgreichen Verlauf genommen hat und auch im nächsten Jahre wieder in der Wartburgstadt abgehalten werden soll, fand ihren Ausklang mit einer letzten Weihestunde am Grabe Max Nitzes auf unserem Friedhof. Der argentinische Vertreter, Dr. Ricardo Ercole, hatte es nach der Havarie seines Schiffes nun doch noch möglich machen können, in Eisenach zu erscheinen und die von der argentinischen Gesellschaft gestiftete Gedenkplatte mitzubringen. Diese Platte wurde nun gestern vormittag am Grabe des Begründers der urologischen Wissenschaft feierlich niedergelegt.

Unser Bild zeigt von links nach rechts: Professor Dr. Pflaumer (Tagungsleiter), Dr. Ricardo Ercole-Argentinien, Professor Dr. Ringleb (Vorsitzender der Gesellschaft Reichsdeutscher Urologen).

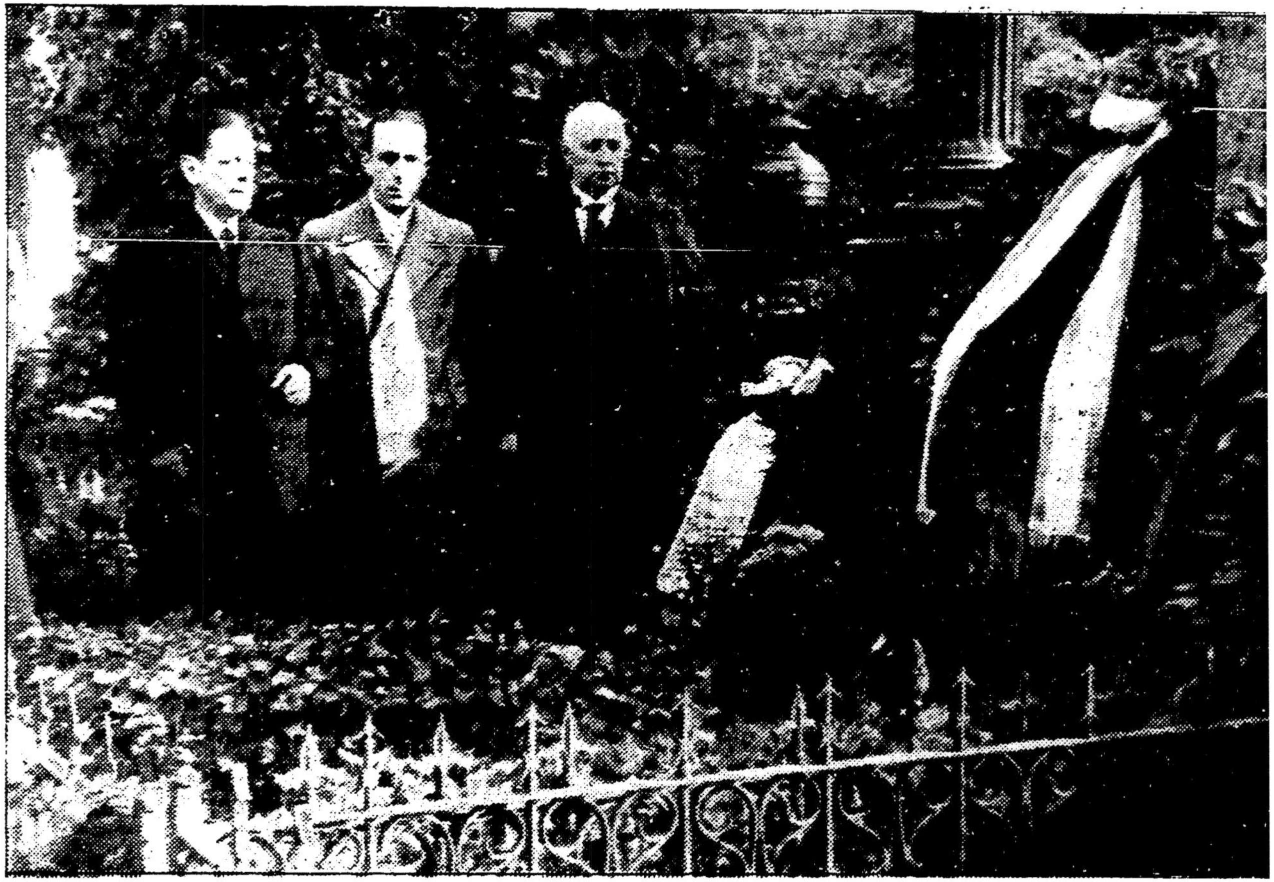

Photo: Rehe

Koloman Haslinger: Ziele und Aufgaben der Wiener Urologischen Gesellschaft, Sitzungsbericht der Wiener Urologischen Gesellschaft vom 22. Februar 1939, aus „Zeitschrift der Urologischen Gesellschaft, Band 33" (Georg Thieme Verlag, 1939), Repro Pugge.

ZEITSCHRIFT FÜR UROLOGIE

ORGAN DER GESELLSCHAFT REICHSDEUTSCHER UROLOGEN
UND DER BERLINER UROLOGISCHEN GESELLSCHAFT

HERAUSGEGEBEN VON

H. BOEMINGHAUS-BERLIN / K. HEUSCH-BERLIN / L. KIELLEUTHNER-MÜNCHEN / F. KROISS-WIEN / E. PFLAUMER-NÜRNBERG / E. REHN-FREIBURG i. Br. / O. RINGLEB-BERLIN / H. RUBRITIUS-WIEN / V. SCHMIEDEN-FRANKFURT a. M.

IN VERBINDUNG MIT

W. ANSCHÜTZ-KIEL / A. BIER-BERLIN / R. CHWALLA-WIEN / A. DÖDERLEIN-MÜNCHEN / E. ENDERLEN-HEIDELBERG / K. S. FISCHER-DÜSSELDORF H. v. HABERER-KÖLN / K. HASLINGER-WIEN / J. v. HOCHENEGG-WIEN R. HOTTINGER-ZÜRICH / TH. HRYNTSCHAK-WIEN / G. ILLYES-BUDAPEST / O. KNEISE-HALLE a. S. / F. KÖNIG-WÜRZBURG / F. MAY-MÜNCHEN E. PAYR-LEIPZIG / G. PRAETORIUS-HANNOVER / K. SCHEELE-ESSEN F. SCHLAGINTWEIT-MÜNCHEN / C. SCHRAMM-DORTMUND K. TZSCHIRNTSCH-ISERLOHN / F. VOLHARD-FRANKFURT a. M. K. ZIELER-WÜRZBURG

BAND XXXIII

MIT 356, ZUM TEIL FARBIGEN ABBILDUNGEN, 1 PORTRAIT UND 21 KURVEN

1939
VERLAG VON GEORG THIEME, LEIPZIG

schon 3 Wochen ohne Beschwerden und keine Larve mehr abgegangen war, wurde er sicherheitshalber cystoskopiert. Dabei ergaben sich durchaus normale Verhältnisse. Minimale Gefäßinjektion an kleinen Stellen im Bereich des Trigonums. Das linke Ureterostium etwas größer als das rechte. Penis und Präputium waren völlig normal.

Aus dem objektiven Befunde war also keinerlei Anhalt für das Vorhandensein einer der obengenannten, die Eiablage fördernden Bedingungen zu gewinnen. Als mögliche Infektionsquelle kann man an das Sitzbrett des Aborts denken, der in der auf dem Lande üblichen Art, als offene Senkgrube gebaut ist. Hier ist ja das Vorhandensein von Fliegeneiern, bei der häufigen Anwesenheit der Fliegen und bei unsauberer Behandlung der Sitzgelegenheit sicher zu erwarten.

So weist die eigenartige Beobachtung auf bisher weniger beachtete, aber doch in ihren Folgen für die urologische Praxis wesentliche Dinge hin.

Schrifttum

Hewitt, C. G., Parasitology 5 (1912/13). — **Chevrel, R.,** Myase des voies urinaires, Arch. de paras. XII (1909). — **Guiart, J.,** Lyon méd. 112 (1909). — **Braun-Seifert,** Tierische Parasiten des Menschen, Bd. 1. — **Stempell,** Tierische Parasiten des Menschen.

Wiener Urologische Gesellschaft

Sitzungsbericht vom 22. Februar 1939

(Eröffnungssitzung)

Vorsitz: Herr Haslinger
Schriftführer: Herr Henninger

Ziele und Aufgaben der Wiener Urologischen Gesellschaft

von **K. Haslinger** in Wien

Parteigenossen, Berufskameraden! Ich eröffne die erste Sitzung der „Wiener Urologischen Gesellschaft" und begrüße Sie herzlichst im Großdeutschen Reiche Adolf Hitlers.

Wir Urologen stehen hier in Wien — wie unsere liebe Heimat, die Ostmark — auf geschichtlich verpflichtendem Boden. Wien ist die Geburtsstadt der Urologie. Über urologische Untersuchungs- und Behandlungsmethoden finden wir wohl schon 3000 Jahre v. d. Zeitrechnung bei den Ägyptern Angaben. Auch in allen weiteren Jahrhunderten, so bei Hippokrates und verschiedenen anderen, finden wir Mitteilungen über Beobachtungen und Behandlungen von urologischen Erkrankungen. Ärzte jedoch, die sich nur mit dem Spezialgebiet der Urologie befaßten, kommen erst Mitte des 19. Jahrhunderts vor. In Wien finden wir vom Jahre 1850 an Ärzte, die sich dem Spezialfach der Harnorganerkrankungen zugewandt hatten, ich nenne hier V. Ivánchich, H. Zeisel, Dumreicher, Dittel.

Der Geburtstag der Urologie ist jedoch der 9. Mai 1879, an welchem Tage Max Nitze das von ihm gemeinsam mit dem Wiener Instrumentenmacher Leiter konstruierte Cystoskop in der „Gesellschaft der Ärzte“ vorwies. In diesem Jahre kehrt dieser Tag zum 60. Male wieder und wir haben die Absicht, diesen Gedenktag feierlich zu begehen.

Der Blasenspiegel wurde zum Segen der Menschheit. Er erschloß die Kenntnis der Erkrankungen der Harnorgane, die man bis dahin nur von einzelnen operativen Beobachtungen, hauptsächlich aber vom Obduktionstische her hatte. Rasch wurde dieses Instrument weiter ausgebaut und vervollkommnet. Es wurde das heiße Lämpchen gegen das kalte ausgetauscht, die Optik verbessert und das Uretereninstrument geschaffen. Bald wurde der Blasenspiegel in der ganzen Welt bekannt, es zeigte sich überall das Bedürfnis, die Erkrankungen des Harntraktes in eine eigene Fachgruppe zusammenzufassen und Spezialärzte für dieses Fach heranzubilden. In Wien befaßten sich namhafte Männer mit dem Ausbau der Urologie, es wurden urologische Stationen errichtet, das Fach zur Habilitation zugelassen, welches Verdienst in erster Linie Hochenegg gebührt. Auch in anderen Ländern wurden Abteilungen und Kliniken für Urologie geschaffen.

Die Wiener urologische Schule erlangte alsbald Weltruf. Ärzte aller Länder kamen nach Wien, um hier dieses Spezialgebiet zu erlernen, so daß man ruhigen Gewissens sagen kann, es finden sich in allen Erdteilen und Ländern der Welt Urologen, die ihre Ausbildung in Wien genossen haben. Es wurde in Wien auch eine wissenschaftliche Vereinigung als Wiener, später als Österreichische Urologengesellschaft gegründet, deren Sitzungsberichte viel gelesen wurden. Die Arbeiten der Wiener Urologen waren in der ganzen Welt begehrt. — Die „Deutsche Gesellschaft für Urologie“ hielt vielfach ihre Sitzungen in Wien ab. Der letzte internationale Urologenkongreß tagte in unserer Stadt. Oftmals wurden Fachkollegen zu Konsilien, Operationen und Vorträgen ins Ausland berufen, einzelne erhielten den Ruf zur Führung urologischer Abteilungen.

Allmählich schlichen sich in diese Urologengesellschaft — wie in andere medizinische Gesellschaften Wiens — Praktiken ein, die unserem deutschen Volkswesen fremd waren. Rassenfremde Elemente machten sich breit. Sie stritten in ihrer Art, verdrängten die bodenständigen Kollegen und arbeiteten ausschließlich für ihre geschäftlichen Interessen. Kein Wunder, wenn die arischen Kollegen sich immer mehr und mehr zurückzogen und kein Interesse an der Gesellschaft zeigten. Vor dem vollkommenen Niederbruche unseres Faches kam die befreiende Tat unseres Führers, der Österreich ins Reich heimführte.

Nun, meine Berufskameraden, haben wir dieses Erbe angetreten und stehen vor neuen Aufgaben. Unsere Einstellung verpflichtet uns, die Tradition in Ehren zu halten, sie verpflichtet uns aber auch, unsere Gesellschaft wieder hochzubringen, für unser Fach das denkbar Beste zu leisten und es im nationalsozialistischen Sinne auszubauen. Die Arbeit, die an jeden von uns herantritt, ist nicht gering. Wir wollen hart anpacken und unser Möglichstes leisten. Sollen wir mehr leisten, als in langatmigen Krankenvorstellungen und oft inhalt- und wertlosen Vorträgen uns erschöpfen, durch kleinliche Streitigkeiten, persönliche Empfindlichkeiten und Ambitionen einander das Leben vergällen und die Arbeit erschweren, dann müssen wir uns einen Plan zurechtlegen, wie wir in Hinkunft zu arbeiten gedenken.

Wir haben verschiedentlich mit Schwierigkeiten zu kämpfen. Es sind noch vielfach Kräfte am Werke, die der Urologie die Existenzberechtigung als eigenes Fach absprechen wollen. Man will die Urologie in das Gebiet der großen Chirurgie einschalten. Es würde zu weit führen, wollten wir hier alle Einwendungen der Gegner anführen, uns mit ihnen auseinandersetzen, es sind wiederholt berufene Männer aufgestanden und haben die Notwendigkeit des Spezialgebietes der Urologie betont. Wir wollen das auch in Hinkunft tun. In erster Linie aber werden wir den Kampf siegreich bestehen, wenn wir auch das Nötige leisten. Für diese Frage ist es von außerordentlichem Werte, daß die neugegründete Wiener Medizinische Gesellschaft uns als eigene Fachgruppe führt und zur Mitarbeit aufgefordert hat, wodurch wir mit den anderen Fachgruppen und dem medizinischen Leben in Wien eng verknüpft bleiben. Die staatlichen Behörden, sowie die Krankenkassen haben uns anerkannt. Ich glaube, allmählich wird die Zahl unserer Gegner geringer werden.

Die Aufgaben der Wiener Urologischen Gesellschaft möchte ich folgend zusammenfassen:

1. Als Fachgruppe der Wiener Medizinischen Gesellschaft sind wir verpflichtet, dieser Krankenvorstellungen, Mitteilungen und Vorträge beizustellen, die allgemein-ärztliches Interesse haben. Dem praktischen Arzte wird es gleichgültig sein, ob in diesem oder jenem Falle eine Nephrotomie eher angezeigt erscheint, als eine Pyelotomie, ob mit der Stanzmethode ein Restharn von 100 auf 50 oder 30 cm^3 gesenkt wird, oder ob die Blase längs oder quer eröffnet wird usw. Die praktischen Ärzte sowie verschiedene Fachgruppen — es sind dies die Mitglieder der Wiener Medizinischen Gesellschaft — werden aber daran interessiert sein, warum wir z. B. gegenwärtig eine so große Steinwelle haben, warum hierbei die Oxalatsteine überwiegend auftreten, in welchen Fällen man bei einem Nieren- oder Uretersteine konservativ verfahren kann und wann operiert werden muß, welches von der großen Zahl der Medikamente im Einzelfalle einer urologischen Erkrankung verordnet werden soll, unter welchen Bedingungen es zu verordnen ist, um einen Effekt zu erzielen und Schäden zu verhüten, welcher Nachteil bei Unterlassung rechtzeitiger Zuweisung an den Spezialarzt für den Kranken entsteht; der Praktiker soll objektiv beraten sein, was er von der gegenwärtig aktuellen Hormontherapie zu halten hat. Er soll über neue Forschungsergebnisse unterrichtet werden, die Grenzen der Leistungsfähigkeit konservativer und operativer Behandlungsmethoden kennen. Wir wollen also durch geeignete Beiträge dahin arbeiten, daß unsere Fachgruppe in der Wiener Medizinischen Gesellschaft gute Leistungen bietet und geachtet ist.

2. Die Arbeit in unserer Fachgruppe soll gegen früher ebenfalls anders aufgebaut sein. In erster Linie wollen wir unseren jüngeren Kollegen die Möglichkeit geben, ihre Beobachtungen und Studien uns mitzuteilen. Sie sollen sprechen lernen und sich entfalten. Dabei wollen wir darauf achten, daß langatmige Krankengeschichten, die Aufzählung vieler negativer Befunde und des Schrifttums ermüdend wirken und das Wesentliche des Vortrages sehr mindern. Wir wollen nicht durch zu viele Sitzungen den Wert derselben

herabsetzen — wir wollen im Jahre nur deren 4 abhalten; dafür aber soll das Programm ein besseres werden als bisher. Wir wollen aus der Vergangenheit lernen, in welcher der Niedergang der Gesellschaft auch darin gelegen war, daß man durch Wiederholungen angeödet wurde. Ich halte es für vorteilhaft, wenn sich ein jeder ein spezielles Kapitel der Urologie aussucht, das ihm besonders liegt und mit dem er sich intensiver und gern beschäftigen will. Dieses Studium bietet meiner Ansicht nach für den Betreffenden und für die Wiener Urologische Gesellschaft besondere Vorteile. Vor allem hat man in einem solchen Falle die Möglichkeit, zeitweise einen ausführlichen Bericht über dieses Kapitel zu hören, alle Kollegen über Spezialfragen zu orientieren, die für jeden wissenswert sind, um so mehr, als es vielfach aus Mangel an den nötigen Zeitschriften, der Zugänglichkeit von Spezialarbeiten und Zeit es nicht jedem Kollegen möglich ist, sich über Detailfragen genaue Kenntnisse zu erwerben. Man wird bei Vorträgen, bei Kursen, Kongressen und anderen Gelegenheiten den betreffenden Herrn als Referenten angeben können, bei zweifelhaften Fällen ihn zu Rate ziehen und sich mit ihm besprechen. Eine Gefahr der zu großen Spezialisierung ist meiner Ansicht nach dadurch nicht vorhanden, denn schon die tägliche Praxis ergibt, daß man in allen Kapiteln des Faches bewandert sein muß, andererseits nirgends das große Material zur Verfügung hat, um sich nur einer einzigen Krankheit zu widmen. Wir haben schon ähnliche Verhältnisse lange Zeit in anderen Fächern, wenn wir z. B. die große Chirurgie hernehmen, so sehen wir, daß es Chirurgen gibt, die besondere Kenntnisse in der Kopf-, in der Lungen-, in der Bauch- und Gallenblasenchirurgie haben und doch auch das übrige Fach beherrschen. Durch kameradschaftliche Zusammenarbeit, zu der ich Sie besonders bitten möchte, denn die Kameradschaft wird ja im nationalsozialistischen Staate besonders hoch geschätzt, wird man dem sich mit einer Spezialarbeit Beschäftigenden helfen können und dadurch selbst Vorteile aus den Kenntnissen des anderen ziehen. Denken Sie über die einzelnen Themen nach und teilen Sie mir Ihre diesbezüglichen Wünsche mit, ich werde sie nach Möglichkeit unterstützen.

3. Wir müssen für den Nachwuchs sorgen. Sie wissen, daß die Zahl der Medizinstudierenden stark abgenommen hat. Es ist also schon jetzt schwieriger, genügend Kollegen zu finden, die den Nachwuchs bilden sollen. Wir müssen solchen Ärzten, die sich dem Fach widmen wollen, möglichst jede Unterstützung zuteil werden lassen. Man muß vor allem sorgen, daß die Kollegen keine Not leiden, denn wenn der junge Arzt das nötige Auslangen hat, ist er der wichtigsten Sorge enthoben und kann sich dann mehr dem Studium des Faches widmen. Man soll ihm auch die Möglichkeit einer gründlichen Ausbildung bieten. Er soll nicht nur stets an ein und derselben Station sein, sondern soll auch die Einrichtungen, Untersuchungs- und Behandlungsmethoden anderer Abteilungen und Kliniken sehen, er wird stets etwas dazulernen, sowohl Gutes als Schlechtes, und er wird hierdurch sein Urteil stärken. Seien wir, meine Berufskameraden, hierbei nicht kleinlich und fürchten wir uns nicht, daß der Kollege anderswo erzählt, wie schlecht es hier oder dort war, lehren wir den Jungarzt zuerst objektiv zu urteilen und weisen wir seine üblen, unberechtigten Kritiken zurück. Fehler haben wir alle, und denken wir daran, daß die Jugend rasch mit dem Urteil zur

Hand ist. Es wird dies sicherlich nur fördernd für den Charakter des Kameraden sein.

4. Die Urologie besitzt bisher keine Lehrkanzel im Deutschen Reiche. Sie wissen alle aus eigener Erfahrung, mit welchen Unkenntnissen in der Urologie der junge Arzt ins Leben tritt, wieviel Schaden wird da an der Volksgesundheit gestiftet! In der Kürze der Ausbildungszeit — jetzt mehr als früher — sowie in dem Bestreben, bald zum Verdienen zu kommen, hat der Jungarzt nicht die Möglichkeit, sich die primitivsten Kenntnisse für die Praxis zu erwerben. Dem können wir nachhelfen. In jenen Spitälern, in denen urologische Stationen bestehen, können regelmäßig für die Jungärzte Vorträge gehalten werden. Im Wiedener Krankenhaus besteht die Einführung, daß einmal in der Woche, meistens von 12—1 Uhr, wenn die Ärzte mit der Spitalstätigkeit fertig sind, diesen in dem einen oder anderen Fache die Grundbegriffe des betreffenden Faches beigebracht werden. Meiner Erfahrung nach ist das Interesse der Kollegen groß. In einigen Stunden haben Sie die Prostatauntersuchung, den Katheterismus, das urologische Instrumentar, eine Blasenspiegelung evtl. Ureterensondierung und was sonst noch notwendig ist, gezeigt, oder dem Arzte beigebracht, so daß er wenigstens eine Vorstellung von den einfachsten, täglich vorkommenden und für ihn evtl. notwendigen urologischen Untersuchungs- und Behandlungsmethoden hat.

5. Die Wiener Urologische Gesellschaft ist ein Bestandteil der „Deutschen Gesellschaft für Urologie", die in ihrer alten Form wieder aufgerichtet werden soll. Es ist also unsere Pflicht, Mitglieder der Deutschen Gesellschaft für Urologie zu sein. Wir sind dadurch natürlich verpflichtet, an den Arbeiten dieser Gesellschaft mitzuwirken. Die Deutsche Gesellschaft für Urologie veranstaltet Kongresse. An diesen werden wir rege teilnehmen, aber nicht nur durch persönliche Anwesenheit, sondern auch durch Mitarbeit. Trachten Sie also auch in dieser Beziehung den guten Ruf der Wiener Schule zu wahren. Es ist in diesem Jahre ein Kongreß in Wien vorgesehen. Die Themen, die zur Besprechung kommen, hoffe ich Ihnen sehr bald mitteilen zu können.

6. Im Deutschen Reich besteht die Einrichtung der medizinischen Akademie. Diese hat in den Pflichtkursen und internationalen Fortbildungskursen sich die Aufgabe gestellt, die Ärzte weiterzubilden. In diesem Jahre findet auch ein internationaler Fortbildungskursus für Urologie in Wien statt, zu dem Sie bereits die Aufforderung zur Mitarbeit erhalten haben. Hierbei war es unser Bestreben, möglichst viele Kollegen heranzuziehen, um diese Kurse nicht zum Privileg Einzelner zu machen. Ich hoffe, Sie werden mit den Themen die kommenden Kurshörer befriedigen.

7. Die Urologie ist ein Grenzgebiet. Wir müssen die Verbindung mit anderen Fächern aufrecht erhalten, sollen nach Möglichkeit deren Sitzungen besuchen, besonders, wenn ein uns interessierendes Thema zur Besprechung steht, sollen selbst Vorträge halten und an der Wechselrede regen Anteil nehmen. Wir werden auch trachten, andere Fachgruppen für unsere Sitzungen zu interessieren, sie einladen, bei uns Vorträge zu halten, und es wird von Vorteil sein, wenn wir selbst Mitglieder anderer Fachgruppen werden und dadurch den Kontakt mit diesen inniger gestalten. Besonders sind es hier die Fachgruppe für Innere Medizin, Chirurgie, Gynäkologie, Röntgenologie und Erbbiologie, die für uns in Frage kommen.

8. Meine Berufskameraden, wir leben im nationalsozialistischen Staate und haben diesem Staate gegenüber Verpflichtungen. Der Nationalsozialismus verlangt von uns Ärzten, daß wir den deutschen Volksgenossen als ein wertvolles Mitglied der Volksgemeinschaft betrachten, daß wir ihn nicht bloß mit seinem Leiden sehen, sondern, daß wir ihn auch als Menschen achten, seinen äußeren und inneren Wert kennen und ihn als rassenerhaltendes Element schätzen. In dieser Beziehung müssen wir Urologen besonders viel leisten. Sehen wir davon ab, daß wir bei dem gleichsam epidemischen Auftreten von Steinen des Harntraktes als Kämpfer gegen eine Seuche wirken, daß wir bei den organ-arbeits- und lebenserhaltenden Bestrebungen noch Fortschritte zu machen haben, so ist es gerade der Genitaltrakt, der für das psychische und physische Leben des Menschen eine so überragende Rolle spielt. Die Gesundenmedizin des Harn-, besonders aber Genitaltraktes stellt uns vor neue Aufgaben. Die Physiologie der Geschlechtsorgane, die Wechselwirkung der einzelnen Organe zueinander, zum Nervensystem sowie zum Gesamtorganismus, die Frage der Fortpflanzung, insbesondere mit dem noch sehr darniederliegenden Studium der Spermatozoen bilden noch ein großes Gebiet der Forschung. In der Erbbiologie, der Rassenforschung, der Hygiene, in der Frage der Erhaltung der Zeugungsfähigkeit, der Verjüngung, der Lebensverlängerung und der Lebenserhaltung sollen wir in den vordersten Reihen stehen. Sie wissen, welcher Unfug mit der Verjüngung, der Psychoanalyse der Geschlechtsorgane, der Hormontherapie getrieben wurde und getrieben wird. Hier heißt es reinen Tisch machen.

Schon aus der Aufzählung der ganzen Probleme ersehen Sie, welche Fülle von Arbeit unser harrt. Unser Leben ist zu kurz, als daß wir dies alles bewältigen könnten, doch dürfen wir nicht die Hände in den Schoß legen und die Dinge an uns herankommen lassen. Zu allen diesen Aufgaben hat uns unser Führer den Weg gewiesen. Wir müssen ihm dankbar sein, daß er uns nicht nur als Vorbild unermüdlicher Arbeitsfreudigkeit voranleuchtet, sondern uns zu neuer Arbeit angeregt und verpflichtet hat. Es ist und soll unser innigstes Bestreben sein, an seinem Werke mitzuhelfen. Dann werden wir Bausteine seines Gebäudes „Großdeutschland" sein!

Unserem Führer Adolf Hitler — Sieg Heil!

Zur Frage der Chorionepitheliome des Hodens

von Doz. Dr. **Rudolf Chwalla** in Wien

Seitdem Zondek 1930 das Auftreten einer positiven Aschheim-Zondekschen Schwangerschaftsreaktion im Harn eines Kranken mit Hoden-„sarkom" beschrieben und Heidrich, Fels und Mathias den gleichen Befund in einem Fall von Chorionepitheliom des Hodens erhoben hatten, wurde man auf die Produktion von Schwangerschaftshormon bei Hodengeschwülsten und später auch bei verschiedenen Gewächsen anderer Körperorgane aufmerksam und es haben sich in den letzten Jahren zahlreiche Untersucher, lauf kann man wohl bei keiner anderen malignen Geschwulst beobachten. Die Geschwulst wächst rasch, bricht rasch in die Blutbahn ein und verbreitet sich im Körper wie eine septische Infektion. Auffallend unangenehm ist der Geruch, den die Kranken alsbald aufweisen, im fortgeschrittenen Stadium unerträglich. Ich kann den Mitteilungen des Herrn Chwalla nur beistimmen, daß die therapeutischen Erfolge bei dieser Geschwulst in jeder Beziehung die denkbar ungünstigsten sind.

Herr Haslinger teilt weiter mit, daß er vom Gauamtsleiter Dr. Otto Planner-Plan zur Neugründung der „Wiener Urologischen Gesellschaft" beauftragt wurde. Die Österreichische Urologische Gesellschaft und deren kommissarische Leitung wurde aufgelöst. Das Vermögen der früheren Gesellschaft von ungefähr RM. 180.— wird übernommen. Das medizinisch-wissenschaftliche Leben soll in Hinkunft in Wien von folgenden Stellen geleitet werden: von der „Wiener Medizinischen Akademie", die die Fortbildung der Ärzteschaft in verschiedenen Kursen besorgt, und von der „Wiener Medizinischen Gesellschaft" in Verbindung mit den Sitzungen der Fachgruppen der „Wiener Medizinischen Gesellschaft". Die neuzugründende Gesellschaft wird den Namen „Wiener Urologische Gesellschaft" tragen.

Verlesung der Geschäftsordnung. Der jährliche Mitgliedsbeitrag wird mit RM. 4.— festgesetzt. Als Obmannsstellvertreter wird Herr Chwalla, als I. Schriftführer Herr Henninger, II. Schriftführer Herr Weber, Schatzmeister Herr Hawlisch und als Verbindungsmann zu anderen Gesellschaften Herr Chwalla bestellt. Es werden vier wissenschaftliche Sitzungen im Jahr stattfinden. Die Sitzungsprotokolle werden in der „Zeitschrift für Urologie" veröffentlicht.

Koloman Haslinger/ Herbert Henninger: Wiener Urologische Gesellschaft, Bericht der Festsitzung vom 9. Mai 1939, aus „Zeitschrift für Urologie, Band 33“ (Georg Thieme Verlag, 1939), Repro Pugge.

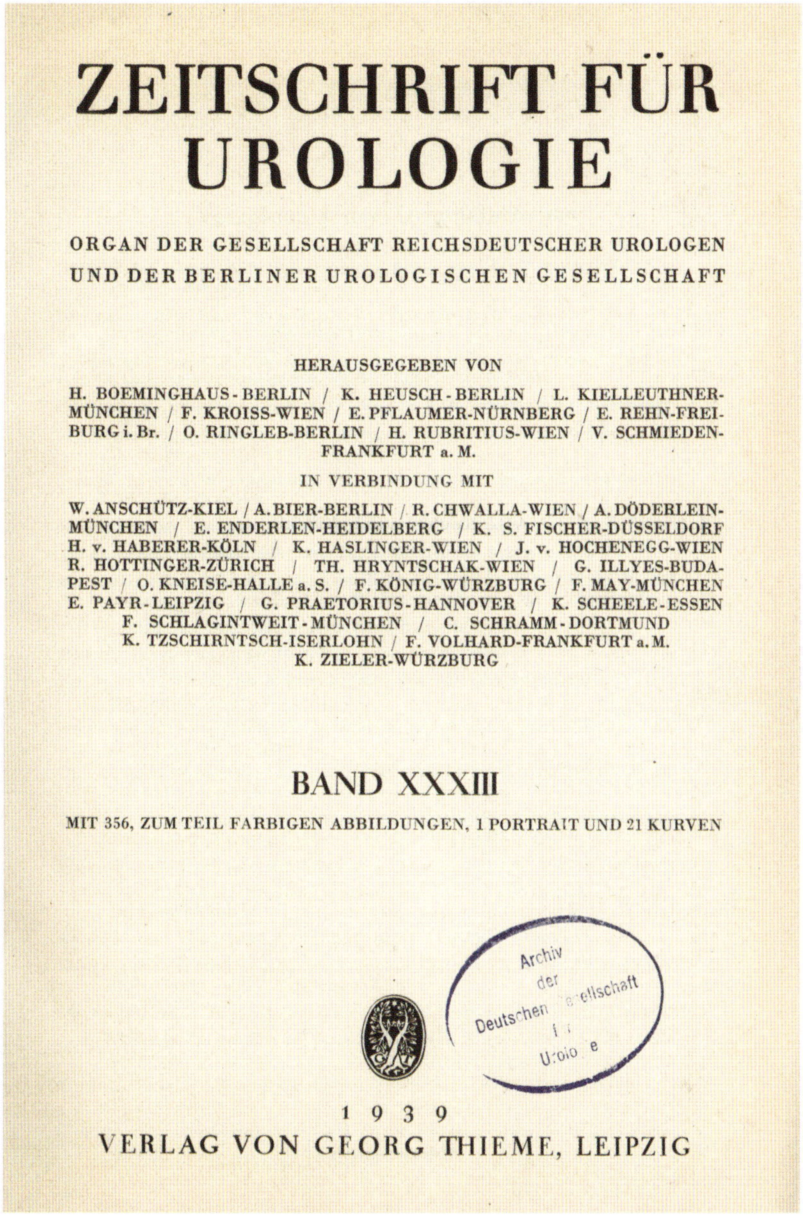

ZEITSCHRIFT FÜR UROLOGIE

ORGAN DER GESELLSCHAFT REICHSDEUTSCHER UROLOGEN
UND DER BERLINER UROLOGISCHEN GESELLSCHAFT

HERAUSGEGEBEN VON

H. BOEMINGHAUS-BERLIN / K. HEUSCH-BERLIN / L. KIELLEUTHNER-MÜNCHEN / F. KROISS-WIEN / E. PFLAUMER-NÜRNBERG / E. REHN-FREIBURG i. Br. / O. RINGLEB-BERLIN / H. RUBRITIUS-WIEN / V. SCHMIEDEN-FRANKFURT a. M.

IN VERBINDUNG MIT

W. ANSCHÜTZ-KIEL / A. BIER-BERLIN / R. CHWALLA-WIEN / A. DÖDERLEIN-MÜNCHEN / E. ENDERLEN-HEIDELBERG / K. S. FISCHER-DÜSSELDORF H. v. HABERER-KÖLN / K. HASLINGER-WIEN / J. v. HOCHENEGG-WIEN R. HOTTINGER-ZÜRICH / TH. HRYNTSCHAK-WIEN / G. ILLYES-BUDAPEST / O. KNEISE-HALLE a. S. / F. KÖNIG-WÜRZBURG / F. MAY-MÜNCHEN E. PAYR-LEIPZIG / G. PRAETORIUS-HANNOVER / K. SCHEELE-ESSEN F. SCHLAGINTWEIT-MÜNCHEN / C. SCHRAMM-DORTMUND K. TZSCHIRNTSCH-ISERLOHN / F. VOLHARD-FRANKFURT a. M. K. ZIELER-WÜRZBURG

BAND XXXIII

MIT 356, ZUM TEIL FARBIGEN ABBILDUNGEN, 1 PORTRAIT UND 21 KURVEN

1939
VERLAG VON GEORG THIEME, LEIPZIG

Erfolge erzielen. In 32 leichteren Fällen dagegen ließ sich durch etwa 12 Injektionen von durchschnittlich 10 mg Perandren die Dysurie praktisch beseitigen und auch der Resturin günstig beeinflussen. Die subjektive Wirkung in Form einer Behebung der Miktionsbeschwerden und Tonisierung des Allgemeinzustandes konnte dem Perandren in keinem Fall abgesprochen werden.

In 20 schweren Fällen, wo die chirurgische Behandlung der Prostatahypertrophie nicht zu umgehen war, gelang es, die körperlichen und seelischen Bedingungen für den operativen Eingriff günstig zu beeinflussen. Als Dosierung wird in der 3. und 2. Woche prae operationem und in der 2. und 3. Woche post operationem an jedem 3. Tag eine intramuskuläre Injektion von je 10 mg Perandren vorgeschlagen.

Weiterhin konnte bei der konservativen und chirurgischen Behandlung von 21 urologischen Fällen verschiedener Art das Allgemeinbefinden und die Widerstandsfähigkeit der Patienten günstig beeinflußt werden.

Wiener Urologische Gesellschaft

Festsitzung vom 9. Mai 1939

Vorsitz: Herr Haslinger
Schriftführer: Herr Henninger

Herr Haslinger:

Anläßlich der heutigen Festsitzung der Wiener Urologischen Gesellschaft ist es mir eine große Freude und Ehre Vertreter von Partei und Staat, der Wehrmacht, der Wissenschaft und Universität, des befreundeten benachbarten Ungarn, Kollegen aus dem Altreich sowie zahlreiche Berufskameraden aus Wien begrüßen zu können.

Mein besonderer Gruß und Dank gilt Herrn Prof. O. Ringleb, Berlin, der trotz seiner vielfachen und schweren Arbeit aus seiner Lehrtätigkeit gerissen, sich die Zeit und Mühe genommen hat, nach Wien zu kommen und als der letzte Schüler Max Nitzes am heutigen Gedenktage uns einen Vortrag über Nitze und seine geniale Erfindung zu halten. Wir Urologen feiern den heutigen Tag als den Geburtstag der Urologie. Obwohl die Beobachtung und Behandlung urologischer Erkrankungen bis in das älteste ägyptische Zeitalter nachweisbar ist, in den Schriften des Hippokrates sich diesbezügliche Aufzeichnungen finden, im Mittelalter die Steinschneider sich mit urologischen Erkrankungen beschäftigten, können wir von Ärzten, die sich mit dem Spezialfache der Urologie beschäftigten, erst seit der Mitte des vorigen Jahrhunderts sprechen. Diese hatten mit ihren oft recht primitiven Hilfsmitteln hauptsächlich auf Grund der klinischen Beobachtung recht beachtenswerte Leistungen zustande gebracht, es konnte aber ein Ausbau dieses Spezialfaches erst dann erhofft werden, wenn man Mittel und Wege gefunden hatte, die Hohlorgane des Harntraktes durch Besichtigung am Lebenden studieren zu können. Hierzu war die Notwendigkeit gegeben, Licht in diese Hohlorgane einzubringen. Nitze war es nun, der es sich zur Aufgabe machte, dieses Problem zu lösen.

Es ist uns eine besondere Freude, daß deutscher Erfindergeist in unermüdlichem rastlosem Bemühen ein Instrument schuf, das ungezählten Millionen Menschen seither zum Segen wurde. Zwei Jahre dauerte es, bis Nitze sein Werk der Allgemeinheit übergeben konnte. Durch die verschiedensten Umstände, wie Sie dies aus dem Vortrage Ringlebs hören werden, hafteten dem Cystoskope Nitzes schwere Mängel an. Man kann sagen, es dauerte noch weitere 50 Jahre bis das Cystoskop in seiner heutigen vollendeten Form entstand. Eine diesbezüglich anschauliche Zusammenstellung hat die Firma Leiter, die an dem Bau der ersten Cystoskope wesentlich mitgewirkt hat, uns zum heutigen Tage zur Verfügung gestellt, ich möchte Sie bitten, dieselben neben den geschichtlichen Dokumenten zu besichtigen.

Wie so oft im Leben gehen wir bei Gegenständen des täglichen Gebrauches gedankenlos über jene Fülle von geistiger Arbeit und seelischen Kämpfen hinweg, die die Schaffung und Vervollkommnung derselben benötigte. Wir empfinden es als selbstverständlich, daß wir sie besitzen und könnten sie nicht entbehren. Es ist daher natürlich, daß wir uns der Großen unserer Kunst erinnern, denn ihre Werke sind unsterblich. Es ist mir deshalb eine besondere Freude, feststellen zu können, daß weite Kreise der Ärzteschaft an unserem heutigen Gedenktage teilnehmen, nicht nur unseres Großdeutschland, sondern auch unserer benachbarten Freunde. Diese Freude wird noch gesteigert dadurch, daß wir Herrn Ringleb in unserer Mitte sehen, der sich unvergängliche Verdienste um den Ausbau des Cystoskopes erworben hat. Er hat den optisch-wissenschaftlichen Teil zu dem von Nitze geschaffenen Instrument begründet, und man braucht nur in seinen Arbeiten zu lesen, um zu sehen, welche Fülle von Kenntnissen besonders in der Physik hierzu notwendig war. Die neugegründete Wiener Urologische Gesellschaft würdigt diese Verdienste Ringlebs und hat ihn zu ihrem ersten Ehrenmitgliede ernannt. Ich danke ihm nochmals, daß er meiner Einladung gefolgt ist und bitte ihn, nun seinen Vortrag zu halten.

Herr Doz. Minder, Budapest, begrüßt die Wiener Urologische Gesellschaft im Namen der ungarischen Urologen. Er glaubt, es sei überflüssig zu betonen, daß zwischen Wien und Budapest nicht nur eine kulturelle und wirtschaftliche Verbundenheit besteht, sondern zwischen der ungarischen und der Wiener Urologie eine alte Freundschaft. Man kann nun zum erstenmal in ein Wien kommen, das ein Teil des Großdeutschen Reiches ist, und es ist nicht zu zweifeln, daß der hohe Stand der Wiener Urologen im Verein mit der deutschen Urologie zu neuer Blüte führen wird. Es war ein glücklicher Gedanke, den heutigen Vortrag Nitze zu widmen. Wir Ungarn nehmen an diesem Fest, daß Sie heute feiern, mit inniger Freude Anteil und wünschen, daß der Geist und das Andenken Nitzes seine befruchtende Wirkung auf die Wiener Urologie tun möge. Dies liegt nicht nur im Interesse der deutschen Urologie, sondern in dem der gesamten urologischen Wissenschaft.

Anfrage Max de Crinis für ein Gutachten über Hans Boeminghaus, Bundesarchiv Berlin (ehem. BDC) PK 13 DIN A4 /AJ Boeminghaus, Hans und WI Boeminghaus, Hans.

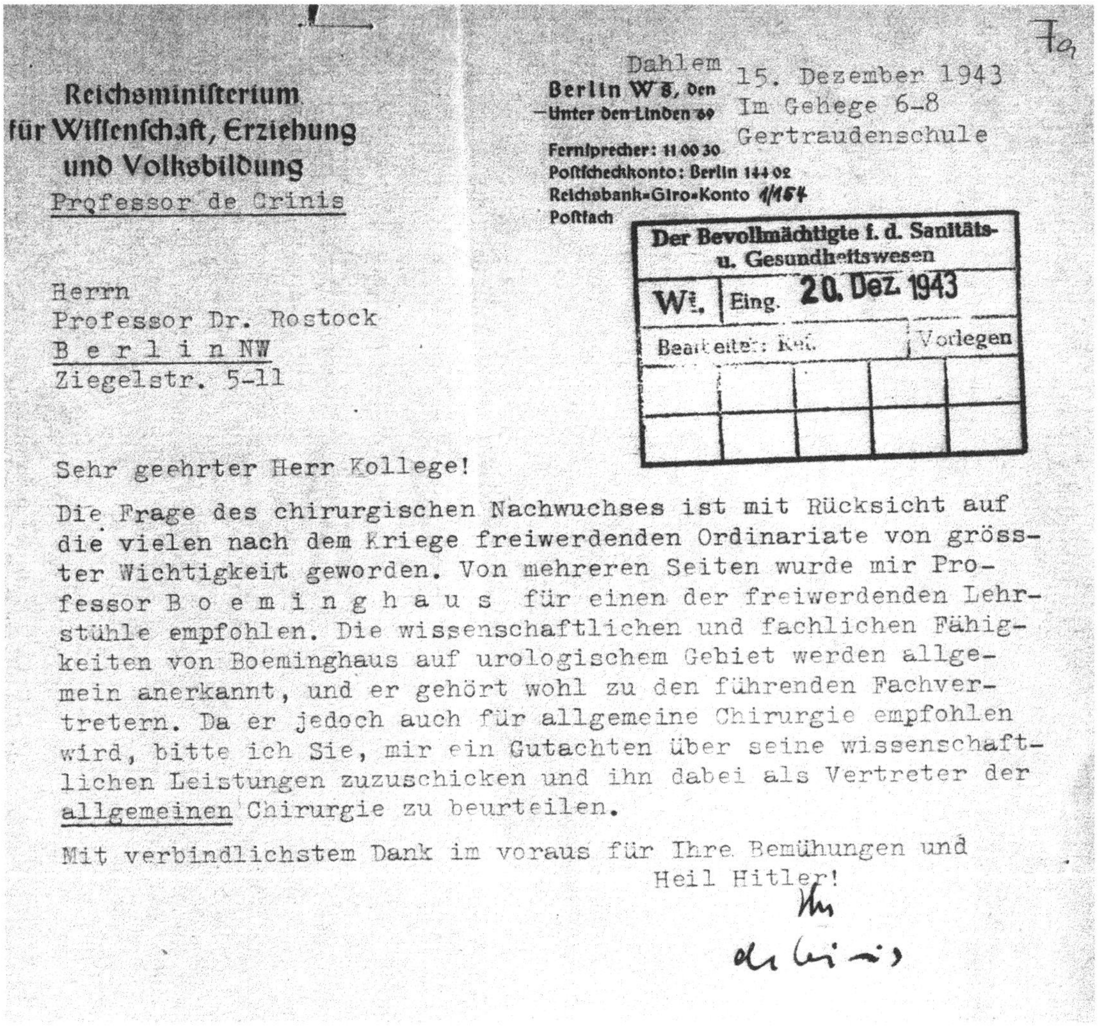

Reichsministerium für Wissenschaft, Erziehung und Volksbildung
Professor de Crinis

Berlin W 8, den ~~Unter den Linden 69~~ Dahlem Im Gehege 6-8 Gertraudenschule
15. Dezember 1943
Fernsprecher: 11 00 30
Postscheckkonto: Berlin 144 02
Reichsbank-Giro-Konto 1/154
Postfach

Der Bevollmächtigte f. d. Sanitäts- u. Gesundheitswesen
Wi. Eing. 20. Dez. 1943
Bearbeiter: Ref. | Vorlegen

Herrn
Professor Dr. Rostock
Berlin NW
Ziegelstr. 5-11

Sehr geehrter Herr Kollege!

Die Frage des chirurgischen Nachwuchses ist mit Rücksicht auf die vielen nach dem Kriege freiwerdenden Ordinariate von grösster Wichtigkeit geworden. Von mehreren Seiten wurde mir Professor Boeminghaus für einen der freiwerdenden Lehrstühle empfohlen. Die wissenschaftlichen und fachlichen Fähigkeiten von Boeminghaus auf urologischem Gebiet werden allgemein anerkannt, und er gehört wohl zu den führenden Fachvertretern. Da er jedoch auch für allgemeine Chirurgie empfohlen wird, bitte ich Sie, mir ein Gutachten über seine wissenschaftlichen Leistungen zuzuschicken und ihn dabei als Vertreter der allgemeinen Chirurgie zu beurteilen.

Mit verbindlichstem Dank im voraus für Ihre Bemühungen und

Heil Hitler!

de Crinis

Dokumente aus der Akte „Paul Rosenstein", Brandenburgisches Hauptstaatsarchiv REP 36 A II 3/849.

Zg. 3856 ✓ 6

Hans Jsrael Hahn
Jude
ennkarte Berlin A No 329503

Berlin W. 50
Tauentzienstr. 13a
19.1.41

Eing. 20 JAN 1941

Finanzamt Teltow

W. 15 Kurfürstendamm 211

Eingang 23 JAN. 1941

Steuer No 130 / 271

Paul Jsrael Rosenstein

Die Ehefrau Rosenstein hat mir Generalvollmacht erteilt, ihre Angelegenheiten nach ihrer Auswanderung zu ordnen.- Vollmacht legte ich heute im dortigen Amte vor, auf Wunsch werde ich beglaubigte Abschrift zu den Akten einreichen.-

Durch Verfügung der Geheimen Staatspolizei ist das Vermö des Prof. Dr. R. beschlagnahmt worden, dasselbe setzt sich im W ichen zusammen aus:

1) Grundbesitz in Senzig
2) Bankguthaben bei der Bankfirma Delbrück, Schickler & Französischestr. 32
3) Beteiligungsguthaben bei der in Liquidation befind lichen Firma Rothschild Söhne in Stad oldendorf
4) einer über 2000 Bände umfassenden medizinisch-wi schaftlichen Bibliothek
5) eines medizinischen Instrumentariums, das off durch mehrjähriges Liegen gelitten

Diese Angaben kann ich nicht aus eigenem Wissen machen, entstammen Mitteilungen der Vollmachtgeberin Frau Johanna S

Die zu 4) und 5) aufgeführten Werte lagern in der Wohnung Lietzenburgerstr. 16 Ich habe pflichtgemäss und vorsorgli Zimmer freimachen lassen und dort unter Verschluss der Hausd die Sachen aufbewahren lassen. Nun soll die Wohnung dringend gemacht und am 1.2. cr- übergeben werden.

Ich gestatte mir daher, zu beantragen, entweder die S bis dahin in Besitz zu nehmen oder dergestalt freizugeben, da sie verschenken kann. In Frage kommen bedürftige Angehörige eine Krankenanstalt der Juden.

Im Interesse der baldigen Räumung der Wohnung spre ich die Bitte aus, so schnell es möglich ist zu entscheiden.

Der Auswanderer Rosenstein hat sämtliche Steuerverpf tungen gewissenhaft erfüllt. Er ist Frontkämpfer, Inhaber des wundetenabzeichens und des E.K. 1. Klasse. Beläge hierüber fü ich bei.

Hans Israel Hahn

Finanzamt Teltow.
Berlin W 15
Kurfürstendamm 211
24 Jan. 1941

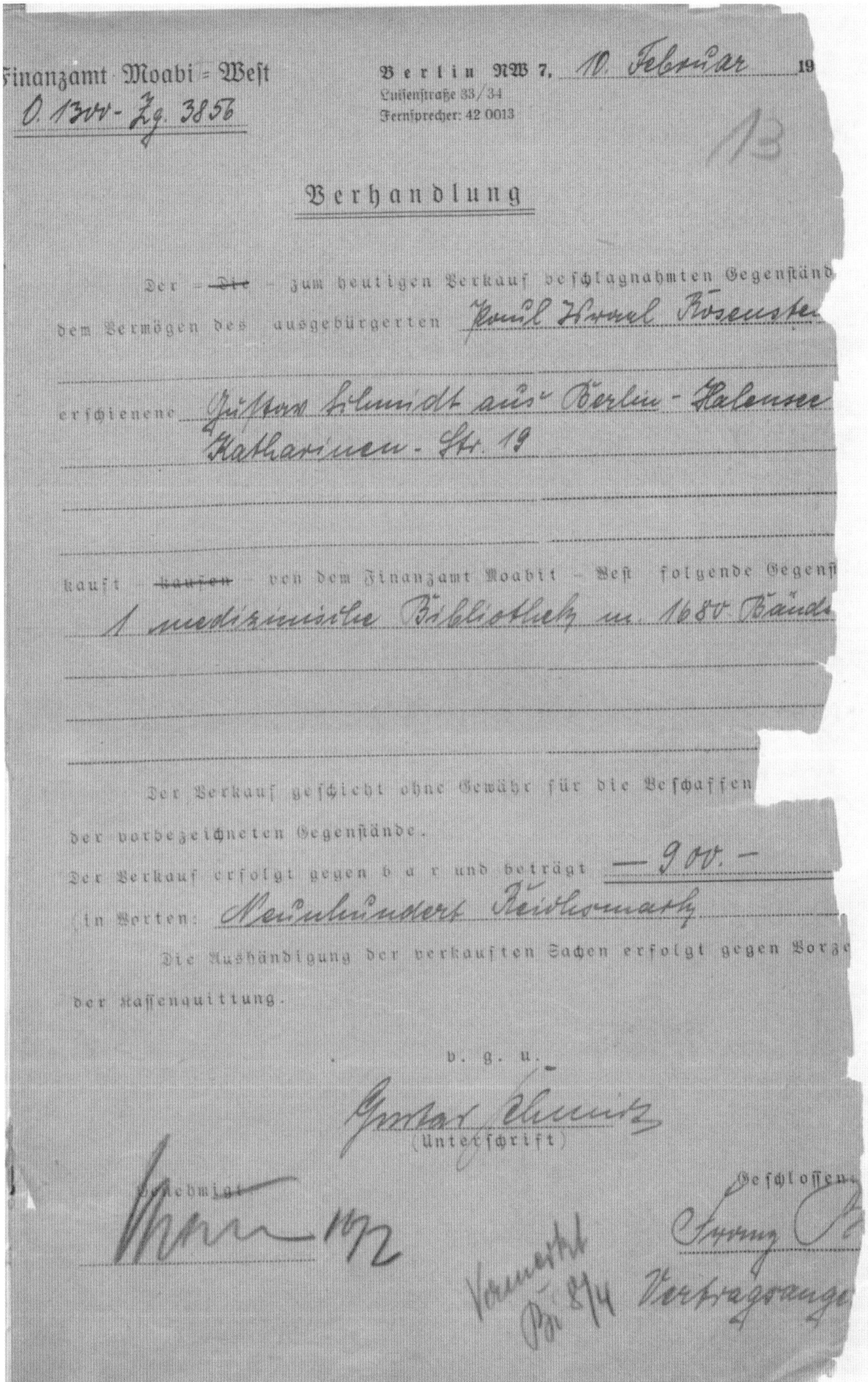

Finanzamt Moabi-West

O. 1300 - Zg. 3856

Berlin NW 7, 10. Februar 19

Luisenstraße 33/34

Fernsprecher: 42 0013

13

Verhandlung

Der ~~Die~~ zum heutigen Verkauf beschlagnahmten Gegenständ

dem Vermögen des ausgebürgerten Paul Israel Rosenste

erschienene Gustav Schmidt aus Berlin-Halensee

Katharinen-Str. 19

kauft ~~kaufen~~ von dem Finanzamt Moabit-West folgende Gegens

1 medizinische Bibliothek m. 1680 Bände

Der Verkauf geschieht ohne Gewähr für die Beschaffen

der vorbezeichneten Gegenstände.

Der Verkauf erfolgt gegen bar und beträgt — 900.—

in Worten: Neunhundert Reichsmark

Die Aushändigung der verkauften Sachen erfolgt gegen Vorze

der Kassenquittung.

v. g. u.

Gustav Schmidt

(Unterschrift)

Genehmigt

10/2

Geschlossen:

Vermerkt

8/4 Vertragsange

0.1300 - Zg. 3856.

14

Aktenvermerk:

Zu der gestrigen,am Sonntag den 9. Februar 1941
11 Uhr stattgefundenen Verhandlung wegen Verkaufs de
zinischen Bibliothek, Apparate und Instrumente waren
Robert Koch-Krankenhaus erschienen:
Herr Oberarzt Dr. H e i m, und
Herr Dr. Bauer.

Als Interessent für die Bücher war der Antiquar
Schmidt, aus Berlin-Halensee, Katharinenstr. 19, ers

Ich habe den obenerwähnten Herren die einzelnen
stände gezeigt und zum Kauf angeboten. Wir sind Post
Posten durchgegangen und zu folgendem Resultat geko
1. Über die Hälfte der Bibliothek sind vollkommen
Werke und haben nur einen ganz geringfügigen Makul
Herr Schmidt erklärte, daß er bereit sei, den Posten
für 900,--Rm zu erwerben. Diese Summe stelle das Höc
bot dar.

Das Robert Koch-Krankenhaus hat für die Bibliot
oben erwähnten Gründe wegen kein Interesse.

M. E. wird sich ein Mehrpreis, wenn man die hohe
portkosten berücksichtigt, nicht erzielen lassen und
bitte, mir die Genehmigung zu erteilen, die Bücher
se von 900,--Rm an Herrn Schmidt verkaufen zu dürfen.

2. Mit den medizinischen Apparaten ist es ähnlich wie
den Büchern. Auch diese sind größtenteils veraltet u
die lange Lagerzeit ohne jegliche Pflege schadhaft g
Ich werde wegen des Verkaufs dieser heute mit einem
senten, dessen Anschrift ich durch die Herren vom R
Koch-Krankenhaus erfahre, erneut verhandeln. Aller V
nach werde ich einen Preis inclusive des Instrumenta
kes von etwa 500,--Rm erzielen.

Unt

[NN] Witzel: Granatsplitter im Harnleiter bzw. Nierenbecken, Bericht aus der Urologischen Abteilung des Reservelazaretts I. Posen (Chefarzt Dr. Baumann), aus „Zeitschrift für Urologie, Band 38“ (Georg Thieme Verlag, 1944), Repro Pugge.

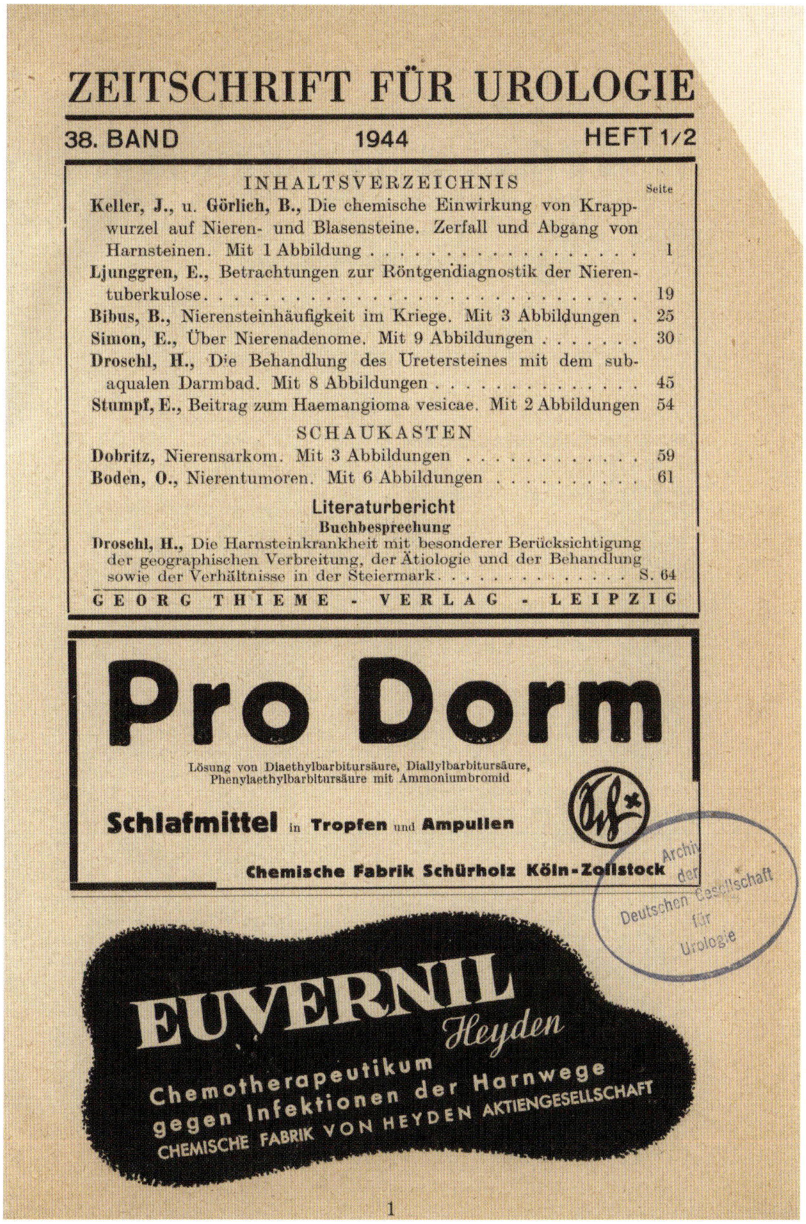

ZEITSCHRIFT FÜR UROLOGIE

38. BAND — 1944 — HEFT 1/2

INHALTSVERZEICHNIS

GEORG THIEME - VERLAG - LEIPZIG

1

Beispiel für wissenschaftliche Arbeiten während des Zweiten Weltkrieges. Ingesamt nahmen diese kriegschirurgischen Artikel ab 1941 deutlich zu, bei Verringerung des Gesamtumfangs eines Jahrgangsbandes. Der Jahrgang 1936 umfasste 884 Seiten, der Jahrgang 1944 nur noch 396 Seiten.

Urin: Reaktion sauer, Alb. Trübung, S. ∅, Sediment: Erythroz. ++.

Röntgenübersichtsaufnahme der Nieren o. B.

Intravenöses Pyelogramm: Links normale Ausscheidung nach 8 bzw. 15 Minuten. Rechts ist die Ausscheidung nach 15 Minuten nur eben angedeutet.

Retrogrades Pyelogramm: Einige, im Sinne einer Hydronephrose stark erweiterte Kelche sind in der etwas vergrößerten Niere kontrastreich dargestellt. Sie stehen in lockerer Verbindung in einem kleinen, extrarenal gelegenen Becken durch einen gitterförmigen Kontrastschatten, dessen Deutung nicht möglich ist. Am Ureter keine Besonderheiten (Abb. 3).

Operation in Äthernarkose: Bergmann-Israelscher Flankenschnitt rechts mit Resektion der 12. Rippe. Die etwas vergrößerte und bucklige Niere läßt sich leicht aus einzelnen Verwachsungen lösen. Sorgfältige Einzelunterbindung der Stielgefäße und des Ureters und Abtragen der Niere. Einlegen eines Streifens und eines Drainrohres. Im übrigen Wundverschluß in Schichten.

Präparat: Ein vom Nierenbecken ausgehender Tumor füllt das ganze Becken und wächst bis in die Kelche vor, die selbst hydronephroid verändert sind. Ein Stückchen des Tumors wird zur histologischen Untersuchung eingeschickt.

Histologische Untersuchung: Gutartiges Papillom.

Die Wundheilung ist normal.

H. Nagel, Köln.

(Aus der urologischen Abteilung des Reservelazarettes I Posen, Chefarzt: Oberfeldarzt Dr. Baumann)

Granatsplitter im Harnleiter bzw. Nierenbecken

Mit 4 Abbildungen

Uffz. E. M., 29 Jahre alt. Verwundet am 6. VII. 1942 im Osteinsatz durch Granatsplitter. Deswegen im Lazarett bis 29. IX. 1942. Dienstfähig zur Truppe.

1. XII. 1942: Abstellungsuntersuchung. Urteil: k.v.

14. XII. 1942: Wegen Nierenkoliken rechts Lazarettaufnahme.

Diagnose des Lazarettes: Rechtsseitige Nierenbeckenentzündung, Granatsplitter im Bereich der rechten Niere (Abb. 1).

26. I. 1943: Beschwerdefrei und dienstfähig zur Truppe.

10. V. 1943: Wegen erneuter Beschwerden Aufnahme Reservelazarett I Posen, urologische Abteilung. Klinisch: Reizlose Einschußnarbe rechts, am oberen Kreuzbeinrand. Rechtes Nierenlager leicht druckschmerzhaft.

Urin: Geringer Katarrh.

Röntgen: Leeraufnahme zeigt Granatsplitter unterhalb der rechten Niere. Im Harnleiter? (Höhe Querfortsatz des 3. Lendenwirbels). Fraktur des Querfortsatzes des 4. Lendenwirbels.

Ausscheidungsurogramm (Abb. 2): Granatsplitter im Harnleiter. Hydronephrotische Erweiterung des rechten Nierenbeckenkelchsystems.

Cystoskopie: Geringer Katarrh im Blasenhalsbereich. Ostien o. B. Links stark blau nach 5 Minuten, rechts bis 10 Minuten keine Blauausscheidung.

Harnleiterkatheterung: Rechts Stopp bei 21 cm. Kann überwunden werden. Danach tropft schwachblau gefärbter Urin in rascher Tropfenfolge ab.

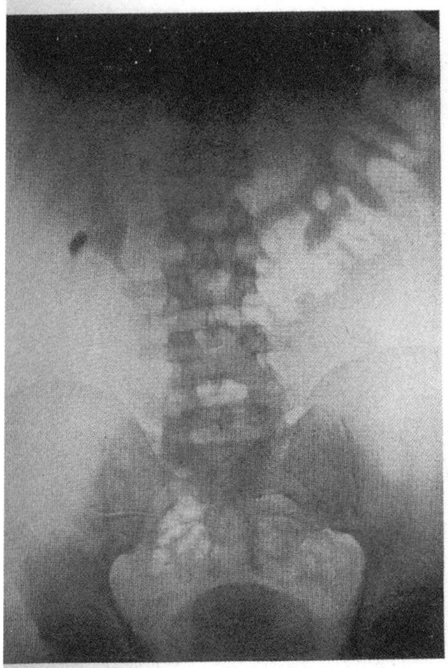

Abb. 1.

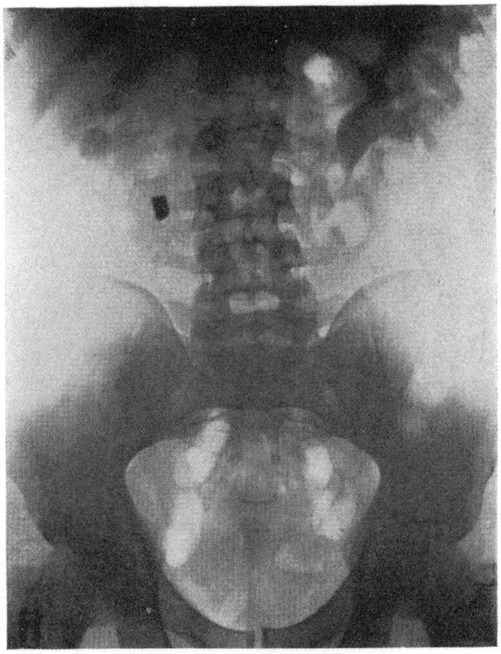

Abb. 2.

Abb. 1. Der Granatsplitter im unteren Kelch des rechten Nierenbeckens.

Abb. 2. Der Granatsplitter im erweiterten oberen Harnleiterdrittel.

Röntgen: Seitliche Leeraufnahme zeigt Granatsplitter im Nierenbecken. Das retrograde Pyelogramm ergibt eine unvollständige Füllung des rechten Nierenbeckens. Man erkennt jedoch die stark erweiterten Kelche.

Operation (Oberarzt Dr. Witzel).

Der Harnleiter ist in Höhe des 3. Lendenwirbels etwas an die Wirbelsäule herangezogen und fest mit dem Psoas verwachsen. Oberhalb dieser Verwachsungsstelle Harnleiter überdaumendick. Man tastet darin den frei beweglichen Granatsplitter. Unterer Harnleiter regelrecht. Loslösen des Harnleiters. Dabei sieht man an der Hinterwand eine etwa 8 mm lange fast längsverlaufende bräunlich verfärbte Narbe und im Psoas ein kleines Narbenbett, das der Granatsplittergröße entspricht. Entfernung des Granatsplitters in typischer Weise. Nach der Operation ist der Harnleiter frei und die Erweiterung des oberen Drittels geht spontan zurück. Komplikationsloser Wundverlauf. (Granatsplitter s. Abb. 3.) Kontrolluntersuchung 6 Wochen p.o.

Ausscheidungsurogramm: Beiderseits regelrechte Verhältnisse. Die Erweiterung des rechten Nierenbeckenkelchsystems ist verschwunden (Abb. 4).

Cystoskopie: Noch geringe Herabsetzung der Blauintensität rechts, sonst o. B. Urin o. B.

Zusammenfassung: Bei der Verwundung am 6. VII. 1942 ist der Granatsplitter oberhalb des Kreuzbeines rechts eingedrungen, hat den Querfortsatz des 4. Lendenwirbels durchschlagen und ist in Höhe des 3. Lendenwirbels unter dem Harnleiter liegen geblieben, wobei er wahrscheinlich die äußeren Schichten des Harnleiters bereits durchschlagen hat. Die klinischen Erscheinungen Anfang Dezember 1942 sind dahin auszuwerten, daß zu diesem Zeitpunkt der Granatsplitter in den Harnleiter bzw. Nierenbecken eingewandert ist und die damals festgestellte Nierenbeckenentzündung rechts verursacht hat. Die Röntgenaufnahme (Abb. 1) zeigt den Granatsplitter im rechten unteren Nierenkelch. Infolge der bereits stattgehabten Verwachsungen konnte der Granatsplitter nur nach oben wandern. Die bei der Operation festgestellte Narbe an der Hinterwand zeigt deutlich die Eintrittsstelle. Das Narbenbett im Psoas, das der Größe des entfernten Granatsplitters entsprach, spricht dafür, daß der Granatsplitter dort längere Zeit gelegen hat. Infolge der relativen Harnleiterenge (narbige Verziehungen) wirkte der Granatsplitter zeitweise als Verschluß (Patient lag April 1943 im Revier) und bewirkte die erhebliche Erweiterung des oberen Harnleiterdrittels bzw. des Nierenbeckenkelchsystems. Da der Granatsplitter anscheinend erst kurze Zeit im Harnleiter lag, hat sich diese Erweiterung vollständig zurückgebildet.

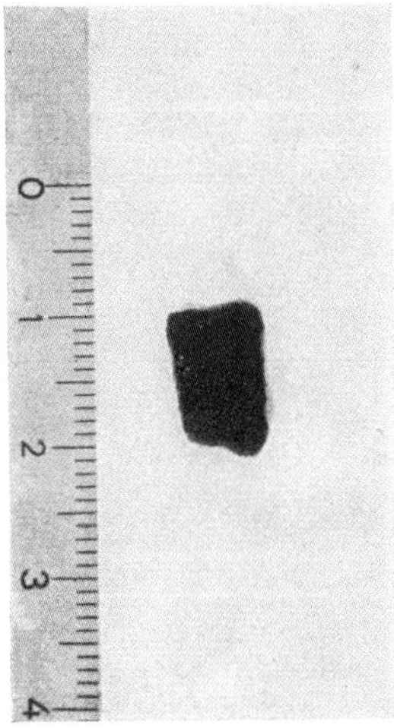

Abb. 3.

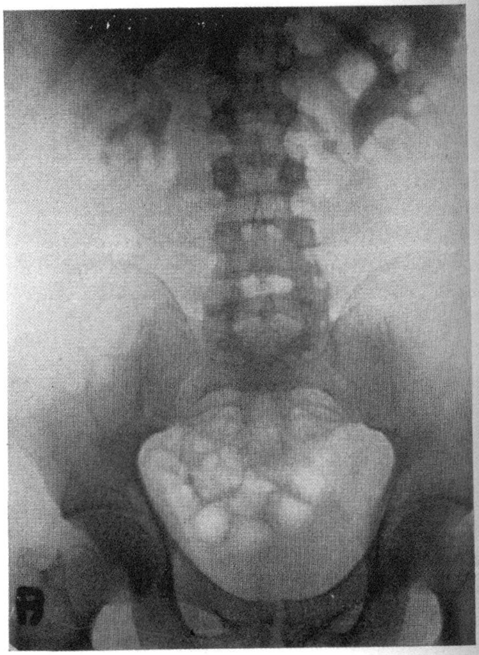

Abb. 4.

Abb. 3. Der Granatsplitter nach operativer Entfernung.
Abb. 4. Ausscheidungsurogramm sechs Wochen nach der Operation.

Dr. Witzel, Oberarzt.